JN335701

医療倫理学の基礎

G. ペルトナー 著
桝形公也 監訳

時空出版

Günther Pöltner : Grundkurs Medizin-Ethik, 2.
2. Auflage 2006
Copyright ©2002, Facultas Verlags- und Buchhandels AG,
Facultas Universitätsverlag, Berggasse 5, 1090 Wien, Austria

日本語版のための序

　医療倫理学のテーマについて世界中で行われている議論を見ると，倫理学的，人間学的，存在論的問題がお互いに非常に絡み合っているのがわかる。人間の胚を実験室で操作できるようになって，たとえば，人間の生命の時間的－歴史的次元の評価が議論の対象となってきている。われわれは人間として誰でありまた何であるのか，誰がまた何が人間とみなされるべきであるのか，したがってまた人間として尊敬されるべきなのか，というような問題が，突然，浮上し，またいつから人間という生物が人間として尊敬されるようになるのかという問いも問われている。
　このような問いの背後には，まず第一に，理論的な関心ではなくて，心的な葛藤状態に対応するきわめて実践的な関心がある。この心的な葛藤状態の本質は──大づかみに言えば──，人間の生は，人間の生が破滅していく途上で，治療され守られるべきかということである。治療的な関心は，長い歴史的な経験によって熟成してきた人間の尊厳という道徳的原理および人間の尊厳に由来する人間の基本的人権との矛盾葛藤に晒されている。治療的関心からは，人間の生命の時間的－歴史的次元に対する人間学的な新しい価値評価が導かれるが，その新しい価値評価はこのような矛盾葛藤から解き放たれるべきであり，医学の基礎研究の領域における倫理的免責に寄与しなければならない。
　ヨーロッパでなされている医療倫理学的論議は──概して──二つの流れによって支配されている。すなわち，大陸的－ヨーロッパ的倫理学の伝統と英米系の倫理学の伝統である。大陸的－ヨーロッパ的伝統は，主としてアリストテレスに遡り，トマス・アクィナス，カント，ヘーゲルによってさらに展開された倫理学的アプローチの恩恵を受けている。このような伝統にとっては，行為は，その構造契機がすべて正しいときに，道徳的である。英米の伝統は，ベンサムに遡り，ミル，シジウィック，ムーアによってさらに展開された功利主義の恩恵を受けている。この伝統にとっては，行為は，行為の帰結があらゆる当事者の幸福を最大にするときに，道徳的である。英米の功利主義は，人間であるということと人格であるということとを切り離すような人間学をよりどころにしている。それとは逆に，大陸的－ヨー

ロッパ的伝統にとっては，人間であることと人格であることとは不分離一体である。英米の功利主義は他の文化圏の医療倫理学的な論議をますます強く規定してきているので，大陸的－ヨーロッパ的な伝統が批判する英米の功利主義のいくつかの欠陥を指摘する必要があるように思われる。このような指摘をすることによって，医療倫理学は，それが功利主義的に議論されるときにのみ，時代の最先端にあるといった誤った印象を回避することができるのである。

　批判の最初の論点は，公平性（正義）の問題と関わっている。全体の効用の最大化と公平性とは，お互い重なり合わない。集団的幸福の最大化は，個人あるいは個々の集団を圧迫するということと軌を一にしている。全体の福祉をそれぞれ同じような仕方で最大化する行為が問題になった場合，功利主義にとっては全体の効用の最大化ということが第一位にランクされており，（フェアネスという意味での）公平性への考慮は第二次的である。しかし，これは，公平性という理念に矛盾する一つの歪曲である――ここに批判される点がある。全体の効用の最大化を考慮して決断を導くのは，同じような仕方で公正な行為の場合にしか許されない。選択肢のある行為によって公平性が保証されているところでしか，効用の最大化に関する価値あるものの比較考量は許容されない。

　批判の第二点は，功利主義が権利に関する義務（たとえば，身体や生命の尊重，名誉や所有の尊重）と徳に関する義務（たとえば，健康への配慮）との区別を無視しているという事実に関係する。権利に関する義務とは，端的に，人間が人間であるがゆえに，人間が相互に負っているものである。権利に関する義務は，必要があれば，強制的に課すことが許されている。それに対して，徳に関する義務は自発的な道徳的「余剰行為（義務が求める以上のことを行うこと）」に属している。権利に関する義務に対応する法律上の禁止（たとえば，殺人の禁止，人間を道具として利用することの禁止）は徳の命令（支援の命令）に対して無条件に優先する。こうして，現代の医療倫理学の論争の中心的な問題の一つは，支援の命令に属する治療が誤って最高の道徳的原理にまで引き上げられ，権利に関する義務への尊敬が二次的な地位に置かれているということである。このような批判の論点からは，治療的な支援（それが現在可能であろうと，あるいは遠い将来において初めて見込まれるものであろうと）が殺人を，――そして人間を道具として利用することを正当化することはありえない。人間を道具として利用することの禁止と生命の保護は，原理

的に支援の命令に優先する。法に関する義務と徳に関する義務との間のこのような区別は，消費的な胚研究やベビークローン（いわゆる「生殖的」クローン）や研究用クローン（いわゆる治療的クローン）に対する倫理的な判定に有効となるであろう。治療が第三者の譲渡不可能な権利を侵害することは許されない。

　批判の第三点は，人格理解に関わる。経験論の伝統のうちにある功利主義にとって，人格はたんに，いわゆる自己意識という「道徳的に重要な特質」を自由に処理できる存在にすぎない。自己意識とはここでは，「問題を解決する能力」といった程度のものを意味している（ここで批判的に注意すべきことは，自己意識をそのような意味にとるということが，すでに自己意識の不当な簡略化なのだということである）。このような人格理解に基づけば，まだ生まれていない人間，新生児，昏睡状態の人間は，なるほど人間という生物ではあるが，人格ではない。したがって，人格ではない人間が存在し，その逆に，人間ではない人格も存在する（たとえば，さらに高度に組織された動物）。人格だけが，殺してはならないし，また道具として用いてもならない対象となると，譲渡不可能な人間の権利などは存在せず，ただ人格の権利しか存在しなくなる。

　大陸的－ヨーロッパ的倫理学にとって，このような人格理解は，人間の尊厳という思想やそこに起源する基本的人権という思想と相容れない。人間が，殺されたり道具として用いられてはならないという禁止の対象となるのは，人間が明確な「道徳的に重要な」特質をもっているからではなくて，単純に人間が人間であるからなのである。この批判的な異議においては，世界観的に中立な国家においても，多元的な社会においても，人間の行為に関する一つの普遍的な原理が不可欠であるということが強張される。ヨーロッパの歴史において，人間の尊厳という思想が重要な役割を演じているとしても，この思想は，たんに部分的に妥当するというものではない。というのは，エートスの形態が多様であると分るのは，倫理的正当化の形態が多様であると分るのと同じように，倫理的法的観点における人間の基本的な平等の認知を基礎にしてのみ可能だからである。この思想は，道徳はつねに文化的に特殊なものであり，それゆえ，相対的にしか妥当しないという主張にも異議を唱える。文化とその文化の道徳の特殊性と相対性の認知は，同様に，あらゆる人間の倫理的法的な基本的平等を含意している。人は相対的なものの相対性（たとえば，自国の文化だけでなく異国の文化の相対性）を自覚することによって，あらゆる相対的な

ものの中で効力をもつ一つの非－相対的な契機を認めてきた。この契機がなければ，文化的相対性への批判は何も存在しなかったであろう。人間の尊厳を傷つけられると，人は人権に訴えるのであって，文化権に訴えるのではない。文化の多様性の認知は，文化を超えた個人の人権の認知を前提にしている——道徳に関する共通性は，人間の道徳の徹底的な文化的相対性に関する主張が暗示しているよりもはるかに大きいということは置いておくとしても。

　最後に私は，桝形公也教授が拙著を日本語に翻訳するということを提案してくださったことに対して，彼に感謝申し上げたい。同様に，翻訳の労をとられた，嶋本，倉本，橋本，宇多，内田，新田，鷲原，野村，藤枝，桝矢，松本の諸氏に感謝申し上げたい。最後に時空出版に対して，この『医療倫理学の基礎』の出版を快く引き受けてくれたことに感謝申し上げたい。この『医療倫理学の基礎』の出版と目標に関しては，ドイツ語版の序文をご参照いただきたい。

　　　2004年3月10日

　　　　　　　　　　　　　　　　　　　　　　　　　　　ギュンター・ペルトナー

序　　文

　本書は，学際的な共同作業の一部として，著者がウィーン大学の医学部，法学部，人文社会科学部で行った講義とゼミから生まれたものである。本書は，医学と看護学の研究者だけでなく，医療倫理学的な問題に真剣に取り組もうとしているすべての人を対象としている。本書は——他のすべての倫理学的反省と同じように——行動のための指針を提供するのではなく，適切な判断を見出すためのいくつかの観点を指摘することしかできない。巻末に付されている「文献一覧」は自明のごとく，自ら研究を進めていくためのヒントを提供するものであるが，可能なかぎり包括的な文献を挙げているというものではない。

　医療倫理学とは，治療や看護に携わる人々がもつ道徳的常識をたんに引き延ばしたものではない。それはむしろこうした領域に関わる行為を，道徳的な正当性という観点から，方法的－批判的に反省する営みである。また医療倫理学は個別専門的な倫理学ではない。つまりそれは，一般に認められたものから区別されるような固有の原理をもつ倫理学ではなく，特殊な状況における一般的な倫理学である。医療倫理学は一方で，特殊な問題提起の解明に必要なかぎりにおいて倫理学的な基礎を検討する。だが他方でそれは，考察を具体的に進めていく際には，現実の問題状況によっても規定されている。このような医療倫理学のもつ独自の構造は，本書にとっても標準的なものである。本書は最初の四つの章では一般的な基礎を説明し，残りの章では主として現在論議されている医療倫理学的問題を検討する。本書を執筆するに際しては，本書の性格上，取り扱う内容について取捨選択をせざるをえなかった。本書はあくまで「基礎課程」を扱うものであるから，百科事典的な叙述を求めているわけではなく，重要な問題領域のうちへと読者を案内することにとどめている。本書は人間学的，場合によっては，存在論的な問題提起に言及しているという点で，他の入門書とは異なっている。倫理学的な考察を行う際には，人間学との関連を欠くわけにはいかないし，また倫理学的－人間学的な問題を立てる際には，必ずその背後に何らかの存在論的含意がある。そのような〔人間的，存在論的な〕前提がなくとも医療倫理学が可能であると信じている人は，それらの諸前提の先に行っているのではなく，自らの先入見に無批判にとらわれているにすぎない。

最後に，本書の出版にあたって多くの人々に感謝の念を表明するという義務をここで果たすことができるのは，私にとって喜ばしいかぎりである。原稿作成の段階で多くの批判的な助言をしていただいたことに対して，妻であるスザネ・ペルトナー医学博士をはじめ，同僚の法学博士ゲルハルト・ルーフ教授，神学博士ギュンター・ヴィルト教授，医学博士ペーター・フスライン教授に感謝の意を表したい。多少とも大学の仕事に携わっている者ならば，このような犠牲にはどれほど時間がかかるかが理解できる。また，忍耐強く，模範的に出版のためにご足労いただいたジークリト・ノイリンガー博士とミヒャエル・フーター博士に感謝申し上げる。

　　　2001年12月　　ウィーンにて

　　　　　　　　　　　　　　　　　　　　　　　　　　　ギュンター・ペルトナー

目　次

日本語版のための序　　i
序　文　　v

第1章　医療倫理学の概念と課題
1　医療行為の現代的制約 …………………………………… 1
2　エートスと倫理学 ………………………………………… 7
3　医学と医療倫理学の統一 ………………………………… 11

第2章　倫理学的な判断形成の方法
1　行為の概念 ………………………………………………… 24
2　倫理学的な判断形成のためのさまざまなアプローチ …… 28

第3章　医療倫理学の規範的な基礎づけ
1　道徳的な根本信念という基盤 …………………………… 39
2　道徳的判断の内容に関する基準の問題 ………………… 48

第4章　身体的－人格的存在者としての健康な人間と病気の人間
1　人格的存在者としての人間 ……………………………… 55
2　人格的な世界開放性の本質媒体としての身体 ………… 63
3　健康と病気 ………………………………………………… 68
4　障害と生命の質 …………………………………………… 78

第5章　医師－患者関係
1　医師－患者関係の根源的状況としての苦しみと援助の状況 ……… 83

2　患者に対する説明 ··· 92

第6章　治療的実験──人体実験──倫理委員会

　　　1　治療的実験──人体実験 ································· 107
　　　2　倫理委員会 ·· 120

第7章　予測医学

　　　1　予測的診断 ·· 127
　　　2　遺伝カウンセリング ····································· 129
　　　3　ゲノム解析 ·· 133
　　　4　出生前診断 ·· 136
　　　5　着床前診断 ·· 144

第8章　遺伝子治療

　　　1　体細胞の遺伝子治療 ····································· 153
　　　2　生殖細胞への介入 ······································· 155

第9章　胚研究

　　　1　胚研究の目的 ··· 164
　　　2　消費的胚研究に対する反対論 ························· 166
　　　3　消費的胚研究に対する賛成論 ························· 170
　　　4　クローニング ··· 176

第10章　生命の保護をめぐる論争

　　　1　方法上の前置き ·· 187
　　　2　利益の保護としての生命の保護 ····················· 189

3　適切な問題設定のための示唆 ・・・・・・・・・・・・・・・・・・・・・・・・・・・ 194

第 11 章　臓器移植

　　　1　臓器の確保 ・・・ 215
　　　2　死の基準の問題――人間の死としての全脳死 ・・・・・・・・・・・・ 221
　　　3　臓器移植に関する専門個別的な問題 ・・・・・・・・・・・・・・・・・・・・ 228
　　　4　臓器配分の問題 ・・・・・・・・・・・・・・・・・・・・・・・・・・・・・・・・・・・・・ 237
　　　5　移植医療への問い ・・・・・・・・・・・・・・・・・・・・・・・・・・・・・・・・・・ 242

第 12 章　死にゆくことと死

　　　1　概念上の区別――評価のための一般的な観点 ・・・・・・・・・・・・ 244
　　　2　死の看取り ・・ 247
　　　3　殺すことと死にゆくにまかせること ・・・・・・・・・・・・・・・・・・・・ 254

第 13 章　医療制度における資源の配分

　　　1　資源不足の原因 ・・・・・・・・・・・・・・・・・・・・・・・・・・・・・・・・・・・・・ 280
　　　2　解決策としての合理化と割り当て ・・・・・・・・・・・・・・・・・・・・・・ 282
　　　3　配分のさまざまなレベル――医療制度における正義 ・・・・・・ 285
　　　4　ミクロレベルでの倫理学的問題 ・・・・・・・・・・・・・・・・・・・・・・・・ 291
　　　5　マクロレベルにおける倫理学的問題 ・・・・・・・・・・・・・・・・・・・・ 302

文献一覧 ・・・・・・・・・・・・・・・・・・・・・・・・・・・・・・ 307
用語解説 ・・・・・・・・・・・・・・・・・・・・・・・・・・・・・・ 319
索　引 ・・・・・・・・・・・・・・・・・・・・・・・・・・・・・・・・ 328
監訳者あとがき ・・・・・・・・・・・・・・・・・・・・・・・・ 333

凡　例

1. 本書は，Günther Pöltner, *Grundkurs Medizin-Ethik*, 2. Auflage, Facultas, Wien, 2006.の全訳である。

2. 原書における他の文献からの引用部分は「　」で示した。

3. 綱領や指針，報告書，声明文などの名称は「　」で示し，書名は『　』で示した。

4. 原書においてイタリックで強調されている部分は傍点で示した。

5. 原書において，‘ で括られているキーフレーズや強調語は〈　〉で示した。ただし，やや長い訳語で，一つの部分にまとめた方が読みやすくなる箇所も〈　〉で括ることにした。

6. 本文中の〔　〕は，訳者が適宜，文脈を補うために補足した部分であることを示す。

7. 本文中の（　）は，原書に従っている。

8. 原注はアラビア数字で，訳注は＊，＊＊…で，それぞれ各頁の下に示した。

9. 本文中のいくつかの箇所で出典として挙げられている『生命倫理学事典』とは，巻末の文献一覧に記載されている Korff, W.; Beck, L.; Mikat, P. 編, *Lexikon der Bioethik*, Gütersloher Verlagshaus, Gütersloh, 1998. を指す。書名の後には，引用に用いられた巻号（1もしくは2）と引用箇所の頁数を付記している。同様に，『医学・倫理学・法学事典』は，Eser, A.; v. Lutterotti, M.; Sporken, P. 編, *Lexikon Medizin Ethik Recht*, Herder, Freiburg u.a., 1989. を指す。書名の後には，参照箇所の段数や項目を付記している。

第1章　医療倫理学の概念と課題

1　医療行為の現代的制約

　倫理学は行為の目的と手段に関する説明を与える体系的な努力であると，一般的には理解されているが，もしそうだとすれば，医療倫理学は医療行為そのものと同じくらい古くから存在するものである。というのも，他のすべての行為と同様に，医療行為もまた専門的－技術的な次元と道徳的－実践的次元という二重の仕方で規定できる次元のうちにあるからである。一方で，医師は治療のための正しい手段を知らなければならないし，専門知識をもっていなければならない。だが他方で，そうした手段は善いことにも悪いことにも用いることができる以上，医師はその手段を責任をもって用いなければならない（医師は道徳的－実践的な知を所有していなければならないし，医師にふさわしい基本的態度を習得していなければならない）。およそ専門知識というものは，それを使用する目的を教えてくれるわけではないし，そうした使用目的を正当化してくれるわけでもない。もし医学の専門知識がある行為の目的を実現するために習得されるものであり，そうした目的を規定することが最終的には道徳的－実践的な知の扱う事柄に属するとすれば，倫理学的な考察を行うことは医療行為にとって外的な要素なのではなく，むしろ医療行為を構成する本質的な契機をなしているのである。倫理学と医学とのこうした親密な関わりは，昔から医師の職業上のエートス*のうちに表現されてきた。この職業上のエートスは，

明文化されたかたちでは，誓いの言葉とか職業規則のもとに書き留められている。西洋でよく知られている例としては，ヒポクラテスの誓いが挙げられる。医師の伝統的な職業上のエートスは，なるほどその核となる部分においては依然として不可欠なものであるが，医療行為を支える諸前提が大きく変化した現代においては，何らかの補足をせざるをえない状況である。ここでいう変化とは，一方で，医療行為の新たな諸可能性と関わっており，他方で，社会におけるエートスの様式の多様性と関わっている。

1 新たな医療行為の可能性とその帰結

現代において，医療行為の新たな可能性が生まれてきたのは，主として，自然科学の研究方法を医学の領域に応用することが功を奏してきたことによる。以前であれば対処できず，あきらめざるをえなかった状況にも，いまや対処し，計画することができるようになった。このことは特に，診断，手術技法，投薬治療，生殖医療，予防といった分野における技術革新に負うところが大きい。

自然科学的な研究方法を応用することによって，医療行為が負うべき責任の範囲はたんに量的に変化しただけでなく，質的にも変化してきた。一方では，人間一般についての自己理解がさまざまな影響を受けている。胎児の発達や脳の諸機能についての知識，あるいは遺伝工学的に可能な技術についての知識が増大するにつれて，人間の生命はいつ始まり，いつ終わるのか，健康，病気，障害とは何なのかといった問題が新たに提起されている。他方では，自然科学的な知への関心やそれと結びついた経験概念は，医師と患者の関係にも影響を及ぼすようになった。自然科学の文脈においては，経験〔の正しさ〕は実験という資格においてのみ認められている。実験とは，定量化，再現化，予測化といった指標にあわせて，方法論的な還元を意識的に施すことによって得られた

---

* エートスとはギリシア語のethosに対応する語であり，倫理学（Ethik）という語もこのethosに由来している。この語はもともと，ある社会において共有されている習俗や慣習，価値観などを意味しているが，本書では，ある社会集団において共有されている行動規範・倫理観（倫理感）・価値観などを指し示す言葉として使用されている。「用語解説」の「エートス」の項目を参照のこと。

経験を意味する。こうした自然科学の方法論的な還元主義——これこそが，自然科学が途方もない成果を手にすることができた理由の一つである——にとっては，個々の具体的なものは一般的なもののたんなる事例となる。医学にとってこのことは，関心の焦点が患者から病気へと移行する危険があることを意味しており，それと同時に，患者が匿名化され，脱人格化される危険があることを意味している（その場合，患者は〈症例〉となる）。そのさらなる帰結として，医学が個々の専門分野へと細分化されることによって生じる問題がある。いまや，患者は専門分化された治療を担う一群の専門医たちの前に立たされている。このことによって，医師と患者との統一的な関係とか，医師のもつべき不可分の責任というものが疑わしくなっている。また高度に専門化した医療はそれに見合った制度や財政基盤を必要とするが，それらはますます医師たちを〈制度化された医療行為〉へと駆り立てるようになる（保健衛生施設から医療保険政策に至るまで，ありとあらゆる場面において，医療上の管理や経済的運営が必要になる）。こうした現代の医療制度の枠内において，医師は幾重もの役割（純粋な医師としての活動，学問的な活動，管理技術上の活動）を引き受けなければならず，そのかぎりで医師の役割像も変化しつつある。

2 社会の価値多様性

　現代の医療行為を取り巻く状況の変化を規定している第二の要因として挙げられるのが，社会の価値の多様性である。およそ多元的な社会とは，互いに競合しあう世界観や価値観の多様性によって特徴づけられる。これら互いに競合しあう世界観や価値観は，原理的に同等の権利をもちながら，社会的な力の場を規定している。この多元的な社会にあっては，生活実践全般に関する統一的で指導的な信念，つまり社会の全構成員によって（多かれ少なかれ反省的に）同じような仕方で認められ，拘束力があると見なされる信念というものは存在しない。世界観や価値観のこうした多様性は，社会全体の統一的で指導的なエートスへと統合されることを拒絶し，人生観といった事柄に関して，誰かが覇権を取ることを排除しようとする。〔その結果として〕社会が一連のサブシステムへと細分化されていくことは，一方では，個人の負担を減少させること

につながり，他方では，それを増大させることにつながる。つまり一方で，現代の多元的社会は，ある統一的なエートスを受け継がねばならないといった強制から人々を解放してくれるのだが，他方でそれは，私たちが自己の行動指針や自己のアイデンティティを見出すことを一層困難にしている。これまで医療行為は職業上のエートスにおける明確な指針をもっていたのだが，いまや「エートスの様式の多様性」(Kluxen 1997, 202頁) のために，そうした医療行為の明確な指針を支えていた諸前提が失われつつある。その一つの前提とは，〔自らの医療行為を〕一つの統一的な全体的エートスへと組み込まなければならないという前提である。さらにこれに加えて，医療における行動指針を支えてきた他の二つの前提も失われている。——その一つの前提とは，医師というものは師匠が弟子に模範を示すというかたちで互いに親密な師弟関係を作り上げており，そうした親密な関係のうちで，医師集団が一つの統一的な職業階層を形成しているという前提である。もう一つの前提は，医師と患者の関係とは一目で見渡せるほど明瞭なものであるという前提である。いまや，これら二つの前提までもが失われているのである。医学の科学化と技術化という時代の流れのなかにあって，医師という職業像はすっかり変質してしまった。いまや医師という職業は，科学的な専門能力や与えられた職分をこなす能力によってますます規定されるようになっている。現代の医師が果たすべき多様な役割（学者，カウンセラー，診断者，治療チームの一員，独立した経営者）を考慮するならば，医師と患者との関係は一種のサービス関係という形態をとる場合が多く，そこでは医師は患者の姿を一度も見ないということがしばしばである。

　多様性とは必ずしも共通性を排除するものではない。多元的な社会は，複数のエートスの様式を等しく発展させる可能性を是認している。多元的な社会は寛容の思想によって統一されており，言い換えれば，互いを真理を発見しうる存在として，自由な存在として認め合うことによって統一されている。だが，こうした〔寛容と相互承認という〕共通の価値基盤があるとはいえ，多元的社会において許容された世界観や特殊な価値観は，それら個々の内実に関してもあらかじめ認められているわけではなく，あくまでも，それらを自由に形成する可能性が開かれているということにすぎない。このことは，ある者の自由は

他の者の自由によって制限を受けるということを意味している。もちろん、この多元的社会の共通の基盤——自由の実現を可能にするための基本的な諸価値へと〔共通の価値を〕制限すること——は、もしそれが目的合理的な理性の掲げる要求に屈してしまうならば、脅かされることになる。目的合理性の本質は、所定の目的を実現するための最適な手段を見出す能力へと人間の理性を（自己）還元しようとする点にある。この還元は、その帰結として、手段と目的との関係だけがかろうじて理性の対象となり、もはや目的それ自体は理性の対象とはならない、という事態をもたらす。そこでは、意味と目的との違いはなくなる[1]。意味への問いかけは、その定義からして、もはや理性的な問いかけではなくなり、むしろ理性の外部に属する決定事項となる。言い換えれば、それは情緒的ないし権力政治的な事柄となるのである。ここにおいては、理性的な根拠を提示することによって目的を正当化することは排除されている。目的を正当化する代わりに、個人の勝手気ままや力強い者のごり押しがまかり通ることになる。その場合には、医療行為もまた効率という尺度でしか評価されなくなるかもしれない。

3 法と倫理

エートスの様式の多様性を考慮するならば、〔社会の最低限の秩序を維持するために〕法的な規制の重要度が増すかもしれない。だが、法という道具にあまり過度の期待をかけてはならない。法は多元的社会の基礎を保証することもできなければ、倫理の代用物になるわけでもない。倫理と法との関係は、次の三つの観点から特徴づけることができる。

(1) 法と倫理の共通性は、両者とも規範的な学問という性格をもっている点にある。両者とも、人間が実際にどのように行為するのかを問題にするのでは

---

[1] すべての目的に意味があるというわけではない。目的が意味あるものとなるのは、それが望ましい人生のなかに、契機として組み込まれた場合である。

なく，どのように行為すべきかを問題にする。

(2) しかしまた，両者は区別される。法は制裁によって補強されている。倫理はそれとは違い，その論拠を最終的にはただ良心にしか求めることができない。法的に許されていることがすべて，倫理的に認められることと一致しているわけではない。なかには，それを遵守することが良心と調和しないような法も存在しうる。現行法，あるいは公布されるべき法が正しいかどうかは倫理的な問いであって，法的な問いではない。したがって，倫理が法に置き換えられるということはない。たしかに法的な規制は必要不可欠なものであるが，〔あまりにそれに頼るならば〕医療行為の法制化という危険性が待ち受けている。その場合，医学は一種の〈防衛医学〉となるだろう。この〈防衛医学〉は法的に訴えられる可能性のある措置を回避することの方を，医学的に適応がある措置を行うことよりも優先させようとする（Wieland 1986, 86頁以下を参照）。

(3) 法と倫理は異なってはいるものの，互いに持ちつ持たれつの関係にある。まず第一に，もし法が形式的な強制的秩序以上のものであろうとするならば，法は倫理的な根拠づけを必要とする。かりにも法が正当たらんとするならば，いかなる法律の策定にも倫理的な意味合いが含まれている。また同じように，ある犯罪の構成要件を策定しようとするいかなる試みのうちにも規範的な要素が入り込んでいる。さもなければ，ある犯罪の法的要件を満たしている行為が，ただちに法的制裁の対象になることはないであろう。また，新たな医療行為に対して法的な規制が必要とされる場面では，その背後にある倫理的な信念を引き合いに出す必要がある。第二に，もし倫理学がその核となる領域において拘束力を失うという事態にさらされたくないのであれば，それは自らの主張を貫徹しようとする際に，法による支えを必要とする。以上のことから分かる通り，法的な規制を行うことによって，倫理学的な議論が無効になることはない。法的規制はあくまで〔行為のための〕条件枠を設定するにすぎず，そこにはまだ倫理的な意思決定の余地が残されているからである。このような余地が残されているおかげで，私たちは個々のケースに対しても，正当に対処することができる。——このことはまさに医療行為に

とっても重要な観点である。

2　エートスと倫理学

　倫理学は道徳やエートスと混同してはならない。エートス（ギリシア語のethosは習慣，性格，慣習を意味する）あるいはモラル（ラテン語のmosも同じく慣習を意味する）とは，人々の慣習的な共同生活がとる具体的－歴史的な様式であり，しかも一定の反省行為によって明示的に示されたものである*。言い換えれば，それは，ある集団，ある社会，ある時代の人々がそのうちを生きている慣習的な信念体系のことである。それは個人の気まぐれに解消されることのない行為規則，基本的態度，価値尺度，意味表象，しきたりといったものを含んでおり，そうしたものとして，人間が自らの同胞や，自分自身，そして世界へと関わる際の規範的な枠組みをなしている。このエートスは，望ましい人生とはいかなるものかについての構想を含んでおり，それによって，実践のための指針を与えてくれる。それは歴史的に発展し，教育によって継承されるものであり，そうしたものとして，たえず変化していくものである。とはいえ，それは個人の気まぐれに陥ることを免れており，その意味で客観的にあらかじめ与えられたものである。エートスは，〔人々の行為を〕方向づける力と個々人にアイデンティティを授ける力をもっている。むろんそれは，そのエートスが，それを生産的に習得してきた人々によって支持されるかぎりにおいてではあるが。このような社会的エートスから区別される必要があるのが，特殊な集団のエートスである。後者の前者に対する関係は，特殊なものの普遍的なものに対する関係に等しい。この特殊な集団のエートスとは，ある社会集団，

---

*　日本語で倫理と道徳は，しばしば同義として用いられるが，これらの言葉は本来，ギリシア語起源か，ラテン語起源かの違いによる（詳しく言えば，Moralは，ラテン語mosの複数形moresに由来する）。また，原著者がエートスとモスをドイツ語でSitteとしているように，ドイツ語のsittlichもethichと同様の意味をもつ。なお，本書では，Ethik, ethisch, Moral, moralisch, Sittlichkeit, sittlichなどの語を，倫理学（的），倫理（的），道徳（的），倫理性など適宜文脈に応じて訳し分けた。

もしくはある職業階層が自分たちに課した行為規則や基本的態度のあるべき範型である（職業上のエートス，職業階層のエートス）。また，以上のような客観的なエートス（それは社会的エートスと特殊な集団のエートスの両方の形態をもつ）から区別されるのが，主観的・個人的なエートス——個々の人間の習慣的性格，その人の基本的態度や心情——である。

　それに対して，倫理学（ギリシア語のethike episteme）とはエートスに関する哲学的学問である。事実としての人間の共同生活とこの共同生活を導く信念体系やしきたりは，さまざまな学問の（たとえば，社会学，心理学，民族学，歴史学の）対象となりうる。倫理学をこれらの専門科学から区別しているのは規範的な問いの視点であり，倫理学はまさにこの視点から，エートスとそれによって刻印された行為を反省するのである。倫理学とは，善と悪との差異という問いの視点からなされる人間の行為への方法的−批判的な反省である。このような反省は必要である。というのも，第一に，事実として営まれている生活は倫理的に正当化することのできる生活と一致するとはかぎらず，また，事実的になされる行為が道徳的に責任のある行為と一致するともかぎらないからである（むろん，だからといって，両者がまったく別々のものというわけでもないが）。第二に，〔倫理学的反省が必要とされるのは，〕行為をとりまく新たな状況が，たえず私たちに新たな挑戦を課してくるからである。倫理学が扱うのは，人々を普遍的に拘束する実践的な知，つまり，人々の行為を導く知とその知の合理的な根拠づけである。倫理学は行為の根拠を吟味し，その根拠が妥当な根拠であるか，責任のある根拠であるかどうかを吟味する。この吟味はそれ自体が目的なのではない。倫理学的な反省は知ることそれ自体のために遂行されるのではなく，行為のために遂行されるのである。倫理学は理論的な学問分野ではなく，道徳的−実践的な学問分野であり，その目的は，アリストテレスが定式化しているように，「認識ではなくて，行為である」（『ニコマコス倫理学』第1巻，1095a）。哲学的な学問分野として，倫理学は伝統にもその他の権威にも訴えることはせず，実践理性に訴える。したがって，倫理学は宗教的権威をも方法的に捨象する。むろん，だからといって，何らかの宗教的な熟慮が倫理学から締め出されているということではない。しかし，このような熟慮が

実践的命題の妥当根拠を動かすことはない。

　倫理学は精神科学ではなく（精神科学は理論的な専門科学である），実践哲学の一分野である。したがって，たとえば医学は精神科学の諸分野（そこで念頭に置かれているのは，哲学，特に倫理学である）と意見交換をしたほうがいい，などと要求することは，たとえ事実としてその意図がどんなに正しくても，事柄そのものとして間違っている。倫理学は事実に関する科学ではなく，規範的な学問である。詳しく言えば，倫理学は人間が実際にどのように行動するかを記述するのではなく（これをするのは道徳心理学か道徳社会学であろう），いかに行為すべきかを問うのである。このような規範的−実践的な学問分野としての倫理学から区別されるのが，メタ倫理学である。メ̇タ̇倫̇理̇学̇は道徳的言語の意味分析に従事する。

　　徹底したメタ倫理学の立場からすれば，倫理学はメタ倫理学だけに限定されるべきである。言い換えれば，倫理学は規範やその根拠づけについての問いを立てるべきではない。このように倫理学をメタ倫理学に還元することは擁護することができない。というのも，徹底したメタ倫理学は，自らの主題領域――道徳的に有意味な言語使用という領域――の境界を定めることができないという事態の前に立たされるからである。まず第一に，ただ純粋に道徳的な意味だけをもっている言葉というものは存在しない。言語とは言語として多義的なものである（たとえば，〈よい〉という言葉一つをとってみても，多義的である。よい人間，よい（＝正しい）尺度，よい（＝有用な）もの，よい（＝都合のよい）時など）。第二に，ある言語が道徳的な意味をもつのは，特定の言葉を使用することによるのではない。道徳的な言語使用と道徳外の言語使用との区別は，言葉そのものからは読み取ることができず，そうした区別をするためには，〔それらの言葉が使用される際の〕道徳的に有意味なコンテクスト――それは〈責任〉とか〈なすべき行為への召喚〉といった現象によって，それゆえ規範的な根本経験によって特徴づけられる――を援用しなければならない。だとするならば，倫理学から規範的なものを排除しようとするメタ倫理学の試みは，その当の排除されたものを秘かに援用することによってしか成り立たない。

　実践的な命題（＝行為を導く命題）は，行為する主体の心理的状態を表明し

たものではない（倫理学は感情に関わる事柄ではない）。むしろそれは，人々を普遍的に拘束する客観的に妥当な命題，すなわち論証的に証示しうる命題である（倫理学は私的な事柄ではない）。

　認知主義的理論＊とは異なり，非認知主義的理論＊＊は，実践的命題の基礎づけ可能性という要請に対して異議を唱える。しかしながら，非認知主義理論は，こうした異議を唱えることによって，自らがはっきりと否定している事柄と，その否定の遂行において自らの理論のために秘かに援用している事柄との間で自己矛盾に陥っている。〔もし彼らが〕人々は実践的命題に基づいて行為しているのではなく，たんなる感情に基づいて行為しているのだと主張するならば，その当の感情を行為の態度決定の場にもち込んでいるのは，まさにその人の理性である〔と答えることができる〕。また，感情に基づく態度が良いか悪いかを感情に問いただしているのも，感情ではなくて，やはり理性なのである。

　法学と倫理学とが相互に依存しあっているように，倫理学とエートスもまた相互に依存しあっている。倫理学はエートスを生み出すのではなく，それを問いただし，反省する。そのかぎりにおいて，エートスはどのような倫理学にも先行しており，後者は前者に決して追いつくことはない（私たちは倫理学なしでも，道徳的に行為することができる）。それゆえ，エートスのない倫理学というものは存在しない，といえる。しかしながら，実際になされる行為と道徳的に責任ある行為とははじめから一致しているわけではない以上，これとは逆に，倫理学のないエートスというものは存在しない，ともいえる。エートスが

＊　認知主義とは，「～は善い／悪い」「～するべきである／べきでない」といった道徳判断が，通常の事実判断と同様に何らかの事実（道徳的な事実）に対応しており，そうした道徳的事実を客観的に認識することができると考える立場のことを指す。
＊＊　これに対して，非認知主義によれば，道徳判断とはいかなる道徳的事実にも対応しておらず，それは発話者の一定の態度を表出したものにすぎない。この立場はさらに情動主義と指令主義の二つの立場に分けられる。前者の情動主義は，道徳的な言明が発話者の感情を表明するという機能をもつと考える。後者の指令主義は，道徳的な言明が人々の取るべき態度について何らかの指令を与える機能をもつと考える。「用語解説」の「倫理学」の項目も参照のこと。

その道徳性を獲得するためには，倫理学のもつ批判的な問題設定を援用せざるをえない。それゆえ，倫理学はそれに先行するエートスをたんに概念的に写し取ったものではなく——倫理学とエートスとの関係は，反省されたものと反省されないもの，判明なものと判明でないものとの関係のようなものではない——，むしろ倫理学はエートスに対して一定の批判的な距離を保っている。倫理学は生きられたエートスのなかですでに働いている原理，基準，規範を主題化し，吟味する。エートスを批判的に吟味する反省として，倫理学はエートスをさらに深化させ，変容させる。

3　医学と医療倫理学の統一

1　医療倫理学

　医療倫理学は個々の事例に関する論議に尽きるわけではなく，また医師や看護職員の道徳的常識をいかに適用するかという問題に尽きるわけでも，ある職業集団の義務規定に尽きるわけでもない。また医療倫理学は医師の模範像への反省を事としているのでもない——たとえ，その肯定的な模範像は依然として必要不可欠なものであり続けているとしても。医療倫理学は，むしろ
(a)医療の倫理学として，善と悪との差異という視点から（つまり，道徳性という視点から），人間の行為や態度を方法的−批判的に反省する営みである。
(b)医療の倫理学として，医療という特殊な領域における行為や態度を扱う[2]。医療倫理学は特殊倫理学ではなくて，特殊な状況に関する倫理学である[3]。つまり，医療倫理学は一般倫理学から独立した固有の原理や基準を

---

[2]　Medizin〔「医学」あるいは「医療」〕という言葉は，医学の多様な専門分野を指し示す言葉である。この言葉は，そうした多様性を平板化する意図でもって使用されているのではなく，たんに言語上の単純さという理由で使われているにすぎない。
[3]　特殊な状況に関する倫理学として，医療倫理学は一つの領域倫理学（Bereichsethik）である。この言葉を使う代わりに，ときに〈応用倫理学〉という表現に出会うこともあるが，この表現は誤解を招くものである。なぜなら，たとえ一般的なものを特殊なものに応用したとしても，領域倫理学に到達することはないからである。およそ行為の状況というものは，一般的規則のたんなる事例ではないし，一般的規則から演繹できるものでもない。

もっているわけではなく，一般倫理学と同様に，人々に普遍的に受け入れられている道徳的な根本信念に立脚している。医療倫理学は，医療行為という特殊な状況に関する倫理学として，その限定された領域によって他の倫理学から区別される。それは健康や医療制度といった領域における倫理学的問題を取り扱う。それは医療行為や看護行為，患者の振舞い（診療所，病院，介護施設，老人ホーム，健康福祉施設などにおける行為のさまざまな状況）に関わるだけではなく，制度機構内の行為，つまり医療制度の運営といった行為にまつわる倫理的な問題（たとえば，医療制度における資源の公平な配分の問題）をも含んでいる。医療倫理学は医学に外側から付加されるようなものではなく，医学の構成要素の一つをなしている。このことは医学の学問論的な地位と関係している。

2 実践的学問としての医学

患者の匿名化は現代医学の実践上の構造的帰結の一つである。それゆえ，医学の学問論的な地位を解明することは，決して〈純粋にアカデミックな〉事柄ではなくて，すぐれて実践的な関心事なのである。よく話題に上る〈学校〉医学の危機とか，いわゆる代替療法に対する人々のニーズについて考えてみるとよい。この危機がどのような方向を示しているにせよ，医学が自己をどのように理解するかは，医師と患者との信頼関係にも影響を与えることになる。

医学の学問としての地位を規定するためには，その目的の方から考察するのが有意義である。なぜなら，医学の目的こそが医学的な知のもつ独自の性格や構造を規定しているからである。医学的な知は言うまでもなく——他のすべての知と同様に——，ある目的のために（um ... willen）追求される。医学の目的はある種の行為のうちに存している。——もちろん，そこでいう行為とは人間どうしの間に生じる特有の状況に応じた行為であり，そうした特有の状況に応答することが医学の目的をなしている。この目的は以下のような内容を含んでいる。

(a) まず第一に，病める人間を治癒すること
(b) 治癒が可能でなければ，彼らの苦悩と苦痛を緩和すること

(c) 予防（健康の促進と病気の予防）とリハビリテーション

　行為（実践）のための習得される知は，実践的な知である。それゆえ，医学はその本質上，実践的な学問であると規定することができる（Rager 1994a, 15頁以下；Wieland 1986を参照）。
　医学をこのように規定することの利点は，このような規定によって，医学はもはやあらかじめ特定の方法に縛られずに済み，方法を自由に選択する余地が保証されるという点である。そもそも医療行為が成功しているかどうかは，それがこの具体的な苦境にあるこの具体的な患者に効果があるかどうかによって決められるものである。
　たとえば医学を応用的な自然科学と規定したり，自然科学と精神科学の融合したものであると規定したりするような不十分な規定は，医学の目的と方法との関係，ないし医学の目的とそれを実現するための手段との関係を誤解するところから生じている。現代医学の驚くべき成功は，とりわけ医学が人間を自然科学的に研究し，そうした研究の成果を技術的な可能性に結びつけたことに関係しているのだが，このような事実のために，医学は応用的な自然科学以外の何ものでもないといった見方が生じている。医学のこのような規定は，以下に挙げる多くの理由からしても，不十分であるように思われる。

(1)応用という言い方は，あまりにも短絡的な理解に基づく。なぜなら，この表現は医学をその目的から規定するのではなく，その手段の一つ（救護分野の一つ）から規定しようとしているからである（これはあたかも，絵画をまず第一に筆と絵具の使用によって定義したり，建築を建築資材の利用によって定義したりするようなものである）。
(2)そのことは別にしても，医学をこのように規定すれば，知の源泉の多様性や医学的な知の固有性が覆い隠されてしまう。医師の知識はたんに自然科学から提供されるものではない——たとえ自然科学がどれほど必要不可欠なものであるとしても。医学に関する知のより広範な源泉として，臨床理論や臨床経験，臨床研究などが参照されてしかるべきである。

(3)医学が（応用的な）自然科学であるとする規定が正しいとするならば，最終的には，医学からの主体の追放という帰結がもたらされるだろう。その場合には，患者は矯正や修理を施すべき，部分を交換すべき，遺伝的に具備しているものを変更すべき，たんなる客体へと格下げされる。そのような自己理解の帰結は，いわゆる修復医学ということになろう。

(4)自然科学の諸分野を医学の〈基礎学科〉と規定することも問題である。なぜなら，そのような規定は，あたかも医学がそれらの諸分野の延長線上にあるかのようなイメージを喚起するからである。医師はおよそ物理学者でも化学者でも生物学者でもなく，その名称が異なるだけの自然科学者でもない。医学は自然科学の延長ではない。延長ということは目的が同一であることを前提にしている。ところが，医学の中核領域においては，普遍的な理論——この普遍的な理論にとっては，個々のものはたんなる事例にすぎない——を立てるということは問題にならない。これとは逆に，医学において重要なのは，しかるべき実践のための目標をもちながら，個々人についての的確な判断をすることである。だが，そのためには判断力，つまり，個々のものが普遍的規則にあてはまるか否かを決定する能力をもつことが前提となる。

　特殊なものを普遍的規則へと包摂するためには，もはやいかなる規則も存在しない。それはむしろ判断力の問題なのである。カントは判断力を「一つの特殊な才能（…中略…），決して教えられるのではなくて，たんに訓練されるばかりである才能」（『純粋理性批判』B 172）と規定している。「したがって，医師，判事，あるいは政治家は，素晴らしい多くの病理学的な規則，法律の規則，あるいは政治的な規則を念頭に置き，それらに関しては彼自身が徹底した教師であることができるくらいでなければならないが，それでもそれらの規則を応用するときには容易に過失を犯すのである。それは次のいずれかの理由による。つまり，彼にはもって生まれた判断力が欠けていて（たとえ悟性を欠いてはいないとしても），普遍的なものを抽象的に理解してはいるが，ある事例が具体的にそのもとに属しているかどうかを識別することができないからであるか，あるいはまた，彼は実例や実務経験を通して，こうした判断ができるように十分に訓練を積んでこなかったからである。後者はまた実例のもつ唯一の大きな効用である。つまり実例は判断力を鋭くしてくれるのである」（『純粋理性批判』B 173）。

医師は正常な生命過程と病的な生命過程について知るだけでなく，自らの治療行為が一般的にどのような効果をもたらすのか，ということについても知っていなければならない。また同様に，人間の生活の心理的－社会的構造に関しても知識をもっていなければならない。しかしこういったすべての知識は，あくまでも何らかの行為に寄与するために存在している。これらの知識のもつ意義や，これらの知識が医学分野全体のなかで占めている位置づけは，そうした行為が目指す目的の方から与えられるのである。

　医学はまたその核心部分において自然科学と精神科学の混合物であるわけでもない。たしかに医学においては理解することも重要になるが，そのことは，個々の医学分野（たとえば医療心理学，医学的な心理療法，心身医学）が精神科学（精神科学を理解の科学としてのことだが）になるということを意味しているわけではない。医学は精神科学的な基礎をもっているわけではないし，個々の分野において精神科学であるわけでもない。精神科学は実践的な学問ではなくて，理論的な学問である。医学はその本質において応用的な自然科学でもなければ，自然科学と精神科学が融合したものでもない。医学とは一つの実践的な学問なのであって，その周りに一連の応用的，理論的な学問が配置されているのである。
　かりにも，医療行為というものが道徳的な責任を担いうるものでなければならず，そうした行為を道徳性の観点のもとで方法的－批判的に反省することが倫理学的反省であるとするならば，その場合，倫理学は医学そのものを構成する一契機をなしているのであって，医学に外側から付加されるようなものではない。もっとも，医学と医療倫理学のこのような内的な共存関係は，あまりにも緊密なものと見なしてはいけない。むしろここでは，それぞれ別々の専門能力が働いているのである。医学的な専門知識をいくら習得したとしても，それによって医療倫理学を教わったことにはならない。医療行為は，つねに二つの異なった，それでいて分離できないほど互いに依存しあっている観点のもとで評価されなければならない。その二つの観点とは，(1)正しい・誤っているという実用主義的な差異の観点と，(2)善と悪という道徳的な差異の観点である

(Honnefelder 1994b, 135頁)。医療行為は事実的な面においては有能でなければならず（マニュアル通りの治療，正しい手段の適用），道徳的な面では責任を担いうるものでなければならない。医学的な専門知識と道徳的-実践的な知識とは互いに異なるものであり，それらの知識を方法的-批判的に基礎づけるやり方も異なっている。それゆえ，医学に必要とされる専門能力と医療倫理学に必要とされる専門能力とは，おのずから重なり合うというわけではない。倫理学的な専門能力とは，行為の原理，基準，規範へと遡ることによって，実践的命題を論証的な仕方で根拠づける能力である。だがこうした専門能力は，およそ正しい手段を用いているかどうかを判定する能力とはまったく別の能力である。また，私たちが道徳的に行為しているからといって，すでにそれだけで倫理学を身につけているわけではないのと同じように，医師や看護スタッフが道徳的に行為しているからとって，すでにそれだけで彼らが医療倫理学を身につけているわけではない。道徳的に行為することと，そうした行為を論証によって正当化し，異論を反駁することとは別のことなのである。それゆえ，道徳的な能力〔資質〕をもつことは，それだけで，すでに倫理学的，もしくは医療倫理学的な専門能力をもつことと一致するわけではない。

3　医療倫理学の学際的地位とそのディレンマ

　これらいくつかの能力が互いに異なるということからは，いかなる帰結が生じるのだろうか。

(1)道徳的な能力〔資質〕と倫理学的な専門能力との違いからは，〔倫理学的な専門能力についての〕専門教育の必要性が生じる。医療行為の新たな可能性は，私たちに責任に関する新たな諸問題を投げかける。そのなかで私たちが責任ある行為をとるためには，自らの行為を釈明することができなければならない。だとすれば，医療従事者への専門教育には，倫理学的な専門能力を伝授し習得させる課程も含まれているといえる。言い換えれば，医療倫理学は医学や看護学の履修課程の一部をなしていなければならない。
(2)医学的な専門能力と医療倫理学的な専門能力との違いからは，医療倫理学

の必然的に学際的な地位が生じる。医療倫理学的な反省を行うためには，それにふさわしい専門知識をあらかじめ身につけておく必要がある。専門知を欠いた道徳的－実践的知は空虚であり，道徳的－実践的知を欠いた専門知は盲目である。このような知の交錯のゆえに，現代の医療倫理学におけるディレンマということも語られるのである。それは医療倫理学が過大評価と過小評価の両方にさらされているというディレンマであり，倫理学が全体として共有しているディレンマである。

　一方で，倫理学には，それが懸案の諸問題を解決してくれて，行為のための処方箋を手元に用意してくれる，といった期待がかけられている。このような過大評価は実践的・哲学的学問としての倫理学の地位を誤認させるものである。倫理学は行為の具体的な指示を与えるものではなく，それを見出すための諸々の観点に言及するにすぎない。倫理学は，これまで知られていなかった物の見方を明るみに出すことで，倫理的な諸問題をはじめて私たちの眼前にもたらす手助けをしてくれる。倫理学は概念を明晰にし，議論を吟味することに役立つ。また倫理学は価値あるものの比較考量を行うための基準を提供することができ，倫理的判断を形成するための方法を練り上げていくことができる。倫理学は行為の諸可能性のうちで，道徳的に責任をとることができる可能性を見出すためのいくつかの手段を提供してくれる。──とはいえ，すべての重要な手段を提供してくれるわけではないが。というのも，ある行為の状況を倫理学的な諸原理に照らして正しく判定できる能力というものは，正しいことを行うという行為そのもののなかでのみ習得・修練することができるからである。倫理学は誰からも責任を取り除くことはできない。個々の具体的なケースにおいて，すべての重要な観点を考慮した後に，どのように行為すべきかは，誰もが自分で見出さなければならない。

　他方で，倫理学は過小評価されている。この過小評価を表現したものが，〈倫理学は効果がない〉という非難である。まさに医療倫理学はこの非難にさらされている状態にある。医療倫理学というものは，急速に発展する医学の進歩をただ後追いせざるをえない宿命にあるのではないだろうか。医療倫理学は

いつもあまりに遅すぎはしないか。研究状況に関して，これに類する決まり文句は，「起こることはいずれにせよ起こる」というものである。だがしかし，効果がないというこの非難は，自由と自然法則性とを混同しており，倫理学的な見方や倫理学的な議論というものが，〔時流の変化とともに〕抗いようもなく世間に認められてゆくものであるといった想定をしている。けれども，倫理学的な考察はつねに自由においてのみ受け入れられ，吟味されうるものである。その効果は何もせずに自動的に生まれてくるわけではない。およそある要求が効力をもつのは，私たちがその要求に自らを関与さ̇せ̇る̇場合に限られる。このさ̇せ̇る̇ (Lassen) ということがなければ，いかなる要求であれ，何事もなしえない。その意味で，効力と同意とは不可分の統一を形成しているが——一方がなければ他方はない——，だからといって，同意が直ちに効力を生み出すわけでもない。倫理学は，私たちがそれと関わり，それに取り組み，それによって自らを規定させようとする程度に応じて，効力をもつ。それゆえ，効果がないという非難は，〈実はそれは倫理学に煩わされたくないという願望に由来しているのではないか〉といった反問を受けざるをえない。だがそうした〔倫理学に煩わされたくないという〕態度それ自身もまた，倫理学的な観点のもとで吟味されるべきものなのである。研究上の利害というものは，倫理的な懸念を周辺に追いやることによって，好んで自己を正当化しようとする。その際，研究というものは，ひとたび着手されると，止まることのない自己運動のダイナミズムに入り込んでしまう，といった想定がなされることも稀ではない。

　医療倫理学は二つの誘惑に気をつけなければならないだろう。医療倫理学は抽象的で現実味のない原理論争に埋没してはならないし，事実を何よりも至高のものとするイデオロギーに陶酔してもいけない。後者の方が前者よりもいっそう大きな誘惑である。この誘惑に負けたなら，時代精神への日和見的で無批判の迎合が生まれることになろう。そうなれば，医療倫理学はその規範的－実践的な課題を見捨てることになるだろうし，どのみちいずれはなされるであろう事を，たんに後から是認するだけのものに堕してしまうだろう。その場合には，医療倫理学の課題とは，たんに医学の進歩を一定の論拠によって保証したり，濫用を防止したりすることでしかなくなるであろう。〈医療倫理学とは，

せいぜい研究を遅らせるだけの単なる阻害要因であり，そうした研究の方向を変えることなど，どのみちできないのだ〉といった非難の背後には，事実を至高のものとするイデオロギーへの秘かな願望があるのではないか，と問うことが許されるとしたら，どうだろうか。

　もし医療倫理学がその規範的－実践的課題を果たさなければならないとすれば，それは学際的な視点から問題を精緻化するように努めなければならず，その際，誰にどれだけの立証責任があるかについても，バランスの取れた仕方で見極めなければならない。この立証責任は，倫理的に憂慮すべき事態を十分な根拠をもって喚起しようとする人々だけにあるのではなく，社会倫理的な帰結や人々の長期的な態度の変化を評価から除外することで，そうした憂慮すべき事柄の存在を否定しようとする人々にもあるのである。医療倫理学は研究活動と緊密な連携をとりながら，批判的，かつ先を見越すかたちで，研究の動向に随伴していかなければならない。それは私たちを待ち受けている倫理的な諸問題を時宜にかなった仕方で喚起しなければならず，倫理的により問題の少ない選択肢を自ら進んで突き止めなければならない。その際，そうした試みに成果がもたらされるかどうかは，一般の人々がどの程度，それを倫理的に受け入れる準備ができているかによるところが大きい。だが，そうした準備ができるためにも，彼らは彼らでしかるべき情報を手に入れておく必要がある。

　以上のような医療倫理学のディレンマは，そのはるか深くに潜んでいる一つの問題系に私たちの目を向けさせてくれる。それはつまり，科学の純粋に道具的な理解はもはや維持することができないという問題である。この科学の道具的な理解は，科学的知識を道徳的に中立的な仕方で習得することと，そうした知識を道徳的に有意味な仕方で使用することとは明確に区別することができるという想定をしている。

　だが，道徳に関わらない基礎的研究と，そうして獲得された知識を道徳的に有意味な仕方で使用することとは区分することができる，という前提は維持することができない。というのも，多くのケースでは，基礎研究そのものがすでに応用となっており，したがって，基礎研究は道徳的に中立なものではないからである。これまで人々は，科学の進歩と自然支配が人間性の進歩と自由の獲

得に一致すると無反省に信じることができた。そのかぎりにおいて，研究目的の正当性への問いはなおざりにすることもできたのである。こうした近代および現代の科学理解にとっては，科学研究の文脈における唯一の倫理的課題は，〔科学技術の〕濫用を防止することでしかありえなかった。だが，近代および現代の科学理解を支えてきたこのような前提は，いまや維持できないことが明らかとなった。──むろん，それは時間の問題でしかなく，事象に即した論理の問題ではなかったが。〔ここで事象に即した論理と言ったのは〕，もし人間の自然に対する基本姿勢が支配することであるならば，その支配の主体は，それもまた一つの自然存在──たとえたんなる自然存在ではないとしても──である以上，事象そのものの帰結として，それ自身もまた支配の対象になってしまうからである。

4 医療倫理学と人間学

　以上述べてきたようなさまざまな関係は，さらに広範で医療倫理学にとっても重要な主題群を指し示しており，言い換えれば，それは（医療）倫理学と人間学との関係を指し示している。医学上の研究計画，とりわけ医学的な基礎研究が倫理的な正当性をもつかどうかという問いは，その研究が目指すところの医療行為の望ましい治療目的を指摘することでもって一概に答えられるわけではない。というのも，ここではつねに次のことも問われなければならないからである。すなわち，その研究とは何についての研究であり，いかなる手段を用いているのか，その研究の〈対象〉は誰もしくは何なのか，そしてその〈研究対象〉はどのような地位を所有しているのか，といった問いも問われなければならない。この問いは哲学的-人間学的な問いである。医学研究の〈対象〉をどのように規定するかということは，たんに価値中立的な言葉選びといった事柄では決してない。なぜならば，ある用語を選択することによって，（無意識的であろうと意識的であろうと）その名指されたものに対して，すでにそのつど一定の価値評価的な態度が取られているからであり，研究そのものの道徳的な性質についても，（無意識的であろうと意識的であろうと）すでに何らかの先行決定がなされてしまっているからである。

すべての人間の行為と同様に，医療行為もまた（たいていは無反省なままにとどまっている）一定の人間理解によって導かれている。この〔人間についての〕無反省な先行理解は多種多様な源泉からその養分を得ているが，私たちはそうした先行理解を人間学的な先行理解，あるいは先－人間学的な知識と名づけることができる——これは方法的－批判的に反省された知識，つまり人間学的な知識と対比されるものである。だが，およそ責任ある行為は自らに何らかの弁明をしようとするかぎり，もはや私たちは，こうした多かれ少なかれ無反省なものでしかない人間学的な先行理解のもとに立ち止まっていてはならない。私たちが責任ある行為をとるためには，むしろ人間学的な知識が必要なのである。私たちが人間にとっての善きものを見出すためには，そもそも人間とは誰のことであり，どのような存在であるのかということも同時に問わざるをえない。倫理学は人間学なしに済ますことはできないのである。どのような倫理学であれ，人間学的な背景をもっている。倫理学において人間学を放棄することができると考える者は，倫理学の先を行っているのではなく，自らの背後にある人間学的な含意のうちに無批判に埋没しているのである。

　さて，人間というものはさまざまな観点から問うことができ，探究することができる。その問いの観点に応じて，専門科学的な人間学は哲学的人間学[4]から区別される。専門科学は人間を部分的な観点から問いかけ，探究しようとする（たとえば，生物としての人間，社会的存在としての人間，身体的存在としての人間を探究する）。それに対して，哲学は人間を普遍的な観点から問いかけるのであり，言い換えれば，それは人間であるかぎりでの人間を問題にする。普遍的な観点というものは，側面の多様性のうちでともに立てられている統一性に関わっている。哲学的人間学は人間としての人間を問題にするのであり，〔専門科学の扱う〕諸側面がそもそも誰の諸側面なのかを問う。言い換えれば，

---

[4] 「哲学的人間学」（*die* philosophische Anthropologie）という表現において定冠詞を使用しているのは，たんに言語上の簡便さによるにすぎない。実際には，〈特定の（die）〉哲学的人間学があるのではなく，多数の構造的に似かよった問題設定があるにすぎない。（訳者注：筆者は人間学（Anthropologie）という言葉に定冠詞を付けているが，それは何か特定の人間学が存在していることを意味しているわけではないと注意している）。

哲学的人間学は，専門科学の扱う部分的な諸側面がすでに前もって関係してきたその当のものは何なのかを問うのである——専門科学の扱う諸側面というものも，この当のもの〔＝人間という主体〕との関係においてはじめて細分化することができる。この問いはすぐれて実践的な意義をもっている，ということが再び明らかとなる。なぜならば，私たち人間が自己をどのように理解するかは，私たちの相互の交わりにも影響を与えずにはおかないからである。医師と患者との関係において，人間存在に関するどのような見方が優位を占めているのか，いかなる人間理解が医学研究全体を導いているのかといった問題は，決してどうでもいい問題ではない。

　普遍的な観点（《人間としての人間》という観点）に立脚するということは，決して容易に堅持できるものではない。なぜならば，私たちは理論的活動において，とかく自らを，自分たちが誰であり何であるかという観点からではなく，自分自身ではないものの方から把握しようとする傾向があるからである。私たちは，人間について語るかのように計算機について語り，計算機について語るかのように人間について語る。フィヒテはこのことを，よく引用される次のような言い回しで表現している。「たいていの人間は，自分を一個の自我とみなすよりも，月にある一かけらの溶岩とみなすようにさせられやすいものである」（『全知識学の基礎』I. H. Fichte 版 第1巻 175頁）。私たちは自己について語る際，技術的な範疇によって語るのではなく，人間学的な範疇でもって語らなければならないのである。

　これら二つの問い方——専門科学的な問い方と哲学的な問い方——はいずれも欠かすことのできないものであり，両者は相互に依存しあっている。とはいえ，この科学全盛の時代にあっては，哲学的人間学が不可欠なものであることは，ことさら強調せねばならない。専門科学的な人間学は哲学的人間学の代わりをすることはできない。なぜなら，専門科学は哲学が立てるような問題を立てないことにこそ，その本分があるからである。専門科学的な人間学は何らかの人間学的な先行理解のうちを動いており，それを利用している。それに対して，哲学はそれを利用するのみならず，それを方法的－批判的に反省し，その可能根拠を問う。人間学的な先行理解はなるほど変化しうるものであるが，

決して意のままに操作できるようなものではなく，むしろそれはあらゆる反省の背後に隠れている基礎をなしているのである。反省には経験を概念的に把握するという課題があるが，経験に取って代わるという課題はない。哲学的反省は，それゆえに，問い往くこと（Vor-Frage）と問い戻ること（Rück-Frage）という二重の運動のうちを動かざるをえない。すなわち，哲学的反省は人間の基本的経験を概念的に把握できるようにする（Vor-Frage）が，このことが可能となるのは，哲学的反省がそうして概念化された経験に依拠しつつ，自らの背後にある先行理解を問いかけ，修正していく（Rück-Frage）かぎりにおいてである。ここではまた次のことが妥当する。つまり，哲学的人間学なしにやっていけると考える人は，哲学の先を行っているのではなく，自らの反省されていない哲学的先行判断に無批判に身を委ねているのである。

　同じことが，いわゆる〈世界観上の中立性〉についてもあてはまる。もし世界観というものが，現実全体，および自己自身に対する理解的な関係——この関係はいつもすでにしかじかの解釈を受けている——として捉えられるのであれば，およそ世界観をもたない人間というのは，厳密には存在しない。私たちは現実に対する関係に中立的に距離を置いて向き合うことはできない。なぜならば，私たちはそうした関係に対して傍観者としての役割をとることは決してできないからである。自己が世界観的に中立であると信じている人は，現実に関する総体的な解釈から自由であるのでは決してなく，むしろ現実に関する自己自身の解釈枠について何の釈明もしていないか，あるいはたんに不十分で，中途半端な釈明をしているにすぎないのである。

第2章　倫理学的な判断形成の方法

倫理学においては，善と悪との根本的な差異という視点から，さまざまな行為や態度が反省される。それでは，行為とはいかなるものとして理解すべきであり，行為の道徳性はいかなる観点に基づいて判定することができるのか。また，倫理学的な判断を下すためのいかなる方法が現在の医療倫理学にとって重要なのか。これら二つの問いを解明することは，医療倫理学の基本的な特徴を究明するための基礎となりうるだろう[5]。

1　行為の概念

行為することは自然の出来事ではなく，自由に根ざした行動であり，さまざまな意図（動因）から発する，ある目標へと向けられた人間の行動（actus humanus）である。

人間のすべての振舞いが，言葉の厳密な意味での行為，すなわち倫理学的に重要な意味での行為（actus humanus，人間の行動）であるわけではない。人間は無意識の反応や反射行動をすることもある。これらの行動については，ただの人間の行動（actus

---

[5] Honnefelder（1994b）135頁以下，Patzig；Schöe-Seifert（1995）1頁以下，Schöe-Seifert（1996）を参照。倫理学の概説書としてはAnzenbacher（1992）とRicken（1998）を参照。

hominis，ヒトの行動）であるとしか言いようがない。たしかに，それらの行動は（たとえば生理学的なプロセスのように）人間に帰属するものではあるが，人間の自由によって統御された行動ではない（このように見るならば，ある人のうちに起きるすべての出来事も，ヒトの行動のうちに含めることができる）。

　行為とは人間に固有な行動であり，言い換えれば，それは私たち自身をその起源としている。行為は私たち自身を出発点としており，それゆえ，その責任は私たち自身に帰せられる。行為において，私たちはつねに自己自身を遂行しているのである。行為は誰のものとも分からないような出来事ではなく，そのつど誰かの行為である。行為はなされるのではなく，私たち自身が行為するのである。それゆえに，私たちは自らの行為に責任があり，場合によっては自らの行為に対して弁明を求められる[6]。もちろん，どのような行為にも，その原因（たとえば身体機能が正常に働いていること）がある。このような原因は，行為がそれなしでは成立しないもの，すなわち行為の必要条件である。だがそれは，いまだある行為にとっての十分条件であるとはいえない。したがって，ある行為の原因だけを述べて，その動因（動機，意図）を述べないならば，その行為の行為としての性格はいまだ表明されたとはいえない。

　私がコンサートホールのある席に座っているということは，生理学的に記述可能な一定のプロセスが私のなかで進行することによって引き起こされたものである。だが，私がそこに座っているのは，それらのプロセスが進行しているからではない——むろん，それらのプロセスが進行していることは否定できないが。そうではなく，私がそこに座っているのは，たとえば，ある音楽を聴きたいと思ったからである。人間の行動をもっぱら自然科学的に記述したならば，行為としての行為は，還元主義的な仕方で〔自然科学的なプロセスに〕解消されてしまうことだろう。どれほど意識的に対象として観察したとしても，人間の行為に接近することははじめからできないのである。

---

[6] 言葉の厳密な意味において，次のことがいえる。——動物は行為しない。そのため動物は弁明を求められることも法廷に立たされることもない。ライオンがカモシカを引き裂いたとしても，ライオンは殺害を犯したことにはならず，ただ本能に従っただけである。

人間の行動がすべて行為であるわけではない。ここで私たちは，アリストテレスにまで遡る伝統的な区別を参照することによって，最初の見通しを得ることができるだろう。彼は人間の行動様式を三つの種類に区別している。観照的〔＝理論的〕な行動と技術的－実践的な行動と道徳的－実践的な行動である。これら三種類の行動には，それぞれ異なる目標をもつ異なる知の形式が対応している。

(1) 観照的な行動：観照の目的は知そのもののための知である。ここでの基本的な問いは，真理に関する問いである。それゆえ，観照は真と偽という根本的な差異のうちを動いている。

(2) 技術的－実践的な行動（制作すること）：制作することの目的は，それ自身で自立的に存在する作品である。技術的な行動とは，作品に関わる行動である。あるものの制作を導く知とは，技術的な知（技術的－実践的な知），いわゆる〈ノウハウ〉である。技術的－実践的な知は，そのうちに目的と目的に到達するための手段を含んでいる。ここでの基本的な問いは，目的に適合しているかという合目的性についての問いである。それゆえ，制作することは適切か誤っているか，つまり目的にかなっているかどうかという根本的な差異のうちを動いている。それは技術の範疇に属しており，実践的な視点からその是非が評価される[7]。

(3) 道徳的－実践的な行動（行為すること）：行為することの目的は，他者との共同生活を築き上げること，総じて生の実践を形作ってゆくことにある。行為するとは，人々と関わって行動することである。行為を導く知とは，実践的であって観照的〔＝理論的〕ではない知である。ここでの基本的な問いは，善き共同生活についての問いである。行為することは，善と悪との根本的な

---

[7] アリストテレス的な意味において，近代の自然科学の知は，純粋に観照的〔＝理論的〕な知でも純粋に技術的な知でもでもない。むしろそれは，それ自身において技術的であるような理論知なのである。この難しい学問論的問題について，医療倫理学の概説書の枠内においては，これ以上論ずることはできず，それをする必要もない。

差異のうちを動いている。行為は倫理学的な範疇に属しており，その是非は道徳的な視点から判断される。

　（どれだけ高度な技術を用いようとも）日用品を制作することは，たとえその際に何事かがなされるとしても，行為とは言えない。倫理学的な範疇は，技術に関わる範疇からも，また治療に関する範疇からも区別されなければならない。ある人が行為する場合，その行為の両端の項はいずれも人間，すなわち自由な存在者である（より正確に言えば，原理的に自由でありうる存在者である。というのも，事実としては往々にして，人間はまだ自由でなかったり，もはや自由でなかったりするからである）。行為することは，まずもって人間どうしの間で生起するものであり，人間どうしの交流に関わるものである。

　以上のように，人間の行動を三種類に区別することによって，かつて医学が医術（Heilkunst）と呼ばれていた事情がよく理解できる。医療行為は独特な種類の行為である。一方で，医療行為は共に生きる人間に関わっており，そのように見るならば，それは一つの行為であると言える。他方でそれは，ある限定された視点から，つまり彼らが病んでいるという視点から彼らに関わっている。医療行為とはその核心部分において治癒することであり，その本質は患者の健康を回復させることにある。健康こそが医療行為の目的である。この健康という目的を追求することとして，医療行為は制作することに近づいてくる。むろん，健康とは人間によって設定された人為的な目的ではなく，人間の自然本性，つまり人間の身体的－人格的な自然本性によってあらかじめ与えられた目的である。したがって，治癒することの本質は制作することのうちにではなく，（うまくいった場合に）健康を回復させることのうちにある。まさにこのような医療行為の特徴を表しているのが，〈医術〉という古い言葉なのである。ここで重要なのは（うまくいった場合に）相手の健康を回復させることであり，それゆえ，〈医師は世話をし，自然が癒す（medicus curat, natura sanat）〉という古い諺は今日においてもあてはまる。この〈医術〉という言葉によって，治癒することは技術の領域へと関連づけられる。ここで言う技術とは，美的な対象

を生ぜしめることではなく，できる——この〈できる〉とは何かに精通しているという意味である——という広い意味での技を意味している。何かに精通しているためには，それに対応する知識をもっていなければならない。医学的な専門的知識は医師の個人的見解のうちに含まれているのではなく，むしろそれは一般化しうる規則を含んでおり，そのような一般的な規則に従うことで，医師は処置を行うことができるのである。とはいえ，このことはそれらの規則からただちに個別事例が導出されるという意味ではない。

行為することは，私たちの現存在の根本的な事実から生じる。すなわち，私たちは自らの生を遂行すべく要請されており，このことについては選択の余地がない。そのため，私たちは行為しないことはできない。意図的に何もしないということも行為の一形態であり，そのことに対して私たちは責任を負わねばならない。行為することは，何かを意図的にもたらすことだからである。行為を作為と同一視して，不作為と対立させてはならない。むしろ，あることが為されるときにも，為されないときにも，行為は行われているのである。

およそ人生の途上における実践は，行為というかたちでしか行われないのであるから，私たちが行為するに際しては，つねに人生全体に関わる根本的な態度決定も問題になっているといえる。すなわち，今ここでの具体的な状況において遂行される行為が，はたして望ましい人生上の実践の一部をなしているのかどうかということも，行為に際しては問題になっている。もっとも，このような根本的な態度決定に関わる行為の次元は，多くの場合，非主題的な背景に留まっており，いわゆる人生の決断の状況においてのみ表面に現れてくるものではあるが。

2　倫理学的な判断形成のためのさまざまなアプローチ

以下では，医療倫理学の観点から見て重要な，いくつかのアプローチを簡潔に特徴づけることにする。これらのアプローチは多くの点で互いに重複しあっているが，行為の道徳性を基礎づける際には，互いに区別されるものである。

1　義務論的なアプローチ

　義務論的倫理学（deontologische Ethik）（ギリシア語の to deon はなすべき事柄という意味である）は，ある行為の道徳性を，その行為が一般に承認されている道徳的原理を満たしているかどうかという観点からのみ判定する。その際，行為の帰結がどのようなものであるかは考慮に入れない。義務論的な理論においては，行為はその帰結に依存することなく，それ自身において道徳的，もしくは非道徳的であることができる。最もよく知られている義務論的な理論としては，カントの倫理学が挙げられる。カントによれば，私たちが道徳的判断を獲得するのは，自己の格率を普遍化するという仕方によってである。格率とは個々人によって表明された行為の主観的な規則のことである。私たちは格率が道徳的であるかどうかを，それらを普遍化することができるかどうかを問うことによって検証することができる（普遍化の原理）。最上位の道徳原理（定言命法）とは，次のようなものである。「普遍的法則となることを，あなたが同時に意欲することができるような，そうした格率に従って行為しなさい」（『人倫の形而上学の基礎づけ』アカデミー版全集 第4巻 421頁）。ここで焦点となっているのは，行為の主観的な規則を普遍化できるかどうかという形式的な契機であり，規則のもつ内容的な契機ではない。およそある行為が道徳的であるのは，その行為が義務から生じたときである。義務とは，普遍化しうる格率に自己を拘束させるべきだとする要求である。そのような普遍化可能な格率に自己を拘束させることが自律である。

　このアプローチの利点は，普遍化という手続きを個々の格率に適用するだけで済むという点にある。もしすべての人々が私の置かれているのと同じ状況において，私の採用しているのと同じ格率に従って振る舞うことを私が矛盾なしに欲することができるならば，私の行為は道徳的である。この普遍化可能性の原理は，医療倫理に関わる現代の倫理学においても一般的に承認された原理となっており，その際，この原理は個々の行為の規則だけでなく，個々人の利害にも適用される。とはいえ，カントのアプローチには欠点もある。というのも，そもそも普遍化可能性は道徳性の必要条件を示すものにすぎず，道徳性の十分条件を示すものではないからである。このアプローチにおいて述べられている

のは，何があらゆる場合に禁じられているかであって，今ここで何をなすべきかが積極的に述べられているわけではない。カントの義務論的なアプローチは，

(a) 道徳性が成立するための必要条件を重視するあまり，道徳性が成立するための十分条件を見逃しており，それゆえ，このアプローチは判断基準や規則の内容的な根拠づけを欠いている。また彼のアプローチは，

(b) 行為の道徳性を判定する際に，行為の帰結を無視している。

　これと同様の批判は，討議倫理学に対しても向けられる。討議倫理学によれば，およそある行為が道徳的であるのは，いかなる誘導もない自由な議論において有識者たちが一定の規則に合意しあい，その規則に従って行為がなされる場合である。これに対する批判としては，討議の手続きというものが必ずしも，その手続きを通して得られた成果の道徳的な正しさを保証するわけではない，というものがある。たしかに倫理学的な問題が争われているときには，討議をすることが不可欠である。しかし討議の手続きは，それ自体としてみれば，いかなる当為をも根拠づけることはなく，逆にこの手続きの方がそのような当為をいつもすでに前提している。討議の手続きというのは，ある当為がどれだけの範囲の人々に受け入れられるかという問題に関わるものであり，その当為がいかなる根拠に支えられているかに関わるものではない。討議の手続きはせいぜいのところ，一部の人々になすべきと思われていたものが一般的になすべきものであることを示すことができるにすぎない。そして，まさにそれこそが否定を可能にする当のものであるがゆえに，現に否定することのできない何かが存在するとしても，そのことが示しているのはせいぜい，そうした否定できないものには他の選択肢がないということにすぎない。

2　目的論的（功利主義的）なアプローチ

　義務論的な理論に対して，目的論的倫理学（teleologische Ethik）（ギリシア語の telos は目的・目標のことである）は，ある行為の道徳性をもっぱら行為の帰結の観点から判定する（結果原理）。目的論的な理論は，多くの場合，功利主義的な理論である。功利主義の出発点は，幸福を求めようとする人間の努

力である。帰結を測るための基準は，ある行為の帰結がもたらす効用である（効用原理）。この効用を測るための基準は，人間の欲求の満足ないしは充足である。しかし，功利主義が最終的に問題とするのは個人の幸福ではなく，社会全体の幸福である（社会原理）。古典的な功利主義では，幸福とは快楽や満足感のうちにあるか，もしくは不快や苦痛が欠如していることのうちにある。その最上位の道徳原則は〈最大多数の最大幸福〉である。

　これに対して，選好功利主義は古典的功利主義を修正し，利益に対する平等の配慮という原理に立脚する（Singer, 1984）。

　〔この選好功利主義に従えば，〕ある行為の道徳性は，関係者全員の利益を——それが誰の利益かということには関わりなく——どれだけ平等に配慮しているかにかかっている[8]。快楽を最大化して不快を最小化することではなく，利益に対する選好がある行為の道徳性を評価する際の基準をなしている。

　すなわち，ある行為が道徳的であるといえるのは，その行為が関係者の選好と一致している場合である。他方，もしある行為がある人の選好に反しており，しかもこの選好がそれと対立する選好によって相殺されることがない場合には，その行為は道徳的に正しくない。およそある利益が存在するかどうか，またその利益が配慮に値するかどうかを判断するための最低限の基準は，苦痛を感じる能力である。しかし，この苦痛を感じる能力は人間だけがもっているのではなく，他の生き物ももっている。（選好）功利主義は，人間と人格との間の連関を解消してしまう。この立場に従えば，（たとえば，高次の統合性をもつ動物のように）人間ではない人格が存在することになり，逆に人格ではない人間も存在することになる。このような考え方から，生命保護をめぐる論争との関連において，ホモ・サピエンスという種に属していることは，道徳的に重要な意味をもたないという結論が導き出される。この立場においては，生命を

---

[8] ここでいう利益とは，現在生きている成人の利益でもあれば，胎児の利益や動物の利益でもありうる。また利益の対象は，過去の行為でもありうる。この考え方に従えば，誰しもが現時点で過去の何らかの事柄に対して利益をもちうることになる（たとえば，自分が胎児のときに中絶されないでいる利益など）。

保護するということは，利益を保護することである。生きている者は，自己意識をもつ生命，意識をもつ生命，意識のない生命という三つのクラスに分けられる。生命が最も保護されるべきなのは，自己意識をもち，合理的思考能力をもつ存在である。そのような存在，つまり人格は願望を表明することができる。すなわち，彼らは自らの将来に関する選好をもっている。そうした将来についての選好をもつことができる存在者を殺すことは，それに見合うだけの他の選好がない場合には誤りとなる。つまり，およそ殺すという行為が殺される存在者の殺されたくないという選好に反しており，しかもその際，その殺されたくないという選好が，それと対立するさまざまな選好によって相殺されることがない場合には，殺すという行為は誤りなのである。

功利主義的な方法の利点は，社会全体の幸福に関わるような行為の是非を判断する場面にある。その利点とは次の三つの点にある。

(1) 功利主義は，人間の疑いえない自己利益から出発しており，人々への倫理的要求を中立性という原則だけに限定している（等しき利益には等しき重要性が与えられるべきである，利益の普遍化）。
(2) 功利主義は，あらゆる行為を統合しうる契機，すなわち，行為の帰結に着目している。
(3) 功利主義は，手段を選択するに際して，そのつどの目的にかなった仕方で，合理的に手段を吟味することができる。

このような功利主義の方法によって，経験的に得られた知識を，価値あるものについての比較考量と密接に結びつけることが可能になる。

他方，功利主義的なアプローチには，次に述べる四つの弱点がある。

(1) 功利主義は，行為を構成する契機のうち，行為の帰結というただ一つの契機しか考慮に入れていない。
(2) 功利主義においては，正義の問題（最大限可能な幸福をいかに公平に分配するかという問題）が解決されていない。正義という思想が〈フェアである〉

というかたちで導入されている場合には，次のようなたんなる経験的な議論だけが問題とされてしまう。――私たちが正義に従わねばならないのは，正義が無条件になすべきことだからではなく，それが社会の幸福の最大化に貢献するからである，といった議論である。

(3) 功利主義は，個人を社会全体の幸福のためのたんなる一機能として捉えることを許容してしまう（すなわち，もしある行為の全体効用だけが唯一の正義の基準であるならば，個人の不可侵の権利は存在しなくなり，最も基本的な人権――生命，健康，自由に対する権利――ですらも，それよりも大きな全体効用のために侵害されるかもしれない）。

(4) 功利主義においては，快楽や幸福をどのようにして数量化するのかが問題となる。いやそれどころか，これらを比較することができるという考えは何を前提としているのか，快楽の最大化と苦痛の最小化の前提とは何なのか，ということが問題になる。この点では，利益というものを引合いに出す選好功利主義の方に説得力があるように思われる。しかしながら，選好功利主義の場合にも，さまざまな利益をどのようにして比較考量するかという問題が残っている。はたして，実際に表明された利益をすべて考慮に入れるべきか，それとも，〈本人が十分に理解している〉利益だけを考慮に入れるべきだろうか。いったい，考慮するに値する選好とそうでない選好を区別する基準は何だろうか。

3 〈原則主義〉のアプローチ

原則主義（principlism）とは，アメリカで影響力をもっている，ビーチャムとチルドレスの生命医療倫理を特徴づける言葉である。この原則主義は，次の四つの一次原則を出発点とする。すなわち，(a)自己決定，(b)危害の回避，(c)配慮の義務，(d)正義の四原則である。

これらの一次原則は，互いに異なるエートスの諸形態においても，また互いに異なる宗教的・文化的伝統においても受容することのできる原則である。この一次原則の妥当性は，その上位にある倫理学の基礎理論には依存しない。そのような基礎理論を求めることは，はっきりと断念されている。上の四つの一

次原則は，〈暫定的原則〉という機能を果たしている。暫定的というのは，これらの原則はそれと同等，ないしそれ以上の義務が現れないかぎりは一応の拘束力をもつが，他の原則との衝突が起きた時には，互いを比較考量しなければならない，ということを意味する。これらの原則は，（実践的命題と同様に）私たちが自己の道徳感覚から出発して，〈反省的な熟慮の均衡〉を達成することによって正当化される。この反省的な熟慮の均衡とは，吟味されるべき諸理論と自己の反省以前の道徳感覚との間にもたらされる均衡のことである。

　以上の一次原則は，次のものによって補完される。

(a) 二次的な諸原則。たとえば正直規則，プライバシー保護の規則，守秘義務，信頼性の規則など。

(b) 職業に関連する徳の倫理（これは個々の職業における，あるべき理想像やあるべき基本的態度をも含む）。

　この原則主義のアプローチの利点は，次の二点にある（Quante；Vieth, 2000を参照）。一つは，それが上位にある倫理理論のコンテクストから独立した妥当性をもつ諸原則から出発できるという点である。もう一つは，それが個々の事例を合理的な討議という仕方で評価することができる点である。その際，このアプローチは一つの発見術としての価値をもっている。すなわち，私たちが道徳的判断を形成する際に，〔個々の事例において〕考慮に値する観点を見つけ出したり，倫理委員会において別の行為の選択肢を見つけ出したりする際に，このアプローチは適している。しかし，このアプローチに対しては，次のような批判が向けられる。

(1) 原則主義のアプローチでは，一次原則どうしの相互連関が十分に規定されておらず，それら相互の間に衝突が生じた場合に，どれを優先するかという優先順位の基準が存在しない。それゆえ，このアプローチはある行為についての具体的な判断を形成するにはあまり適していない。衝突が生じる事例において，各々の一次原則にどの程度の重要性が与えられるのかを決めるためには，最終的には次の二通りの方法のいずれかに拠らざるをえない。すなわち，一つは純粋な決疑論の方法で，最終的に主観的な直観に従って決定する

ことである。しかしこの方法をとるならば、このアプローチがもっていた利点、すなわち、暫定的原則という比較的合意を得やすい原則から出発できるという利点もまた弱められてしまう。もう一つは、衝突が起こる事例に直面した場合に、まさに今扱われている上位の理論的なアプローチを引き合いに出すという方法である。ところが、一次的な諸原則は、これらの理論的アプローチを捨象することによって、はじめてその身分を確保しているのである（功利主義者ならば、このような衝突が起こる事例に直面した場合には、義務論者とは異なった仕方でこれら諸原則の重みをはかり、それに従って決断することだろう）。

(2) 原則主義のアプローチでは、さまざまに異なる道徳感覚をもつ人々の間の葛藤を解消することができない。
(3) 原則主義においては、先の四つの原則は根拠づけがなされていない。そもそもこれらは〔伝統的な倫理を〕脱構築するという仕方で獲得されたものであり、たんに支配的な道徳を反映しているにすぎない。原則主義という意味での倫理学は、新たに登場してくる諸問題に規範的－批判的な仕方で対処するには適していない。

「これらの諸原則がいかなるものにも根拠づけられることのない優位な地位を保っているのは、こうした脱構築モデルの倫理学がもはや支配的な諸原則の根拠を問おうとはせず、それゆえ、それらの根拠を批判的な吟味から遠ざけているからではないだろうか。結局は歴史的に偶然生じた道徳形態にすぎないものに、ある種の方法的決断によって、何の根拠もない権威を付与しているのではないだろうか」(Birnbacher 1993, 60頁)。一次原則をそれらの根拠となる基礎的原理へと立ち返って説明することは、次の二通りの仕方で生じうる。すなわち、基礎的原理は、一次原則に対する必然的な根拠であるか、蓋然的な根拠であるかのいずれかである。ビルンバッハは、蓋然的な根拠による説明というかたちでの究極的な根拠づけに賛同している。彼によれば、後者の蓋然的な根拠は、功利主義的な基礎に有利に働くとされる（前掲書、62頁以下）。

4　行為の全体構造に基づくアプローチ

このアプローチは、ヨーロッパ、特に大陸ヨーロッパ系の倫理学にとっては

標準的なアプローチであり，アリストテレス的－トマス的な伝統に沿うものである。このアプローチは，ある行為の道徳性を評価する際に，行為の全体構造から出発する。人々は共同生活のなかで何らかの葛藤事例に直面したとき，暗黙のうちに，行為に関する基本了解を引き合いに出そうとするが，このアプローチは，こうした行為の基本了解を批判的に反省しようとする。ここで行為するとは，さまざまな根拠に従い，さまざまな目的に向かって活動することである。このアプローチにおいては，ある行為の道徳性は，その行為を構成するすべての構造契機の観点から評価される。すなわち，ある行為が善いとされるのは，それを構成しているすべての契機が善いものである場合である。行為を構成する契機は，次の三つの契機を含んでいる。

(1) 目的と手段
(2) 意図
(3) 状況，および行為の帰結

　まず，目的の観点から行為のタイプを区別することができる（たとえば医療行為の目的は，患者を治癒することと患者の苦痛を軽減することである）。しかし，行為の目的が善ければそれで十分というわけではなく，目的を達成するために適切な手段も選ばなければならない。目的は手段を正当化しない。第二に，行為する者の目的と意図は必ずしも一致するわけではない（たとえば医師が私腹を肥やすという意図をもって，治療を行うこともありうる。また医師が自らのキャリアを高めるという意図をもって，人体実験を行うこともありうる）。最後に，行為はそのつどの状況に適したものでなければならない。すなわち，行為は今ここでの具体的な状況に即したものでなければならず，またその帰結について責任を負うものでなければならない。

　道徳的判断を見出す際にきわめて重要な意味をもつのは，実践的な考慮（賢慮，ギリシア語のphronesis，ラテン語のprudentia），つまり状況のなかでの良心である。（行為を導く命題という意味での）道徳的判断は，行為の規則からの導出によって達成されるのでも，直観的で決疑論的な判断によって達成され

るのでもない。むしろ道徳的判断は，賢慮（実践的な判断力）によって達成されるのである。アリストテレスとトマス・アクィナスによれば，賢慮とは「実践理性の正しい状態」のことである。賢慮は一般的な行為の規則と具体的な個別事例とを結びつける。この賢慮の本質は，行為の状況を適切に評価し，最上位の道徳原理に照らし合わせながら，行為のさまざまな選択肢を構想して比較考量することができる能力のうちにある。この能力は私たちが実際に訓練することによって習得することのできるものである。

　このアプローチは医療倫理学にとって特にふさわしいものである。というのも，それは行為の全体構造を考慮に入れており，それとともに行為の目的をも考慮に入れているからである（結局のところ，このアプローチは医療行為に即したかたちで構想されたものである。現にアリストテレスの父は医師であった）。このアプローチは，カントの義務論的なアプローチと比べて次のような利点をもっている。すなわちそれは，ある行為が道徳的な行為であるために必要な規定のみならず，そのための十分な規定をも述べており，またそれはたんに道徳性の形式的な契機のみならず，内容的な契機をも述べている。また，功利主義的なアプローチとの対比においては，このアプローチは，道徳的判断を形成する際に，（帰結という）行為の部分的な側面だけではなく，行為の全体構造をも考慮に入れているという利点を有している。最後に，原則主義的なアプローチとの対比においては，このアプローチは，人々が葛藤事例に直面した場合に，〔適切な選択肢を〕理性的に比較考量するための基本的な視点を，最上位の道徳原理というかたちで提供してくれるものである。

第3章　医療倫理学の規範的な基礎づけ

　以下では，前章で素描したさまざまなアプローチを考慮に入れながら，医療倫理学の規範的な基礎づけを試みなければならない (Honnefelder 1994b, 147頁以下)。今日，エートスの様式は多様なものとなっているが，このエートスの多様性に対処するに際しては，医療倫理学は次の二つの極端なエートスを避けなければならないだろう。すなわち，医療倫理学は一方で，そうしたエートスの多様性に抗して一つの閉鎖的なエートスへと閉じこもることを避けねばならず，他方で，意思決定に関する相対主義的な非合理主義をも避けなければならない。

　閉鎖的なエートスは，なるほど，〔ある集団内部での〕強いアイデンティティを作りだす力を具えているが，それは個人が自由に活動できる余地をごくわずかしか与えない。そのようなエートスに引きこもってしまうと，周囲との共同行為が必要とされるような場合でも，それが自分たちのエートスに介入する場合には，そこから隔絶し，それとの関係性を断ち切ってしまう危険性がある。

　他方で，相対主義的な非合理主義は，目的合理性という価値基準に引きこもり，倫理学を個人や集団の恣意的な判断に委ねてしまう。というのも，もし人間の理性が目的合理性に限定された場合には，討議を通じた相互理解は，ある目的を達成するためにどの手段を選択するか，といった手段の選択に関わる事柄だけに限定されねばならなくなるからである。ここではもはや，目指すべき

目的が意味のあるものなのかどうか、といった問いは理性的に討議できるものではなくなり、それについては個々人の非合理的な決定に委ねられることになる。さらに行為の実践的な観点と技術論的な観点との違いはなくなり、倫理学はいかにして自己の主張を強力に押し通すかという問題になってしまう。

1　道徳的な根本信念という基盤

1　人間の尊厳という思想

　もし医療倫理学が、先のようなエートスの多様性に対して積極的な仕方で関与しようとするならば、それは異なる文化においても受け入れられる、共通の倫理的な根本信念という基盤に立脚するだろう。そしてそれは、人間の責任ある行為を根拠づける、いくつかの異なった基礎づけの層（原理、基準、規範）を区別するだろう。このような根本信念としての役割を果たしているのが、世界的に認められている人間の尊厳（Menschenwürde）という思想であり、またそこから派生する個人の人権という思想である（むろん、この思想は政治的に動機づけられた、さまざまな異なる解釈を含んでいるのだが）。この基盤は、誰しもが認めるように内容の漠然としたものであるが、にもかかわらず、それは基盤としての力を十分に具えている。

尊厳の普遍性と平等性

　1948年に採択された世界人権宣言の前文では、「人類社会のすべての構成員の固有の尊厳と、平等で譲ることのできない権利の承認」ということが語られている。さらに、この第一条では次のように述べられている。「すべての人間は生れながらにして自由であり、かつ尊厳と権利とについて平等である。人間は理性と良心とを授けられており、互いに同胞の精神をもって行動しなければならない」。尊厳に関するこのような規定については、次の二点を強調しておかねばならない。

(1)たしかにこの規定は、すべての人間に対して等しく尊厳を付与している。

だが，ここで尊厳を付与するということは，社会の人々が共同で尊厳を認定していくということではない。そうではなく，それはそのこと自体がすでに〔すべての人間にあらかじめ具わっている〕尊厳を承認したことを表明する行為なのである。先の尊厳に関する規定は，人間についてどのようなことが言えるか，ということを述べているのではなく，また何らかの人間像について論じているのでもない。むしろこの規定は，およそ人間が人間であるかぎりで具えている，人間それ自身の根本的な特徴を表明しているのである。

(2) この規定は，人間学的な基本命題を含んでおり，その基本命題は，すべての人間に例外なく具わっているもの（尊厳の普遍性と平等性）を説明するための手がかりとなる。そこに含まれている核となる命題を取り出すならば，それは次のようなものになるだろう。——人間の尊厳は，人間の存在とともにすでに与えられている。したがって，それは社会の人々によって認定されるものではなく，むしろ承認されるべきものである。人間の尊厳は，人間が自由でありうること（Frei-sein-Können）のうちにある。

　上で述べられた根本信念に従えば，すべての人間には尊厳が具わっており，しかも平等な仕方で具わっている。したがって尊厳は，人間としての人間に，つまり一人一人の人間に具わっているのであり，性や人種，社会文化的背景，人間のもつその他の属性や能力，社会的境遇などには依存しない。これらの要素に依存していない，というまさにこの特徴こそが，すべての人間における尊厳の平等性を保証している。

　ところで，人間がさまざまな属性の相違にもかかわらず平等であるといえるのは，（最も広い意味では）彼らが人間であるという点においてである。したがって，平等性は各々の人間の存在，つまり各々の人間の生に関わっている（人間が存在するということは，彼らが生きているということである）。もし尊厳が人間の存在と関わるのであれば，それは人間の存在それ自体とともにすでに与えられており，その存在のうちに含まれているものであるといえる。したがってそれは，ある人が人生の途上で何かの属性を獲得した段階で，その人に生じてくるようなものではない。尊厳は人間の生とともにあり，そこから切り

離すことはできない。言い換えれば，人間は人生のいかなる段階においても尊厳なしに存在することはなく，彼は人生の最初から尊厳をもっているのである。これと反対の主張をしたり，尊厳を人間のもつ何らかの属性に置き替えたりすることは，尊厳に具わる平等性や普遍性という特徴と相容れない。人間として生きるということは，人生のさまざまな段階を通り抜けていくことを意味する。ここでいう人生の段階とは，そのつど誰かの人生の段階である。この私は，ある時は子供であったし，またある時は生まれる前の胎児であったし，そしてこの世に生まれてきたのだ——私自身がかつてそうだったのだ。ある人間が一人の主体として次々と人生の諸段階をたどっていくこと（胚，胎児，子供，成人という経過をたどっていくこと）は，それぞれ別個の主体が次々に入れ替わっていくこととして解釈してはならない。

　また，尊厳はすべての人間に具わるものである以上，より端的に言えば，およそすべての人間が人間である以上，尊厳は基本的に周囲の人々から認定されるものではなく，それらすべてに先立って承認されるべきものなのである。尊厳とは，人間が相互に，あるいは各自が自分に対して認定することができるようなものではなく，すでに各人にあらかじめ与えられているものとして，人から承認されることを欲するものなのである。もしかりに，尊厳が周囲の人々から認定されるものであるなら，それは個々の集団の自由裁量の範囲内にあることになるだろう。そうすれば尊厳は何人かの人にだけ具わるものとなり，すべての人間に平等に具わるものではなくなってしまう。ここで承認するとは，あるものを，それを実際に承認するしないに関わりなく，すでにもともとそうであったものとみなすことを意味している。尊厳が周囲から認定されるものでないとすれば，それはただ，誰かが尊重したり，蔑ろにしたりすることができるだけである。人間の尊厳は，人間が理性と良心をもつ存在者であり，自由な存在者であるという点に自らの根拠をもつ。しかし，ここで自由といっても，それは実際に自由を行使している状態を意味することはできない。なぜならば，必ずしもすべての人間が実際に自分の自由を行使できる状態にあるとはいえないからである（多くの者はまだそれができないし，多くの者はもはやそれができない）。したがって，もしすべての人間が，人権宣言で言われているように

生まれつき自由であり、しかし実際にはすべての人間が自由であるわけでないとすれば、すべての人間に具わっている自由とは、〈自由でありうること〉を意味しているのであり、しかもそれは人間の存在とともに与えられている原理的な自由の可能性を意味しているのである。

　人間は尊厳をもつがゆえに、人格と呼ばれる。人間であるとは、すでに人格であることを意味している。人間と人格とのこの不可分性を表現したのが、存在論的な人格概念である。ただし、ここで〈存在論的〉という呼称がつけられているのは、この人格概念がある完全に特定の存在論に由来しており、その存在論と命運を共にしているということを意味しているわけではない。そうではなく、〈存在論的〉（ギリシア語のto on、存在するもの）とは、〈人間の存在に関わっている〉ということを意味している。人間は人間であるという、ただそれだけの理由によって、つまりその人間存在のおかげで、尊厳を有している。まさにそれゆえに、人間は人格なのである（第10章、187頁以下も参照のこと）。

人間の尊厳は偽装された宗教的信条なのか？

　人間の尊厳という思想に対しては、さまざまな批判がなされている（とりわけHoerster 1991、121頁以下を参照）。たとえば、人間の尊厳とは〈人間は神の似姿である〉というユダヤ－キリスト教な解釈の世俗化された形態であり、そのような解釈はその社会文化的な制約のために普遍妥当性をもつことがない、と批判される。あるいはまた、尊厳という思想はまったく特定の哲学的な信念、もしくは特定の世界観上の信念と結びついた観念にすぎないといった批判がなされる。たしかに人間の普遍的な尊厳という思想は、ギリシア的（ストア的）な起源と並んでユダヤ－キリスト教的な起源をもっており、そのかぎりではこの批判は正しい。しかしこの批判は、次の二つの理由から十分根拠のあるものとはいえない。

(1) この批判は人間の尊厳の歴史的な由来と妥当性とを混同している。人間の尊厳という思想がとりわけユダヤ－キリスト教的な起源から発展してきたと

いう事実は，その思想が妥当なものであるかどうか，について何も述べていない。たとえある思想の由来を歴史的に再構成したとしても，それはそのようにして再構成されたものの妥当性の要求を否定することもなければ，それを根拠づけることもない。

(2) 人間の尊厳という思想は，ある特定の偽装された宗教的見解と結びついているわけではなく，ある特定の哲学的な根本前提や方法に依拠しているわけでもない。尊厳とそこから発する要求を否定することができるのは，その当の否定するという行為において，それを暗黙のうちに承認している場合に限られる。人間の尊厳に異議を唱える者は，自分の主張が他者から承認されることを求めているのであり，それゆえ，彼は自分自身を自由な存在者として承認されることを要求しているのだ。というのも，およそ何かを主張するということは自然現象ではなく，自由な行為だからである。それゆえ，彼は他者をも自分と同じように自由な存在者として，つまり尊厳ある存在者としてみなしているのである。このように人間の尊厳とは，暗黙のうちにそれを承認するという仕方でしか否定することのできないものであるからには，尊厳の妥当性の要求は，もはやそれ以上背後に遡ることのできないものであり，それはいかなる文化にも依存しないものであることが明らかとなる[9]。人間の尊厳の絶対性ということで考えられているのは，まさにこのことである。人間の尊厳という思想が，過去数世紀を経てようやく政治的に定着したということは，その妥当性要求に関わる問題ではなく，この思想が法的・政治的に特有の条件を背景にして事実的に承認されるようになった，という歴史的な経過を示しているにすぎない。

〈尊厳〉は多くのことを意味しうる。たとえば，それはまず，

---

[9] ここでの普遍性を提示する仕方は，格率の普遍化の議論とは異なる。というのも，格率の普遍化の場合には，格率の妥当性が及ぶ範囲が示されているにすぎず，格率の妥当性そのものは証示されていないからである。

(1) 人格的な尊厳を意味している。およそ人間が道徳的な主体，つまり自由な存在者でありうるかぎり，人間にはこの人格的な尊厳が具わっている。その際，この尊厳の実質的な根拠と，それを承認するための基準とが区別される（Rager編 1997, 167頁）。人間の尊厳の根拠は，人間が自由でありうることのうちにある。他方，私たちがそうした尊厳を承認するための基準は，その者が人間であること，つまりその者が人間社会に属しているということである。――ただしその際，彼がいかなる仕方でその社会のメンバーになったのか，ということは重要ではない。個人のもつ尊厳は，人格的－身体的存在としての人間のあり方に対応して，次の二つの側面を有している。すなわち，一方で人間の尊厳は人格的な側面をもち，この側面を表しているのが，最良の知と良心に基づいて自己決定をする権利である。しかし他方で人間は身体的な存在でもあり，それゆえ，個人のもつ尊厳は人間の身体にも及んでいる。人間の尊厳のこうした身体的な側面を表現したものが，自己の身体の不可侵性と生命に対する権利，一般的な殺人の禁止（あくまで一般的であって，絶対的ではない），そして自立的な生活を送るための物質的諸条件を要求する権利である。

(2) 二番目の意味での〈尊厳〉概念は，人生の一つのあり方，つまり望ましい生き方（〈人間らしい人生〉）を意味している。

人間らしい人生とは一体どこにあるのか，という問いに対しては，当然のことながら，さまざまな見解がある。医療倫理学にとって直接に重要なのは，〈尊厳〉の第一の意味であり，ときに間接的には第二の意味も重要になる。

2　道徳原理

人間の尊厳という倫理的な根本信念は，最上位の道徳原理のかたちで表される。それは倫理学における基礎づけの第一のレベルをなしており，それをもっとも一般的なかたちで表すならば，〈善とみなされることをなすべきであり，悪とみなされることは避けるべきである〉というかたちで言い表すことができる。この表現は〔善と悪という〕一つの根本的な差異を指し示しており，すべ

ての行為は，この差異に照らして問いただされる。カントの定式においては，最上位の道徳原理は，人間の尊厳に敬意を払うことを私たちに命じ，人間をたんなる手段として扱うすべての行為を禁じる。つまり，この原理は人間を一つの純粋な機能として扱うこと，人間を他の目的のための手段として扱うことを禁じている（「汝自身の人格，ならびに他のすべての人の人格のなかにある人間性を，つねに同時に目的として使用し，決してたんなる手段として使用してはならない」（『人倫の形而上学の基礎づけ』アカデミー版全集 第4巻429頁））。ここでいう目的とは，カントが「内在的価値」（前掲書，435頁）と呼ぶところの目的それ自体を指している。

　この人間の自己目的的な性格こそが，価値あるものについての倫理学的な比較考量を，それ以外の比較考量（たとえば技術的な比較考量や経済的な比較考量）から区別する大きな特徴をなしている。前者の場合，私たちが価値あるものについて比較考量をする際に，後者のように物事の有用性や実用性の観点から比較考量をすることはなく，まさに人間の尊厳という観点から比較考量をする。人間の自己目的的な性格を尊重することからは，人間の尊厳は決して倫理学的な比較考量の対象とされてはならず，つねにそうした比較考量の原理そのものでなければならない，ということが帰結する。

　この最上位の道徳原理は，実践理性の領域において，ちょうど矛盾律が理論理性の領域において有しているのと同等の地位をもっている。すなわち，この原理は矛盾律と同じようにそれ自身が直接に根拠づけられることはなく，むしろその無条件の妥当性は次のような間接的な仕方によって証明される。——この実践理性の最上位の原則に異議を唱えることは，それ自体もまた，人々をある行為へと差し向ける実践的命題である。つまり，ここで異議を唱えるということは，否定するという行為へと人々を差し向けることであり，その場合，彼は一方を優先して他方を非難し，一方を善きものとみなして，他方を非難すべきものとみなしている。だが，まさにそのことによって，この否定するという行為は，それ自身が再び，実践理性の最上位の道徳原理のなかで表されている〈善きものと非難すべきものとの根本的な差異を洞察する〉という原理に従っている。言い換えれば，最上位の道徳原理は，〈善きものと非難すべきものと

の根本的な差異を洞察する〉という原理でもって，行為する者としての私たちがいつもそれに従っているところの無条件の要求を表明しているのである。

良心の概念について

　最上位の実践的な原則のなかで表明されている〈善と悪との根本的な差異の洞察〉は，根源的良心（ギリシア語のsynteresis）とも呼ばれている。この（あまりなじみのない）意味での良心概念は，第二の，本来の意味での良心概念（ラテン語のconscientia）から区別されねばならない（Ricken 1998, 204頁以下）。後者の第二の意味での良心は，状況における良心を指しており，それは，ある行為をするに際して重要なすべての観点と事情を考慮に入れつつ，与えられた状況のなかでいかに行為すべきかを決定する実践理性の判断を意味している。この良心の判断は，私自身に，そしてただ私自身にだけ関わるものである。誰か別の人が私に代わって良心をもつことはできないし，逆に，私がその人の代わりに良心をもつこともできない。私たちはいつも自分の良心だけに拘束されているのであり，他人の良心に拘束されているわけではない。

　他のすべての判断と同じように，良心の判断もまた，正しいこともあれば，誤っていることもある。ときに私たちは，実際には正しくない行為を正しいとみなすことがある。その場合，誤った良心というものが生じてしまう。この誤った良心もまた，私たちの行為を拘束するものである。というのも，そのつどの状況に即して，自分にできるかぎりの善いことを実行しなければならないという要求は，良心の判断のなかでのみ把握することができ，良心の判断を通してのみ，自己に伝えられるものだからである。私はただ良心の判断を通してのみ，この要求に近づくことができるのであり，その意味で，良心とは自己の行為を方向づけるための唯一の立脚点である。だからこそ，私たちはつねに自己の良心に従って行為しなければならないのであり，それはたとえ誤った良心であっても同じである。およそ自己の良心に従って行為しない者は，責任をもたずに行為しようとしている。それゆえ，自己の良心へと義務づけられているということは，良心を陶冶することへと義務づけられていることでもある。以上のことから，強制することと妨げることの違いも理解できるようになる。お

よそ何人も自らの良心に反して行為するように強制されてはならない。そのようなことをすれば、その強制された人は、自分が責任をもつことのできない行為をさせられることになるだろう。それは人間の尊厳に反するであろうし、カントのいう人間の自己目的的な性格にも反するであろう（たとえば、自分の世界観上の理由から輸血を拒否する人に、輸血を強制する場合など）。それに対して、行為が第三者に影響を与える場合には、ある人が自己の良心に従って行為することを、他の人々が妨げることが道徳的に必要になる場合もある（たとえば、両親が自分たちの世界観を根拠にして、彼らの子供の生命を救うための輸血措置を拒むような場合）。「良心の自由は、他者の自由に抵触する地点において自らの限界を見出す。ある人によって危険にさらされている価値が基本的なものであればあるほど、その人が自らの良心に従って行為することを妨げることは、いっそう正当化されるのである」(Ricken 1998, 212頁)。この場合、妨げるということは、他者の意思決定に干渉することではなく、彼がその意思決定を実行に移す可能性を制限したり、取り去ったりすることを意味している。

行為の指針としての人間の尊厳の尊重

　人間の尊厳という思想から、一定の優先順位をもつ基本的な行動指針がもたらされる。その行動指針とは次のようなものである。——およそ自由な存在としての人間の地位を高めるような行為、すなわち、人間が自らの最良の知と良心に従って自己決定することを促進するような行為は無条件の優先権をもっている（ホーネフェルダーによれば、これは〈人格的な優先規則〉と呼ばれる (Honnefelder 1994b, 158頁)）。人間が自らの最良の知と良心に従って自己決定することのうちにこそ、人間の自律があるのである。

　医療倫理学の文脈において、自己決定を尊重するためには、次の二つの同意が不可欠である。まず、

(1)患者が、自己の身体の不可侵性に対する介入に同意することが必要である。
　それゆえまた、患者に適切な説明をすることも必要である（説明に基づく同

意，いわゆる〈インフォームド・コンセント〉)。次に，
(2)医師の同意も必要である。医師は，道徳的な理由から自分で責任をとることができないような行為をするように強制されてはならないし，また，自分が医療行為の本来の目的であると確信しているものに反するような行為をするように強制されてもならない。医療行為とは，患者がそれを強制することができるような，たんなる契約上のサービス行為ではない。患者の自律を尊重することは，患者の恣意的な願望を満たすことではないのである。

2 道徳的判断の内容に関する基準の問題

最上位の道徳原理は，私たちが具体的に何をなすべきか，ということについては何も述べていない。最上位の道徳原理は，あくまでも，すべての道徳的行為を導く観点について述べているにすぎない。つまり，それはある行為が道徳的な行為であるために必要な条件を指摘しているにすぎず，そのための十分条件を指摘しているわけではない。その意味では，それはたんに形式的なものにすぎない。それゆえ道徳的判断は，最上位の形式的な道徳原理に加えて，それとは別の拠りどころをもっている。道徳的判断には，なお内容的な基準 (Kriterien) と規範 (Normen) とが必要であり，私たちはこの二つの観点を，次の三つの側面を考慮することによって手に入れることができる。

(1) 人間の自然本性（倫理学的反省の基礎づけの第二のレベル）
(2) 社会的なエートス
(3) 個々人の人生形成を支える個人的なエートス（これら二つのエートスは，倫理学的反省の基礎づけの第三のレベルをなしている）

1 人間の自然的本性のダイナミックな力動性

人間にとって善きものはどこにあるのか，という問いに対する答えは，社会や文化がそのつど変化するに応じて，任意に変化するようなものでは決してない。というのも，人間の自然本性[10]は，すべての人間にあらかじめ具わった一

定の構造を含んでいるからである。そのような構造は，およそ私たちが道徳的な行為を求めようとする場合には，決して無視することの許されないものである。その際，この人間の自然的本性は，私たちがそこからなすべきこととなしてはならないことを容易に読みとることができるような，確固として現存する構造のようなものと取り違えてはならない。たしかにこの自然本性は，そのダイナミックな変化にあってもなお変化しない要素をもっており，それらの要素は〔道徳的に行為するための〕不可欠の指針を含んでいる。だが，そうした指針を自然本性から引き出すためには，それらはそのつど実践理性によって解釈されなければならない（善いとみなされることをなさねばならない）。人間の自然本性は，それ自体ではまだ，私たちの行動規範を決定する最終法廷ではない。私たちの自然本性はそれを実行することが私たちに課せられている課題のようなものであり，それは私たち自身によってつねに理解され，解釈されなければならないものである。私たちはこの自然本性を，基底性と尊厳という二つの観点から価値あるものを序列づけるという仕方で具体化することができる。そして，この自然本性のダイナミズムに従って行動することが善きことがどうかを判断するのが，実践理性である。それゆえ，自然のもつたんなる事実的な法則性からは，いかなる行動規範も直接には得ることができない。私たちに生まれつき具わっている自然本性（conditio humana）は，単純に私たちの思いどおりになるようなものではないが，しかしそれは，さまざまな動機の複雑に入り組んだ構造体として，私たちの人生の構想へと開かれたものである。これらの動機の複雑な絡み合いを探究しようと努めているのが，経験的な人間科学である。

　以上のように，人間の自然本性のダイナミズムからは，いまだ具体的な行動規範は導き出されないが，しかしそれは，私たちが具体的な行動規範を見出そ

---

[10] 人間の自然本性（die menschliche Natur）とは，人間のもつ身体的－人格的な自然本性を指している。自然本性ということで意味しているのは，人間にあらかじめ具わった，人間を構成している諸要素の集合体のことである。この自然本性は，身体的なものに限定されない。自然本性の概念は，ここで自由の対立概念をなしているのではなく，むしろ自由をそのうちに含む概念である。というのも，人間の自然本性には〈自由でありうる〉ということも含まれているからである。

うとする際に踏み越えてはならない一つの枠組みをなしている。つまり，人間がもつ自然的欲求のダイナミックな構造は，私たちが具体的な行動規範を見出すための内容面における条件枠をなしているのであり，これが倫理学的反省における基礎づけの第二のレベル（基準，優先規則のレベル）を形成している。

現代の人間科学もまた，これと同様の考察から出発している。たとえばそれは，系統発生のなかで受け継がれた人間の素因といったものに言及しており，具体的な行動規範は，そのような素因を考慮することなしには拘束力を要求することができないと考えられている。しかしながら，多くの生物学者たちの見解とは異なり，系統発生的に受け継がれた行動パターンもまた，道徳的な行動の規範を提供するわけではない，という点に注意を払わねばならない。系統発生的に受け継がれたもの——それは人間の行動のための条件枠にすぎない——が私たちのなすべきことなのではなく，善いとみなされることこそが，私たちのなすべきことなのである。だが，人間にとっての善きことを認識することは，実践理性に関わる事柄である。

以上のような，具体的な行動規範を見出すための条件枠を考慮に入れた場合，具体的な行動規範を見出すための基準として，基底づけの基準と社会的な基準という二つの基準が見出される（Honnefelder 1994b, 170頁以下）。

(1) 基底づけの基準とは，場合によっては，より切迫したものの方がより高次のものよりも優先権をもつということである（最も基礎的な財とは，より切迫したものである：自然的な優先規則）。この基底づけの基準の根本にある考え方は，〈人間にもともと具わっている身体的な自然本性は，自己の存在を人間に特有の仕方で形作っていくための本質的な媒体をなしている〉という考え方である。この基底づけ基準に従えば，私たちが価値あるものの比較考量をする場合には，次のような優先順位が成り立つ。——人間が一人の主体として存在するための基本的条件をなしている自然的欲求を満たすことは，人間が一人の主体として自己実現するための欲求を満たすことよりも優先される（たとえば，長生きをすることは，よりよく生きることよりも重要

な場合がある。ときとして，生きることは生命の質を高めることよりも優先される）。むろん，ときには両者の間に葛藤が生じる場合もあるだろう。その場合には，〈自由でありうること〉に根拠をもつ人間の尊厳を尊重することが何よりも優先される。この基底づけの基準が医師に指し示すのは，次のことである。すなわち，医師はまずもって患者の生命を救い，患者の生命を維持する（それは患者の身体の不可侵性に介入することである）ために必要な処置を施さなければならない。それはたとえ患者が同意できない状況にあるとしても，そうである。むろん，それは患者の生命をいかなる犠牲を払ってでも引き延ばすように命じるわけではない。というのも，そのような場合には，患者の尊厳を尊重し，患者の道徳的な自己決定の能力を尊重することの方がより重要だからである。もしかりに，ある人の身体的な自然本性が，もはやその人の人格的な自己形成を不可能にしてしまうほどに不可逆的な損傷を被ってしまったならば，生命を引き延ばすための侵襲行為は道徳的に命じられるものではなくなる。たとえばその場合，集中治療的なケアが中止されることもありうる。

(2) 人間とは関係的な存在者であり，本質的に他者と共に生きる者であり，連帯へと差し向けられた社会的存在である。もしこのことに注意を払うならば，先に触れた社会的な基準は，次のように言い表すことができる。——同じ条件のもとでは，多数者の（もしくは全員の）要求は，個々人の（もしくは少数者の）要求よりも優先される。医療行為の領域においては，このことは，私たちを次のような問いへと導く。——ある患者の治療が他の患者たちの負担になることは，はたしてどの程度まで許されるのか。そのような治療は，配分の正義という観点からみた場合，倫理的に支持することができるのだろうか。そうした場合に，限られた資源（薬剤，医療器具，看護ケア，臓器提供）を利用することは，支持することができるだろうか。——社会的な基準は，あくまで諸々の条件を平等にするということに関わっている。この基準は，多数者の幸福を最大にして不幸を最小にするという目的のために，個人を全体の一機能として扱おうとする功利主義的な考え方を目指しているわけではない。

2 社会的エートス

行為の具体的な規範は，そのつどの（客観的もしくは主観的な）エートスから汲みとられる。この具体的なエートス（それは社会的エートスと個人的エートスの二つの形態をもつ）は，倫理学的反省における基礎づけの第三のレベルをなしている。このエートスのもつ基本的な意義は，次の点にある。すなわち，各人は自分の人生を形成していくための構想を，すでに自分に与えられているエートスとの相互作用のなかで獲得していくのである。この観点から見るならば，ある固有の歴史的伝統のなかで育まれたエートスは，それ以外のエートスよりも優先されることになる。ただし異なるエートスの間に対立が生じた場合には，人間の尊厳に由来する人権により多くの配慮をしているエートスの方に優先権が与えられるべきである。

社会的エートスであれ，職業上のエートスであれ，それらのエートスのもつ意味は明白である。すなわち，それは，生命，健康，病気，障害，死といったものに対して，ある社会がもっている一定の態度を含むものである。

3 個人の人生形成を支える個人的エートス

ある個人が抱く人生の構想もまた，〔道徳的判断のための〕内容的な基準の役割を果たすものである。この人生の構想がもっている意義は，以下の点にある。すなわちそれは，およそ人間にとって望ましい人生とは，それ自体が直接に目指されるものではなく，むしろ個々の行為の目標を達成するという仕方でのみ実現されるものである，という点にある。〈善いとみなされることをなすべきであり，悪いとみなされることは避けるべきである〉という道徳の根本要求は，具体的なものに仕上げられねばならない。それを具体化する場面が社会的エートスであり，また個人の人生の構想を支える個人的エートスである。ところで，この人生の構想は私たちの道徳的なアイデンティティの在りかを私たちに知らせてくれるものであり，私たちの道徳的なアイデンティティは，この人生の構想の一貫性のうちで形成されるものである。したがって，私たちは個人がもつ人生の構想を，場合によっては，道徳的な判断を形成するための内容的な基準として引合いに出すことができる。

以上で述べたことは，医療倫理学にとっては，次のことを意味している。すなわち，医療行為は，場合によっては，個人がどのような人生の構想をもっているのか，どのような個人的エートスをもっているのかという観点を考慮に入れなければならない（たとえば，ある患者に医学的な介入をすることが，その患者の将来の人生形成の可能性に対してどのような影響を与えるのか，ということを考慮しなければならない）。このことから医師たちには，患者の病歴を参照しつつ，個々の患者のもつ価値観の特徴（いわゆる"value history"）を引き出していく，という課題が生じる。この調査はできるだけ初期の段階でなされるべきであろう。緊急事態の場合には，家族から情報を取り寄せる必要がある。とりわけ，治療を開始するかどうか（開始する／しない），治療を差し控えるかどうか，治療を変更したり，制限するかどうか，といったことが問題になる場合には，個々の患者の価値観——おそらく患者がそれに基づいて決定をしたであろう価値観——を考慮に入れることが重要になる。
　もし医療倫理学が，エートスの多元性に直面して，それに対抗しようとするのでも，それを相対主義的に割り切ろうとするのでもないならば，それは，以下の三つの議論のレベルを区別するべきであろう。

(1)原理という形式的なレベル
(2)基準という内容的なレベル（比較考量のための優先規則）
(3)具体的な規範

　諸々の規範はその拘束力を，社会的エートスと個人的エートスの両方から受けとっている。それらの規範は，個々のケースでは互いに対立する可能性があるだろうし，さらに発展を遂げていくこともあるだろう。それゆえ，私たちが倫理的な判断を形成する際には，価値あるものについての比較考量を行い，一定の合意を見出していく作業が必要になる。だが，およそ手続きというものが，それ自体としては，いかなる当為も根拠づけられないからには，コンセンサスを見出していく際にも，たえず自己責任に基づいて内容を吟味していく道徳的な責任が，行為する者には残されている。最良の知と良心に従って行為する者

こそが，道徳的に行為しているのである。

第4章　身体的−人格的存在者としての健康な人間と病気の人間

1　人格的存在者としての人間

共に生きる他者との関係としての人格性

　人間とは人格的な存在者であるが，それは人間が世界に対して開かれた存在者であり，世界理解と自己理解の統一のなかを生きているからである。時間と空間のなかを生きる人間存在の具体的なあり方は，世界への関わりによって規定されており，人間がそのうちに生きる多様な諸関係——共に生きる他者との関係，自己自身との関係，自然との関係，歴史との関係——によって規定されている。これらの諸関係は，私たちにとって外的なものではなく，私たち人間存在そのものを構成するものである。人格的存在者として，人間は関係的な存在者である。上記の諸関係のうち，とりわけ重要なのが共に生きる他者との関係である。人間とは本質的に〈他者と共に生きる者＊（Mitmensch)〉である。ただしそれは，そのような共に生きる他者がいつもすぐ傍に存在しているということではない——実際，私たちは一人でいることも少なくない。むしろそれが意味しているのは，共に生きる他者とのさまざまな関係が，私たちのあらゆ

＊　ドイツ語のMitmenschは，「mit（〜とともに)」と「Mensch（人間)」が組み合わされて作られた用語であり，「(他者と）共に生きる者」というのが原義である。本書では，そのつどの文脈に応じて，「他者と共に生きる者」，「共に生きる仲間」，「同胞」といった訳語によって訳した。

る行動を規定しているということである。実際，このような他者との関係が私たちの存在を構成しているからこそ，私たちは孤独を感じたり，なおざりにされていると感じることができるのであり，また周りに誰もいない時間が悩ましく苦痛な時間のように感じられるのである。私たちが普段，仕事で用いている日用品は，誰かのところで購入したもの，誰かによって製造されたものである。私たちが〈手つかずの雪景色〉に喜ぶようなとき，その景色とは〈人が触れていない景色〉のことである。このようにして，私たちはいつも他者とさまざまな仕方で関わっている。その際，この他者への関わりは，周りに誰もいないという状態から，自分の親しい人がまざまざと目の前にいるという状態まで，実にさまざまなかたちをとる。私たちは，実際に自分で言葉を話せるようになるよりもずっと前から，周囲の人々によって語りかけられてきた。だからこそ，私たちは自分が以前からそうであった者——話すことのできる者——に事実上もなることができたのである。他者と向き合うことによって，はじめて私たちのうちに自己自身への自覚が芽生える。文法上の一人称ではなく，文法上の二人称こそが，本当の意味での一人称なのである。

　ここで〈関係〉という概念を構成している意味について，注意を払わなければならない。人格性とはつねに間－人格性である。私たちは，自己の活動によってはじめて〈他者と共に生きる者〉になるわけではない。むしろ，私たちが他者との関係を事実上，とり結ぶことができるのは，私たちがすでにそれ以前に〈他者と共に生きる者〉として存在しており，他者に対して開かれていることが人間としての実存をすでに構成しているからなのである。他者との関係性というものは後から付け加えられたものではなく，私たちが人格であることそのものを構成している契機なのである。人間であるということは，子供であるということでもある。私たちの誰もが子供——親にとっての息子や娘——である。ただしここで〈子供〉という言葉は，発達心理学的な概念ではなく，存在論的・関係的な概念として理解されている。私たちには共に生きる人間としての自己自身があらかじめ与えられており，そうしたあらかじめ与えられた自己を実現していくことが，私たちの人生の課題をなしているのである。

語りかけられること

　何かに対して開かれているということは，存在する何かから語りかけられることができることを意味している。私たちが他人に語りかけることができるのは，私たちが言葉を使って返答する能力を身につけるようになったからではない——実際，しばしば返答することのできない場合もある。むしろ，そのような言葉による返答ができるのも，私たちがすでに人に語りかけることができるというあり方をしているからである。言語の習得が語りかけることを可能にするのではなく，その逆なのである。人々や事物は，私たちを魅了したり，悩ませたり，冷ややかにしたり，退屈させたり，好奇心をかきたてたり，といった仕方で，私たちに語りかけてくる。しかしながら，そのような誰かや何かが私たちの関心を引き起こすことができるのは，私たちがそれらに向かって自己自身を関与させるかぎりにおいてである。これは連続する二つの出来事ではなく，一度に起きている出来事である。つまり，まず何かが私たちに語りかけ，次に私たちがそれに関わるというのではなく，私たちがそれに関わるという仕方を通じて，それが私たちに語りかけてくるのである。私たちの行為は一つの媒体をなしており，その媒体のなかでこそ，あるものは私たちにとっての意味を獲得することができる。私たち人間を構成している先行的な所与に関しても，それが私たちへの規範的な力を獲得することができるのは，私たちがそれらに対して一定の態度をとることによってである。ここでもやはり，二つの出来事の間に前後関係はなく，双方の出来事が同時に起こっているのであるが，このことは健康と病気の適切な理解にとっても非常に重要な事柄である。というのも，私たちを支配している自然的な欲求は，いかなるものであれ，私たちの行動を機械的に決定しているのではなく，むしろ私たちがそれに対して一定の態度をとることのうちで，私たちの行動を決定しているからである。私たちは，たんに自己に対して現れてくるものに関わっているだけではない。私たちはそれらとの関わりのなかで，そのつどその関係それ自体にも関わっている。つまり，私たちはただたんに誰かや何かに関わっているだけではなく，それらへの関わりのうちで，その関わりそのものやそれらに関わる自己自身にも関わっているのである。私たち人間にとっては，ただたんにあるものが現実的に存在してい

るだけでなく，〈そのものが現にある〉ということもまた現在している。言い換えれば，私たちはただたんに空間と時間のなかで生きているだけでなく，空間と時間を理解しながら，それらに関わっているのである。

時間への関わり

　私たちが関わっている時間は，現在・未来・過去という三つの次元から成り立っている。過去のものはたんに過ぎ去ったものではなく，〈そうであったもの〉として現に存在しており，未来のものはたんに未だないものではなく，私たちにとって，〈これからやって来るもの〉（恐ろしいもの，望ましいもの）として現に存在している。私たちは時間を与えられ，時間をもつという仕方で時間のうちに生きている。むろん，私たちがもっている時間とは，〈今〉という点の連続体としては捉えられない。〈今〉の連続体として表される一次元的な時間は，測定可能性という一面的な視点のもとで現れてくる時間である。このクロノメーター的な時間概念は近代の自然科学にとっては標準的なものであり，それは自然の精密な支配を可能にするものである。だが当然のことながら，このような時間概念は，人間の時間への関わりが問題になるような場面では，何の役にも立たない。というのも，そもそも時間の精密な測定可能性というものは，こうした人間の時間への関わりを排除するという仕方によってはじめて可能になるものだからである。それゆえ，〈クロノメーター的な時間概念は客観的な時間に関わるものであり，それに対して，人間の時間への関わりは主観的な時間に関わるものにすぎない——たしかにその時間も現実的なものに違いはないが，本来とは異なる意味で現実的であるにすぎない。なぜなら，主観的な時間とは客観的な時間が主観的に加工され，主観的な体験へと変化したものにすぎないからである〉というような考えは，誤ったものである。〈客観的〉に一次元的な時間とは，決して本来の意味での現実の時間ではなく，むしろそれは私たちによって対象化された時間である。時間を測定することができるためには，そもそも時間をもっていなければならない。後者が前者を可能にするのであり，決してその逆ではない。時間とは何かについて知ろうとする者は，クロノメーター式の時間概念にとらわれてはならず，むしろ人間の時間への関

わり，三つの次元からなる時間への関わりを問題にしなければならない。測定された時間と人間のもつ時間との構造的な違いには，ぜひとも注意を払わなければならない。特に人間の生命の始まりと終わり，その生命を保護する必要性などの問題を扱う際には，この点に注意を払う必要がある。

　時間をもつということは，つねに何かをするための（非常に単純な日常的業務をこなすための，学問活動をするための，患者の治療をするための，時間についての哲学的考察をするための）時間があるということである。時間がないという人でも十分に時間をもっており，ただその人は時間を何かあることにではなく，――たとえたんに〈暇をつぶす〉ためであっても――それとは別のことに使っているにすぎない。この三つの次元からなる時間が私たちに開かれているからこそ，人は病的なまでに過去にすっかり埋没して生きたり，未来に完全にとらわれたりすることができる。これらいずれの場合でも，私たちの現実的な可能性が開かれる場である現在は犠牲になり，飛び越えられてしまう。また時間をもつということは，究極的には，自己自身の始まりと死に関わるということを意味している。私たち自身がいま現に存在していることのうちには，かつて自分が存在しなかったことと，もはや自分が存在しなくなることについての独特な把握しがたい知識が含まれている。人間として生きるということは，自己の死と自己の存在の始まりに，そのつど何らかの仕方で関わることである。ただし，それは自分の誕生や死についての何らかのイメージに関わることとは別のことである[11]。私たちは，これら二つのものに対する関わりを心の底に押し込めて考えないようにすることはできるが，しかしそれらから逃れることは決してできない。ここで示されるのは，以下の二重の対応関係である。1）自己の死へと関わることは，自己の始まりへと関わることに対応しており，その逆も然りである。人間として，私たちは自己の送る人生を死の方から見つめる

---

[11] たしかに私は自分自身を対象化できるし，私の人生を逆回しの映画のように頭のなかで映し出してみることもできる。しかしこのような仕方では，私は決して私自身の始まりにたどり着くことはなく，いつもただ，私が心のなかで描く想像上の変化にたどり着くだけである。そして，そのような想像上の変化を自己の始まりであると称しているにすぎない。

だけでなく，自己の存在の始まりからも見つめている。およそ誰であれ，自己の始まりよりも以前に遡ることはできないし，自己の死よりも先へと越え出ることもできない。この自己の始まりと死は，私の人生に起こりながらも，たまたま残念なことに私が捉えることのできないような私の人生の一局面や一出来事ではない。むしろそれは，私たちの人生すべてを包含しながらも，決して私たちの意のままにならない，ある一つの神秘な出来事のもつ二つの相貌なのである。死に秘められた神秘とは，始まりに秘められた神秘でもある。2）私たちが自己の存在の始まりと死に対してどのような態度をとるかは，私たちが自己の人生にどのような態度をとるかということに対応しており，その逆も然りである。一方を抑圧すれば他方も抑圧され，一方を受け入れれば他方も受け入れられる。もしかりに医療行為というものが，共に生きる人間どうしの援助行為の一形態であるならば，この援助行為のあり方は，医師が自己自身の存在にどのように関わるかということによっても規定されることだろう。

世界への関わり

　以上のような共に生きる人間や事物と並んで，それらが存在する場である諸連関の網目のようなものも現に存在している。この諸連関からなる領域は，他の領域によって限界づけられ，区別されている。たしかに私たちは，歴史的にある限定された時代に生きており，社会文化的に特定の環境のなかで，ある限られた知覚空間のなかで行動している。しかし，このように多様な限界のうちにありながら，私たちはいつもすでにそれらの限界を越え出ている。私たちはそのような限界について知ることができる。私たちは，自分たちがそこにつなぎ止められている多くの相対的な事柄を知っているが，私たちはそのような相対的なもの自体をさらに相対化し，そこから一定の距離をとることができる。だからこそ，目的と意味の区別，有用なものと善きものの区別といったものが私たちにとって存在しているのである。たとえば，私たちはある目標について，それを追求するのが自分たちにとって善いことかどうかを問うことができる。また私たちはあるものを，何か別のこと（たとえばその有用性）のために探究するだけでなく，そのもの自体のために探究することができる。あるいは物事

を，純粋にそのもの自体のために喜ぶこともできる。こうして私たち人間には，さまざまな領域の限界それ自体が示されているのであるが，それは世界――この世界とは，それ自体対象化することのできない，あらゆる領域を包含する領域である――が私たちに開かれているからにほかならない。そのような世界が開かれているからこそ，私たちは自由な存在者なのであり，ありとあらゆるものについて問うことができるのである。たしかにこの世界は，そのつど〈私の世界〉である。だが，それがそうであるのは，この世界が私たちの相互了解を可能にする〈共通の世界〉であるかぎりにおいてである。

　生物学的な人間学では，〈世界開放性〉という概念は否定的な概念である。というのも，人間は本能を失っているがゆえに，〈安定を欠いた動物〉だからである。開かれているということは，部分的に本能から解き放たれていることを意味している。それゆえ，このような否定性はそれを補うもの（たとえば文化の発達）によって，再び否定されなければならない（ただしその場合でも，文化はたんにこうした補完の役割に尽きることはない）。しかし，ここでいう〈世界へ開かれている〉とは，このような生物学的な用法とは異なり，肯定的なものとして理解されている。というのも，それは人間がすべての相対的なものを相対化する可能性に開かれていることを意味しているからである。人間の世界が動物の環境と異なるのは，その広さのゆえではなく，人間が自己の環境の限界を知っており，そうした限界に理論的・実践的な仕方で関わることができるためである。動物は自分たちが遭遇したものと関係する（敵から逃げ，餌を探し，交尾の相手を求める）が，そのような関係そのものに関係することはなく，自己と環境とのつながりについて知ることもない。動物は問うことをしないし，動物学を研究することもないのである。

　このような世界を，想像することもできない一つの巨大な事物であるかのようにイメージする者は，世界を自分の手元において，一つの対象にしてしまっている。だが対象については，それがどこにあるのかと問うことができるが，世界についてそのように問うことはできない。

　ここで語られている世界とは，存在するものすべての総和のことでも，人間の思考の

なかで恣意的に構築されたものでもない。世界は，個々のものを足し合わせることによって到達することができるようなものではない。というのも，私たちが何を足し合わせようとも，それらはすでに世界のなかの一つのデータにすぎず，私たちはそれを他のデータと組み合わせているにすぎないからである。足し合わせることは，私たちに対して世界が開かれていることをすでに前提している。これと同様に，世界が開かれていることは，私たちが思考上の構築物を作りあげることができるための前提でもある。あるものを構築されたものとして認識することは，それそのものから距離をおき，相対化するということを意味している。しかし，そのようなことが可能なのも，私たちが世界へと関わることに基づいてのことである。

世界への関わりは，私たち人間の存在を構成している。それは対象化することができないという性格によって，その他の諸関係とは異なっている。世界は私たちにとって，決して直接的に現存しているのではなく，いつもただ間接的な仕方で〈共に現存している〉にすぎない。私たちがいかなるものに関わろうとも——事物にせよ，共に生きる他者にせよ——，私たちはそれらとの関わりのうちで，決して対象化することのできない世界へと関わっている。むろん，その世界が私たちに開かれる仕方は，それ以外のいかなる対象への関わりとも異なっている。というのも，世界に関わるということは，世界を何らかの気分や情態性*のうちで理解していることを意味しているからである。私たちはつねに何らかの気分のうちにいる。気分が乗らずに退屈でいるとき（やる気が湧いてこないとき）でも，またすべてのものから距離をおいて冷静に，〈客観的に〉観察をしているときでも，それらはすべて情態性のあり方なのである。この情態性のなかでこそ，事物や他者が私たちにどのように関わってきて，どのように語りかけてくるのか，私たちがそれらに対してどのように関わるのか，ということが明らかになる。幸福な世界に生きている人には，すべてのものが

---

* 「情態性（Befindlichkeit）」とは，ハイデガー（Martin Heidegger, 1889-1976）が『存在と時間』のなかで用いた用語である。この語は，人間存在が気分や感情をもって世界のうちに投げ込まれていることを意味している。

その輝かしい側面を向けてくるであろうし，それとは逆に，世界全体が悲しみの色に覆われてしまった人にとっては，いかなるものも，その人の喪失感を告げるものとなるだろう。ある人の情態性は，その人の発言内容のうちにではなく，その人の話し方や態度のうちに現れている。また人間には気分が本質的に属しているからこそ，病的な不調というものも存在する。そのような不調は，決して心のなかで起こった私的な出来事ではなく，個々の主観に限定された主観的な意味しかもたない出来事でもない。むしろそれは，ある人間が世界へとどのように関わっているかを表す指標なのである。だからこそ，よく知られているように，意気消沈した気分でいる人に，人生の素晴らしい側面を見るように促そうとしても何の役にも立たない。というのも，そこではその人の世界への関わり方の全般的な変容が問題になっているからである。

2　人格的な世界開放性の本質媒体としての身体

　人間は人格的な存在者として，身体的な存在者でもある。身体を概念的に定義するに際しては，身体をもって他者と共に生きる経験から出発しなければならない。その場合，身体の経験は，〈私は私の身体である〉〈私は私の身体をもっている〉という二つの互いに密接に連関しあう命題によって表される。

私は私の身体である

　ある人の身体を見ている者は，身体という物体を見ているわけではないし，また身体という容器のなかに他の心的な自我を見つけることができるかという問題に関わっているわけでもない。むしろ，その人は端的に誰かを見ているのである。もし私があなたの顔を見るならば，私は直接にあなた自身を見ているのであり，私があなたの身体を傷つけるならば，私はあなたとは別の何かをではなく，あなた自身を傷つけているのである。しかもここであなた自身という場合，それはあなたが意識をもっているのか，眠っているのか，たったいま生まれたばかりなのか，昏睡状態にあるのか，といったことにはまったく関わりがない。私があなたの身体に関わっているのであれば，それがどのような場面

であろうと，私は直接にあなた自身と関わっているのである。あなたの身体はあなた自身であり，私の身体も私自身である。〈私〉という言葉で表されているのは，身体という物体のなかでいろいろな悪戯をしている何か謎に満ちたもの（自我，心理，精神）ではなく，話している本人自身のことである。

　ここで，他者の身体についての経験の特徴をなしている〈直接性〉と〈無媒介性〉という性格に強く注意を促す必要があるだろう。他者の身体についての経験は，内面と外面，前面と背後といったものをいっさい示さない。私があなたの眼をじっと見つめるとき，私はあなたの内面を指し示す身体的な外面に関わっているわけではないし，目に見える前面から目に見えない背後を推測する必要性に迫られているわけでもない。私たちは，ものを見る眼の生理学的な構造を見ているのではなく，まさに自分たちを見つめている，その誰かを見ているのである。あなたの身体とは，あなた自身がいままさにそこに存在している，そのつどのあり方のことである。それはそのつど世界に関わっているあなた自身のことであり，悲しみに打ちひしがれたあなた，曇りなき平静のうちにいるあなた，幸福や絶望を感じているあなた自身のことである。つまり，身体とは，そのつどの人間それ自身のことである。ある身体を見ている人は，誰かを見ているのであり，ある遺体を見ている人は，かつて存在した誰かを見ているのである。

　この身体経験の直接性は，記号論的なパラダイムによっても，他者心理についての知覚理論によっても，正当に扱われていない。記号論的パラダイムは，記号概念を用いることによって，魂を欠く身体物体と物体を欠く魂との区別を医学に導入したデカルトの心身二元論を克服しようとする。この記号論的な解釈に従えば，身体とは心的な出来事を指し示す記号に他ならない。ここでいう記号とは，「物質的な担い手と非物質的な意味との結合体」（Uexküll/Wesiak 1988, 129頁）である。物質的な担い手は知覚可能であり，非物質的な意味は理解可能である。記号論の論者たちによれば，このことは，「私たちがある見知らぬ言葉を聞いたり読んだりしようとする瞬間に明らかになる。その際，私たちは記号という物質的な担い手，乗り物，媒体（空気中を流れる音の振動や，文字の視覚的な特徴）を知覚する。しかし私たちには，その意味は分からないままである」（前掲書, 129）。しかしこの主張は正しいものではなく，現象に即して示されたもので

もない。ある見知らぬ言葉を聞く場合，私たちは空気中の振動を知覚しているのではなく，自分たちに理解できない言葉で誰かが話しているのを聞いているのである。つまり，私たちは〈自分に理解できないもの〉を聞いているのである。人間の知覚は，つねにあるものをあるものとして現在的にもつという仕方で起こる。——私はここにあるものを，なじみのものとして，見たことのないものとして，不快なものとして，魅惑的なものとして捉える。記号論的なパラダイムにおける記号概念は，その論敵であるデカルト的二元論とともに，同じ前提を共有している。すなわち，この記号概念は，それ自身，形而上学的な二元論（感性的に知覚できる物質的な担い手と，精神的に理解できる非物質的な意味との二元論）に依然としてとらわれている。はたしてそのような記号概念によって，医学にパラダイムの転換がもたらされるかどうかという点については，はなはだ疑わしい。二元論的な記号概念を援用することによって，人間学的二元論は克服されるどころか，むしろ強化されているからである。

　他方，他者心理の知覚理論によれば，他者を知覚することは，自己の身体と類似した他者の身体の知覚に基づいて，他者の身体のうちに他の自我が存在することを推論する，という類推の結果であるとされる（私は自己自身を知覚することによって，自己の身体が自己の心的出来事の表現であることを知っている。そこで私が他者の身体を知覚する場合，私はその外見をそのなかにある心的出来事の表現として解釈し，そのようにして他の自我の存在を推測する）。しかし，この理論は，説明すべき当のものを前提してしまっている。経験の直接性は，推論という行為の結果としては捉えられないのである。

私は私の身体をもっている

　他方で，私たちの経験のなかには，以上の身体経験〔＝〈私は私の身体である〉という経験〕を無効にすることなく，むしろそれを補完するような経験もある。たとえば病気のときには，自分の身体を対象として捉える傾向のようなものが現れる。そのような傾向が私のうちで私自身に向かい，それに私は自分を委ねる。苦痛を感じているとき，私たちは自分自身と一体にはなっていないと感じる。〈私は私の身体である〉ということからは，必ずしも〈私は私の身体以外の何ものでもない〉ということは帰結しない。むしろ〈私が私の身体である〉のは，〈私が私の身体をもつ〉という仕方を通じてのことである。ただし，ここでいう〈もつ〉とは，所有の関係を意味するわけではない。たしかに

私たちは自分の身体をもつことによって，事物を所有したり，自分の身体を対象化したりすることができるのだが，だからといって，自分の身体が自分以外のさまざまな事物とまったく同じような意味での対象になるわけではない。自分の身体を対象化することは，それ自身，なお身体に即したかたちでなされている。私の身体は決して道具や機械ではない。私は道具を手離すことはできるが，自分の手を手離すことはできない。私が自分の身体に関わるときには，私はつねに私自身と関わっているのである。しかしながら，私が私の身体について語ることができ，語らざるをえないという事情は，〈私は私の身体以外の何ものでもない〉と言えるほどに，私と私の身体とが同じものであるわけではないことを示している。とはいえ，そのことによって，私の身体が私から完全に無縁なものになるわけでもないのだが。私が〈私の身体〉と呼ぶ場合に，身体を自己自身に帰属させるのは，私の身体ではなく，他ならぬこの私である。行為をするのは，私の身体ではなく，あくまでも私——むろん，その私とはつねに身体的なものでもある——なのである。

世界に開かれた実存の本質媒体としての身体

〈私は私の身体である〉という命題と〈私は私の身体をもっている〉という命題は，いずれも正しい。他者との身体を介した相互交流の経験は，これらいずれの命題をも満たしており，一方が他方と対立しあうことはない。このダイナミックな差異における同一性，すなわち〈身体であること〉と〈身体をもつこと〉の統一のうちで，私たち人間の生命は活動している。二元論的な理論（プラトン，デカルト，ポッパー／エックルズの二元論）は，〈私は身体をもつ〉という側面からのみ出発し，身体を精神のたんなる道具へとおとしめている。これに対して，一元論的な理論（サイバネティクス・アプローチによる人間学，創発的進化論に基づいた同一説）は〈私は身体である〉という側面に固執し，人間の人格性，つまり世界に対して開かれた自己でありうるという人間の本質を，システムの一つの属性へと切り下げている。そこでは，身体は〈私〉という名前をもつ一つの属性の担い手になってしまう。もし私たちが両方の経験を統合させようと試み，しかもその際，そこで明らかになった両者の差異を，二

つの実体どうしの差異へと二元論的に解消することも，担い手と属性との差異へと一元論的に切り下げることもしたくないのであれば[12]，そこで提示される概念は〈本質媒体〉という概念である。身体——これは身体全体のことであり，個々の身体器官を指すのではない——とは，世界に開かれた実存を本質的に媒介するものなのである。

　私の身体は本質的な媒体である。というのも，私の身体は世界に開かれて実存する私自身から決して切り離されることがないからである。私の身体はあたかも一つの事物であるかのように私に対峙しているわけではない。私は現に存在しつつ，私の身体である。身体についての経験とは，自己の身体との直接的で人格的な出会いの経験である。他方で，私の身体は本質的な媒体である。というのも，私の存在を（むろん身体的な仕方で）遂行しているのは，あくまで私自身であって，私の身体ではないからである。だが，私の身体が現にこうした媒体でしかないような場面でこそ，それは完全な意味での身体そのものとなる。「すなわち，すべての経験の示すところによれば，人間がとりわけ人間としての特徴的で際立った仕方で実存しているような場面では，身体的なものは，つねに独特の仕方で，完全な無関心のうちへと消え去ってしまう。（…中略…）このような真に人間的な行為においては，身体物体としての身体は，行為する者にとってはもはやまったく存在していない」（Boss 1975, 273頁）。このことが，人間の身体について私たちが適切に語ることを非常に困難にしている理由であり，だからこそ，人間を二元論的に分裂させたり，人間をシステム論的に記述可能な身体物体へと一元論的に還元しようとする誘惑もまた生じてしまう

---

[12] 一元論的な理論は，しばしば心的なものと身体的なものを，同一のものの内的側面と外的側面の違いとして区別しようとする。このタイプに属するさまざまな理論に対しては，そもそもそうした内的側面と外的側面は，誰にとって区別しうるものなのかという反問を投げかけることができる。観察者の視点からすれば，観察するという出来事は，観察者の身体の内的な側面であるわけではないし，私の視点からすれば，私自身が私の身体の内的な側面であるわけでもない。身体の問題は，およそ観察者の視点からは考察することのできないものであり，むしろそれは間−人間的な経験から出発することによってのみ考察できるものなのである。さもなければ，私たちは人間としての私たち自身を語ることはなく，自分たちをどのようなものとみなしうるかということだけを語ることになってしまう。

のである。

　以上のように身体を本質媒体として位置づけることによって，次の事柄が理解できるようになる。すなわち，私たちは，なぜ人間の尊厳が身体的－人格的存在者としての人間全体に帰属しているのか，なぜ尊厳を尊重することが身体と生命の不可侵性を含んでいるのかということを理解することができる（私は私の身体である）。だが，他方で私たちは，なぜ人間の身体が絶対的に不可侵のものではなく，かといって無制限に恣意的な介入を許すものでもないのかということも理解できる（私は私の身体をもっている）。この後者の身体に対する見方は，（医療）倫理学的に重要な行為の段階づけを許容するものである。

3　健康と病気

1　健康——望ましい人生

　WHO（世界保健機構）の有名な定義によれば，健康とは「身体的，精神的および社会的に完全な幸福の状態のことであり，たんに病気または障害のない状態ではない」。この概念のポジティブな点は，健康と病気の社会的な次元を強調している点であり，また健康がたんに病気の欠如としては定義されていない点である。他方で，この概念のネガティブな点は，この概念に含まれている潜在的に理想主義的で全体主義的な性格にある。WHOの定義は，私たちの権利要求的な態度を呼び覚まし，治療という概念の拡大を助長する。この定義を言葉通りに受けとるならば，この定義から見て本当に健康な人というのは，いまだかつて誰も存在しなかったことになる。というのも，ここで健康は基本的な財として理解されるのではなく，最高の財にまで高められており，望ましい人生を可能にする一要素ではなく，望ましい人生そのものと同一視されているからである。その場合，健康な生活はそのまま幸福な生活を意味することになるだろうし，医師は患者の生活が望ましいものになることに責任を負うことになるだろう。そうなれば，医療行為はその特殊な性格も明確な目標も失ってしまうことになる。医師は患者から過大な要求を突きつけられ，決して応じることのできない期待にさらされる。そこでは，患者の健康に配慮することは，患

者の望ましい人生それ自体を配慮することに等しくなるだろうし，ひいては個々人の人生設計を計らう全面的な責任，世界の状態を良くすることに対する全面的な責任が医療に課せられることになるだろう。しかし，全面的な責任というものは，医療行為の動機を空洞化させるだけでなく，それが際限のないものであるがゆえに，医療行為を無責任で指針を欠いたものにしてしまい，挙句の果ては，医療行為を恣意的な目的に仕える道具にしてしまいかねない。そうなれば，医療はたんに理想主義的なものであるだけではなく，全体主義的なものになるだろう。というのも，そこでは望ましい人生についての部分的なイメージであるはずのものが，普遍的な行動指針になってしまうからである。およそ責任ある医療行為は，明確な目標を必要とする。以下で述べる健康と病気についての機能的な理解は，このような目標を私たちに与えてくれるかもしれない。

2　病気の機能的な概念

　応用的な自然科学として理解される医学は，健康と病気を，ある有機体や器官の生物学的な機能が正常であるかどうかに着目して定義しようとする。健康であるということは，機能が正常に働いていることであり，病気であるということは，病理学的に異常であること，正常な経過が阻害されているということである。その際，機能の障害の程度は，その種に固有の平均値という意味での生物学的な正常さを基準にして測られる。

　　医学における健康と病気の概念は，そこから距離をとろうとしているとはいえ，依然として基本的に機能主義的な図式にとらわれており，このことは生物学・心理学・社会学の三つの側面をとり入れた医学モデルにおいても変わらない。この医学モデルにおいては，たしかに機能という概念は放棄されているが，その概念に刻印されていた構造はまだ残っている。そこでは，人間は有機体・心・社会的関係の統一体と考えられており，人間と世界との関係は，一種の制御系として理解されている。人間という有機体は，いくつかのサブシステムからなる一つの全体システムと考えられており，その全体システムは物理的・心理的・社会的環境と相互にフィードバックしあうものとされている。人

間は自己をとり巻く環境から与えられる外的刺激と相互作用をするなかで，自らの環境を作り出す。生物学的な動的平衡モデルにおいては，健康とは環境からの客観的な刺激とその主観的な処理過程とが均衡している状態として理解され，これに対して病気とは，人間のシステムと環境とのこうした関係が阻害された状態として理解される。だが，以上のようなモデルは，基本的に機能という考え方を人間という有機体システムと環境とからなる全体へと拡張しているにすぎない。

　たしかに病気の概念をもっぱら機能の観点から捉えることは，それを自然科学の方法によって操作できるようになるという利点をもっている。しかし，少なくとも以下の二つの理由から，その正当性は部分的にしか認められない。すなわち，病気の機能的な概念は (1)〈健康〉と〈病気〉を還元主義的な仕方で規定しており，またそれは (2)病気と健康の主体の所在を曖昧にしている。病気のもっぱら機能的な理解に定位した医学は，いわゆる〈修復医学〉のことだろう。

(1)病気の機能的な概念は，方法論的に還元されたたんなる記述的な概念であり，それは自然についての同種の還元された概念に対応するものである。——ただし，ここでいう自然とは，人間以外の自然と，人間という自然の両方を含んでいるのであるが。この方法論的還元は，人間の自然本性の規範的－実践的な次元に対しても適用され，それによってこの規範的－実践的な次元は，あらかじめ方法論的に捨象されてしまう。自然科学は事実に関する学問として，何が存在するべきか，については決して述べようとはしない。むしろそれは，その方法論的な還元主義のもとで存在している事物を知識にもたらすにすぎない。だがここでいう〈存在〉とは，この文脈においては，つねにただ〈意味を剥ぎとられた事実〉という程度のことを意味するにすぎない。したがって，方法論的に還元された存在からは，決して当為（〜すべきである）は導き出されないのであり，存在命題から当為命題を導き出すことは，自然主義的誤謬の推理*を犯すことになる。自然科学を導く自然の概念は，意味をもたない事実性を理解しているにすぎず，この水準においては，

〈健康〉と〈病気〉の区別もまた，それ自身再びたんなる事実的な区別にならざるをえない。その場合，この区別は，ある統計学的な平均像からどれだけ逸脱しているかという問題になる。したがって必然的に，そのような健康と病気の機能的な理解は，（体内の生理学的な経過が）普通と異なっているとか，変化しているといった事実的な水準のうえを動きうるにすぎず，あるものの意味に関わるような規範的－実践的な区別を視野に入れることができない。病気は健康とは別のものであるにすぎず，それより悪くも良くもなく，ただ病理学的に異常であるというにすぎない。機能の障害とは，たんに体内の生理学的なプロセスが，いまのところ普段とは別の仕方で経過していることを意味しているにすぎない。

たとえばヒトゲノムの自然科学的な解析は，つねにただ個人間の遺伝子上の差異，遺伝子の多様性や変異を確認しうるにすぎず，決して個人の健康状態や病気の状態を確認することはできない[13]。自然科学的に確認できる所見（たとえば生理学的な所見や遺伝学上の所見）が何らかの病気として，あるいは病気にかかりやすい体質として分類されるためには，それらの所見は，それに対応する経験——病気についての経験ではなく，病気であることの経験——へと関係づけられなければならない。このことは，より端的には次のように説明できる。——私は病気をもっているのではなく，私は病気である。病気であるということは，私たち人間がそのなかに置かれうる一つの状態であり，それに基づいて一定の所見を示すことも可能になる。事象的に第一のものは病気の所見ではなく，病気であるという経験である。病気の所見から病気であることが理解されるのではなく，逆に，病気であるという経験から

---

* 「自然主義的誤謬の推理」とは，自然的な事実や性質についての命題（「～である」という形式の命題，存在命題）から価値や規範についての命題（「～するべきである」という形式の命題，当為命題）を導き出そうとする推理のことを指す。一般に，この形式の推理は正しくないとされる。

[13] この遺伝学的な健康概念については，先にWHOの定義に関して言われたことと同様のことがあてはまる。すなわち，もしかりにヒトゲノムの研究者たちが述べるように，すべての人間が一定数の欠陥遺伝子をもっており，それゆえ統計学的な基準から多少なりとも逸脱しているのであれば，完全に健康な人間というものは，厳密にいえば存在しないことになる。

病気の所見が理解されるのである。

これと同様のことは，機能障害の程度を測る基準である〈正常さ〉という概念にもあてはまる。

たしかに健康とは正常なものであるが，しかしそれは統計学的な平均値や人数的に多数を占めているという意味でそうであるわけではない。このことは，次に示すような単純な例において示される。たとえば，盲目は人間にとって何ら正常なことではない。だが，たとえ人間の大半が盲目になったとしても，やはりそれは正常なことではないだろう。統計学的な言明はあくまで事実に関する言明であり，規範的なものをいっさい含んではいない。だが，それではなぜ平均的なものが標準的なものとされ，治療に際してのあるべき規範と認められるのだろうか。平均的なものを標準的なものと称する人は，実際には，その平均的なものを標準的なものという地位へとすでに高めてしまっているのである。つまり，そのような人は標準性というどこか別のところから得てきた概念を用いているのであり，その概念を平均的なものへともち込んでいるのである。

(2)病気の機能的な概念に対する第二の批判は，健康と病気の主体に関わるものである。健康であったり病気であったりするのは，身体器官でも一つの有機体でもなく，まずもって一人の人間である（同様のことが〈生きる〉〈死ぬ〉〈死んでいる〉といった表現にもあてはまる）。ある誰か，つまりある名前で呼ぶことのできる人間が，生を営み，健康に過ごし，病気になり，回復する。病気が治癒されるのではなく，厳密に言えば，病いをもって共に生きる一人の同胞が治癒されるのである，ということを強調することは，決してたんなる字義詮索に関わる事柄ではない。医師はヒトという有機体から援助を求められるのではなく，自らを病気であると感じている誰かから援助を求められるのである。

たしかに私たちは，ある人間をヒトという一つの有機体として対象化することができる。——だからこそ医学的な研究というものも存在する。だが，そのことからは，そのような視点のもとでこそ，〈本来の人間的なもの〉が見えてくるということが帰結するわけではない。しかしながら，現代の科学

の時代においては、このことに十分な注意が払われることは少ない。ここでは相互に反転しえない一つの非対称性が支配している。——私は私の娘をヒトという有機体として研究できるが、しかし、そのヒトという有機体を私の娘として研究することはできない。それはなぜかというと、〈有機体としてのヒト〉という概念は、人間の部分的な一側面を表しているにすぎないが、それに対して〈娘〉という概念は、（〈人間〉という概念と同様に）そうした側面がそもそも誰の側面なのかを述べるものだからである。さまざまな部分的側面を呈示する当のものは、それ自体が再び他の側面のうちの一つであるわけではない。むしろそれは、さまざまな側面のうちで己れを呈示する一つの全体であり、多様な側面をもつ統一体なのである。私とは、私のもつさまざまな側面のうちの一側面ではなく、まさにそれらの側面のうちで己れを現すものなのである。

　病気の器官とか健康な器官という言い方は、あくまでも類比的に用いられる表現である。それらはもともと病気、もしくは健康である人間に由来しており、そこへと結びつけられたものである。この人間こそが、まずもって健康ないし病気なのであり、人間の身体器官（組織、細胞）は、あくまでも派生的な意味において健康もしくは病気であるにすぎない。たとえば、私の耳が何かを聴くのではなく、私が私の耳を通して何かを聴くのである——むろんそれをできるのは、私の耳が機能的に良好である場合にかぎられるが[14]。しかしながら、良好に機能している耳をもちながらも、なお聴くことができない人もいる[15]。このような差異は、病気・健康の概念においても同じような仕方で姿を現す。病理学的に異常であることは、必ずしも病気であることと一致しないし、健康であることは必ずしも正常な平均値をもつことと一致するわけではない。健康でありながらも病理学的に異常な値をもつことは十

---

[14] このことが、病気の機能的な理解が部分的に正当であるといえる理由である。このような病気の理解は、現象そのものから要求される、より包括的な理解のなかに組み込まれなければならない。
[15] それゆえ、人間の行動は身体器官の機能として説明することのできないものである。見ることは眼の機能ではないし、考えることが脳の機能なのでもない。

分にありうる。このような事情はどんな医師でもよく知っていることであるが，このことは健康と病気についての機能的な理解が部分的な正当性しかもたないことを示しているとともに，その機能的な理解がより包括的な理解のうちへと解消される必要があることを示している。

3 病気と健康についての規範的－実践的な理解

むろん，健康と病気の機能的な理解に対する人々の姿勢は，「人々が学校医学に背を向け，代替療法のなかに治療法を求めることで捨て去られるわけではない。それはたんに一つの技術を別の技術にとり替えているにすぎない」(Splett 1994, 201頁)。ところで，ときに病人への差別を防ぐという意図から，すべての人間は多かれ少なかれ病気であるといった主張がなされることがあるが，はたしてこのような主張は支持されるのだろうか。このように主張することは，「健康な人々が自らの健康に――たとえそれが〈完全な〉ものではないにせよ――感謝するという義務を弱めてしまい，さらには本当に病気である人々への敬意の念を失わせ，病人との真の連帯感を奪ってしまう」(Splett 1994, 200頁)。また，障害をもたない人々も本来の意味では障害者である，という主張に関しては，次のような反論がなされる。「そもそも自分の愛する人に対して，いや正直言って相手が誰であろうと，彼らに対して障害や病気を望んでいる人がいるだろうか。もしそれを望む人がいるとすれば，それは愚かさや気の弱さや必要以上に同情しやすい性格によるものでしかないのではないか」(Splett 1994, 200頁)。

病気・健康という対概念を，社会学的な概念や心理学的な概念に置き替えたとしても，それによって病気の機能的な理解にとり代わるものが示されるわけではない。というのも，そのような置き替えの試みは，病気の機能的な理解の根底にある〈核心部分〉を十分真摯に考慮していないからである。たしかに病気・健康という概念は，そのつどの社会文化的な条件に制約されているのだが，この事実は社会学的な還元主義――この立場によれば，病気・健康とは社会による受容と非受容を表現したものにすぎず，ある社会集団による人間の物理的・心的状態についての評価を反映したものにすぎない――の正当さをいまだ

裏づけるものではない。現に遺伝病の領域においては，社会的な評価に依存しないような〈生物学的規範〉からの逸脱例（ダウン症や血友病など）も存在している。私の病気は社会的な評価によって構成されるのではないのである。他方で，病気・健康の概念を心理学的な概念に置き替えようとする試みは，病気を誤った心理的行動の結果として理解しようとする。このような立場をとることは，〈病気とは罪深い行為の結果であり，誰もが最終的には自らの病気の責任を自分自身で負わなければならない〉というように，病気を道徳的なものと結びつけることにつながる[16]。

〔健康・病気の概念を理解するためには，〕以上のような試みとは違い，医療行為の本来の目的を規定している〈苦しみとそれに対する援助の状況〉に即して考察することが望ましい。病気とは，人がとり除いてほしいと願う苦しみとして経験される。つまり病気はそれに対応した医療行為の動機をなすものなのである。病人は医師に援助を求める。だが，このような人間の行為を導く概念は，規範的－実践的な概念である。したがって，健康・病気という概念は，まずもって記述的な概念ではなく，規範的－実践的な概念であり，そこにいくつかの記述的な要素（および科学的研究の対象となる要素）が伴っているのである。健康・病気という概念は，あらゆる専門的学問に先立って，それらの根底にある生の経験に由来するものであり，両者の概念は多かれ少なかれ，この生の経験を反映したものである。これらの概念はそのつどの医学的知識の水準や地域的な状況によって左右されるものであり，また規範についての社会文化的に変動するさまざまな考え方（たとえば病気に対する差別的な言動のなかで表明される考え方）にも左右される。またとりわけこれらの概念は，個人規範的な要素をもっている。すなわち，それらのなかには，ある独自のもの，ある個人にしかないものが表現されている。——健康といわれるすべての状態が，すべての人々にとって，同じような仕方で健康を意味するわけではない。健康であることと病気であることについて，あらゆる個々のケースを問題なく包摂す

---

[16] ここで，心理学的な道徳化を促すような言葉の危険性にも注意するべきであろう（たとえば〈悪性〉腫瘍といった表現）。

るような定義など存在しないのである。

　以上のような〈健康であること〉と〈病気であること〉についての生活世界的な経験に根ざした規範的－実践的な概念こそが，事象的に第一の概念である。この概念を基礎にすることによって，はじめて健康と病気についての機能的な概念を作りあげることも可能になる。機能的な概念は規範的－実践的な概念にとり代わることはできず，むしろそれを前提としているのである。

　「もし私たちがある特定の事象を，明確な根拠をもって〈病気〉として分類・識別しようとするならば，その場合，私たちが生物学的な事象をどれほど詳細に分析したり観察したとしても，それだけでは，そのための基礎として十分ではない。なぜならば，病気の概念は，その起源と深層構造に関していえば，実践的・規範的な概念のクラスに属する概念だからである。この実践的な概念でもっては，〈何が存在し，何が存在しないのか〉を規定することはできないが，〈どうあるべきであり，どうあるべきでないか〉を規定することができる。それゆえ，この実践的概念は，私たちがある行為を推奨したり，許容したり，禁止したりする際の目的を説明するのにも役立つ。これに対して，たんにある事態が成立するかどうかを確かめるような場面では，実践的な概念は役に立たない。したがって，すべての病気概念がまず第一に果たすべき役割とは，私たちの生命に関わる自然的事象のなかで，変更してもかまわない，もしくは変更することが望ましい事象を，それそのものとして特徴づけることである。その際，そのような変更を引き起こすための有効な手段があるかどうか，という問題は重要ではない」(Wieland 1986, 38頁以下)。

　健康であることと病気であることは，「情態性の異なるあり方によって特徴づけられる」(Tellenbach 1980, 59頁, 強調は原著者による)。ここにおいて——しかもその具体的な内容を詳述するに先立って——問題とされているのは，客観的に有意味なものについての経験，すなわち〈健康であることは良いことである，病気であることは良くないことである〉という経験である。厳密に言えば，ここで問題になっているのは，健康と病気ではなく，健康であることと病気であることである。健康であることは良いことであり，本来そうあるべき状態である。私たちが病気から回復したときの経験が教えてくれるように，

健康の良さとは一つの贈り物であり，それに与かることに感謝したくなるようなものである（病気から回復したとき以上に，健康についての真理——健康が自明なものではないこと，かけがえのないものであること——をはっきりと感じとれるときは他にない）。これに対して，病気とは，そうあるべきでない状態として経験される。それは肯定されるものではなく，かりに肯定されるとしても，せいぜい本来の望みとは別の目的を考慮してのことにすぎない（たとえば，ある目的を実現するための都合の好い手段としての病気，言い訳としての病気，病気への自己逃避，あるいは実存的な自己克服のための手段試練としての病気など）。たしかに良さというものは，私たち人間にとっては，つねにただ私たちの価値評価的な態度のうちにのみ存在している。あるものが良いとされるのは，つねに誰かにとってのことである。しかしこのことから，それが良いとされるのは，もっぱらその人を通じてのみであるということが帰結するわけではない。私たちの価値評価によって，はじめて健康が良いものになるわけではないし，私たちの否定的な評価によって，はじめて病気が欠陥あるものになるわけでもない。

　一人の共に生きる仲間が健康である，ないし病気であるといわれる場合，その健康や病気において何よりも問題とされるのは，世界へと開かれた人間の実存様式である。人間が世界に対して開かれているということは，「つねに何かに対して開かれていることであり，それは受動性ではなく，自己自身を何かに関与させることである」（Condrau 1975, 80頁，強調は原著者による）。私たちは健康であることを身体的に良好な状態として経験するが，その場合でも，人間の実存の全体的な構造が考慮に入れられねばならない。すなわち健康であるということは，世界へと向かうこと，他者との意思疎通の能力，空間と時間の経験，共同世界との調和としての自己自身との調和，といった実存のさまざまな構造に関わっている。健康な人間は，「（強迫観念や病的欲求をもつ者のように）目の前の事物のとりこにならずに」済ませることができるし，また「拒絶感や自己逃避によって，そうした事物から逃避することなく」（Condrau 1975, 81頁）済ませることもできる。それゆえ，健康であることには，負担を担うことができる能力，苦しみを引き受けられる能力——苦しんでいる人は必ずし

も病気であるとはかぎらない——，葛藤を耐えぬく能力が含まれており，さらに究極的には，自己の死を引き受けられる能力が含まれている。

これに対して病気であることは，健康の欠如として経験される。したがって，私たちはあらかじめ健康について顧慮することなしに病気について語ることはできない。健康から病気を理解することはできるが，その逆はできない。つまり，私たちは健康を病気の欠如として，二重の否定によって規定することはできない。しかし，このような欠如としての機能障害の経験，すなわち〈(もはや)〜をすることができない〉という経験が〈病気〉として特徴づけられるのは，人間の世界への関わりがつねに身体的な仕方で生起するからに他ならない。自分が病気になったと感じる人は，〈もはや身体を使ってそれをすることができない〉という経験をするのであり，〈世界と関わる本質的な可能性をもはや自分の思い通りにすることができない〉という経験をするのである。それゆえまた，この病いの経験においては，人間存在に属する本質的な諸関係も影響を受けている。すなわち，そこでは世界への関わりが阻害され，生の諸連関や他者との相互存在が制限されるか，もしくは隅へ押しやられる。以上のことからも，私たちは，生理学的な基準に適合していることがすべての場合に健康であることと一致するわけでなく，また病理学的に異常であることがすべての場合に病気であることと一致するわけではない，ということを再び理解することができる。

4　障害と生命の質

障害の概念に関しても，先と同様の方法論的な困難が生じる（Kleinert 1997；Lanzerath 2000を参照）。『生命倫理学事典』（Korff, W.；Beck, L.；Mikat, P. 編, 1998, *Lexikon der Bioethik*, 以下同様に，この事典を『生命倫理学事典』と表記する）の定義に従えば，障害とは「身体的ないし心理的状態が持続的に損なわれており，せいぜい対症療法を行うことしかできない状態のことであり，それには先天的なものと後天的なものが含まれる」（『生命倫理学事典』第1巻327頁）。とはいえ，これらすべての持続的な障害状態がただちに障害

であるというわけではなく、そのなかでも「社会参加の困難さ」を結果としてもたらすような状態が障害と呼ばれる[17]。この障害に関しても、決定的な要因をなしているのは、ある状態が損なわれているということ自体ではなく、その損傷を当人たちがどのように経験しているかということである。したがって障害をもっている人は、ただそれだけで、すでに病気であるとはかぎらない。そこでドイツの〈精神障害者のための生活救援連合〉は、障害が「健康の特殊な形態」として理解されるよう求めている[18]。一過的で多少なりとも治癒が可能な病気とは異なり、障害は治癒が不可能な状態である。また、障害と慢性病との境界線は流動的である。

　障害者たちは、彼らを排除しようとする考え——彼らは自分たちとは〈異なっている〉といった考え——と闘わなければならない。彼らの経験に即して、特有の仕方で示されるのは、次の事柄である。すなわち、一般に私たちが周囲から受容される仕方と私たちが自己自身を受容する仕方とは、そのつどの社会的な価値観や規範によって影響を受けながら、相互に作用しあうものであるが、このような周囲からの受容と自己受容との相互作用が、私たち自身のアイデンティティの形成や人生の形成にとって、いかに重要な意味をもっているか、ということである。障害者たちはさまざまな支援に頼らざるをえないが、しかしそのことは彼らが充実した人生を送る可能性を排除するわけではない。というのも、およそ充実した人生というものは、たんに機能的に理解された健康状態の結果なのではなく、むしろ本人が自らの可能性と限界に対してどのように関わるか、ということに大きく左右されるものだからである。そして本人がそうした可能性や限界にどのように関わることができるかは、周囲の人々が彼に対

---

[17] 『医学・倫理学・法学事典』(Eser, A.; Lutterotti, M.; Sporken, P. 編 1989, *Lexikon Medizin Ethik Recht*. 以下同様に、この事典を『医学・倫理学・法学事典』と表記する) 213段を参照。WHOは障害を、人間の解剖学的・生理学的・心理学的な構造や機能が損傷した結果、生じる状態であると規定している (機能喪失)。この機能喪失は、何らかの〈正常な〉活動を遂行する能力が制限されている状態 (能力障害) として現れ、さらにこれら両者は、本人にとっては、社会的な観点から見た不利 (社会的不利) を意味している (WHO国際障害分類 (ICIDH), 1980)。
[18] 社団法人「精神障害者のための生活救済連合」の幹事会における倫理的な基本表明を参照。*Geistige Behinderung* 4(1990), 255-257頁。

していかに振る舞うか，社会が彼に対してどのような社会参加の可能性を開くかによって左右される。望ましい人生とは，私たちにあらかじめ与えられたものではなく，身体的－人格的な自然本性をもつ私たち人間に実現するべく課せられた課題なのである。

　障害を負った人生は，たしかに多くの苦悩を伴うかもしれないが，しかしそれは障害者たちの生命の質を否定する根拠にはならない。というのも第一に，人間が現に生きているということは，苦悩から解放されていることと必ずしも同じであるわけではないからである。たとえ〈正常な〉生活を送っている場合であっても，苦悩は存在しうる。第二に，ある人の生命の質は，最終的には決して第三者が評価するものではなく，つねに自己自身によって評価されるものである。しかもこの自己評価は，その人が自己の人生に対してどのように実践的に関わるかによって左右される。私の生命の質は，私の生活実践のあり方によっても規定されており，私自身が求められる答えの一部をなしている。他方，あなたの生命の質は，あなた自身にとってのみ明らかなことである。私があなたの生命の質を知りたいのであれば，それはあなたから教えてもらわなければならない。あなたの生命の質は，決して私が評価する対象ではなく，私はそれについて，あなたに問いかける以上のことはできない。しかし，生命の質について第三者の立場から評価を下そうとする人は，以上のことを無視して，意図しようとしまいと，ある人が生きるに値するか否かについて評価を下そうとする。あなたの人生は生きるに値しないと言うことは，あなたの生命は存在するべきではなかった，と言っていることに等しい。およそ主体のない人生というものが存在しえない以上——いかなる人生も，つねにそのつど私の人生やあなたの人生である——，あなたの人生には価値がないと評価することは，あなた自身は存在するべきではなかった，という断罪を含んでいるといえる。生命の質に関する問題，ある人の人生がどれだけの負担に耐えられるかという問題は，決して外部の人々が決めることのできる問題ではなく，つねに本人だけが決めなければならない問題なのである。以上の見解に異議を唱える人は，自分と共に生きる仲間を価値評価の対象へとおとしめている。たしかに障害者たちは障害がないことを願っており，できれば別の生活条件のもとで生きたいと願って

いるだろう。しかし問題は，彼らが別の仕方で生きたいと願っているかどうかではなく，そもそも彼らが生きたいと願っているかどうかである。このことについて判断する権限は，彼ら以外の誰にもない。どのように存在するかではなく，存在するかしないかが問題なのである。障害をもって生きることと，そもそも生きることをしないという二つの選択肢のうち，どちらがより良いといえるのか。これらの選択肢の良し悪しを，私たちがどのように吟味するというのだろうか。そして，そのためのどのような判断基準が私たちに与えられているというのか。

　ここで再び，健康と病気に関する規範的－実践的な概念がいかに重要なものであるかが明らかになる。すなわち，もし生命の質と健康とが同一視され，健康と病気が機能的な仕方で理解されるならば，障害をもった生命は，そもそも生まれる必要のなかった生命ということになってしまう。その場合，遺伝学的な健康概念は，生命を選別するための基準となることだろう。

　このことに関連して，「ロングフル・ライフ（wrongful life）」という概念が浮かびあがってくる。この概念は本来，アメリカの裁判において，医療過誤によって障害児が生まれたために〔その両親が〕養育費や損害賠償を請求する，という場面において用いられる法律用語である。この場合，障害児が生まれたこと自体が損害とみなされているのではなく，子供の障害の結果生じる多額の費用が損害とみなされている。このような区別は，形式的－法律的な観点においては意味をもっているかもしれないが，倫理学的な観点から見た場合には，きわめて疑わしいものである。両親にきちんと説明をしていれば中絶されていたはずの重度障害児がこの世に存在している，という理由から損害賠償請求権が発生するというのであれば，その場合，その子供の存在それ自体が，医師がともに責任を負うべき損害であることになり，たんに子供の存在によって生じる費用だけが損害とみなされるわけではないことになる。したがって，倫理的に望ましい社会的支援のあり方を議論すべき裁判の場面に，損得という視点からの法的権原をもち込むことは，倫理学的に疑わしいことである。以上のことは改めて強調しておきたい。

　苦悩，病気，苦痛，負担は，決してそれ自体では，有意義なものでも肯定できるものでもない。それらは〈本来そうあるべきでないこと〉として経験され

る。そこでそうした苦悩や病気を回避するという道徳的な要請が生じてくるが，その要請のためにどれだけの代償を払うつもりなのか，また払うことができるのかという問題が当然生じる。このことに関して，他者に対する人間的な関わりは次の二つの関わり方を含んでいる。その一つは，できるだけ相手の苦しみを和らげ，苦痛を緩和することである。もう一つは，自己の存在を全体として受容できるエートスを涵養し，それによって〔本人が〕自己の行為の限界を受け入れ，それを生きがいのある人生のコンテクストのなかに位置づけられるようにすることである。つまりここで大切なのは，「苦しみを緩和することと，苦しみを前向きに受け入れられることのバランス」（Schockenhoff 1992, 94頁）をとることである。これに対して，いかなる犠牲を払ってでも苦しみを回避しようとする努力は，いかなる犠牲を払ってでも延命させようとする努力と同様に，すべてのものを制御しようとする理想に身を捧げている。このような考え方は，その根底において，〈意のままにならないもの〉と〈まだ意のままになってはいないが，いずれ制御できるもの〉とを暗黙のうちに同一視している。こうして倫理学的－人間学的なカテゴリーは，技術的なカテゴリーへと置き替えられ，これまで〈宿命〉と呼ばれていた現象は，技術的な仕方で再解釈されることになる。すなわち，もしかりに〈意のままにならないもの〉が，はじめから〈意のままにできるもの〉とみなされるのであれば，人間の生活実践は非人間的な理想へと従属させられることになる。つまりその場合には，運命に左右されていないことが，ある人の生命の質を判定する際の基準になってしまう。もしかりにこのような社会において，障害がもはや宿命的な損傷ではなく，原理的に回避することができ，それゆえその存在自体が何らかの釈明を必要とするような欠陥とみなされるならば，障害者や，障害児を受け入れることを決意した親は，社会的な圧力にさらされることになるだろう。「こうした社会に対する責任を暗黙のうちに親に想起させるような考え方には，一種のシニシズムが含まれているが，このシニシズムは『人間性という旗印のもとに，人間の尊厳を破壊すること』（E. Benda）につながる」（Schockenhoff 1992, 94頁）。

第5章　医師-患者関係

1　医師-患者関係の根源的状況としての苦しみと援助の状況

　医師と患者の関係[19]において問題となるのは，人間の相互存在のきわめて特殊な形態であり，その基本的な形態をなしているのが，苦しみとそれに対する援助という状況である。この基本的な状況のなかには，医療行為が目指すべき目標が含まれている。行為におけるすべての状況と同様に，この状況もまたおのずから一つの呼びかけの性格をもっており，医師はこの呼びかけをその状況のうちに身を置き入れることによって感じとることができる。つまり苦しみとその援助という状況は，苦しみをとり除くか，もしくはできるかぎりそれを緩和するようにと医師に呼びかけるのである。そしてこの状況が医療行為のあり方を規定し，それを正当化する。ここでは苦しみを患い，援助を求める〈同胞〉が存在しているという端的な事実が当為の源泉となっており，医療や看護の行為，あるいは医療以外での治療行為でさえもが，この根源的状況に対する応答をなしている。これらの行為はこの根源的状況から生じたものであり，医学が高度に技術化した今日においてもなお，それはこの根源的状況につなぎとめられている。医師のエートスとは，その起源からして配慮のエートスであり，そ

---

[19] Irrgang 1995, 63頁以下；Wolff 1989, 184頁以下；Schöne-Seifert 1996, 594頁以下 を参照。ヴォルフはこの関係をヒポクラテス的モデル，契約モデル，協力モデルに分類している。

の至上命令は患者にとって最善のことをなすことである（〈患者の福利が至上の原則である（salus aegroti suprema lex）〉）。

　配慮のエートスは医師－患者関係のヒ̇ポ̇ク̇ラ̇テ̇ス̇的̇な̇モデルの一部をなしており，それは今日においても依然として欠かすことのできないものである。事故や集中治療室における処置などの緊急事態の場面を考えれば，このことは容易に理解できるだろう。

　このことに応じて，医師と患者の間には特別なかたちの信̇頼̇関̇係̇が形成されており，両者はそれぞれの役割に応じたかたちで相手に期待を抱いている。患者は自らの苦境に対する援助を期待しており，その際，まず医師の専門家とし̇て̇の̇力̇量̇，つまり医師が技術によって適切に治療してくれることを信じており，つぎに彼は医師の〈人̇間̇〉と̇し̇て̇の̇力量を信頼している。

　患者は，自分が一人の病いを患う〈人̇間̇〉として助けられると信じており，言い換えれば，医師が善き医師であることを信じている。逆に医師の方もまた，患者が自分の置かれた状況を少しでも改善するように，それなりの努力をしてくれると信じている。そしてこの相互の信頼関係が成立するとき，患者にとって最善の事柄を見出す機会が生ずる。私たちはここで医師の専門家としての力量と〈人間〉としての力量を区別しなければならないが，かといって両者をまったく切り離すことはできず，両者はそのつどの状況に応じて異なる重みをもっている。それに応じて，医師と患者の関係も，契約モデルの意味でのたんなるサービス提供の関係から，協力モデルの意味での長年にわたる付き添いの関係に至るまで多様なあり方を示しうる。

　　契̇約̇モ̇デ̇ル̇においては，医師と患者の個人的な関わりは背景に退き，それに代わって双方の利益に支えられた需要－供給の関係が前面に現れる。このような関係の典型的なものとしては，実験医学や放射線医療などのように，純粋に技術的・医学的な成果が求められる場合や，さほど重度でない患者の疾病を除去する場合などがある。

　それに対して協̇力̇的̇な̇関̇係̇は，医師と患者の対等性によって規定されている。このような関係が成立するのは，患者が自分の病気や病的な状況を克服する際に，積極的に自己責任をもって医師と共同作業をするように求められる場合である。自明なことである

が，ここに挙げたいくつかのモデル（配慮のモデル，契約モデル，協力モデル）は互いに排除しあうものではなく，互いに補完しあうものであり，それらはそのつどの特定の状況から各々の正当性を得ることになる。

医師－患者関係に特有の事情とは，そこでは対等性と非対等性とが結びついているという点である。まず医師と患者は互いに〈人間〉として向かい合っており，それゆえ両者は対等の関係にある。患者とはまず何よりも一つの症例ではなく，たとえ病いを患っているとしても，しかるべき承認を受けるべき一人の〈人間〉である。このような一人の〈人間〉としての承認は，年齢や事実的な生活状況，現在遂行しうる能力などにかかわりなく，すべての患者に与えられるべきものである。だが，他方で患者は援助の必要性や身体の弱さなど，さまざまな要因によって医師に依存せざるをえない状況にあり，その意味で両者の関係は同時に非対等でもある。たいていの場合，この依存的な状況は専門家と素人との対面というかたちをとって現れ，そこではしばしば患者のきわめてプライベートな領域にかかわる話題がとりあげられる。とはいえ，この状況は，大きな総合病院とかかりつけの開業医の診療所とでは多少の違いがある。

1　配慮のエートスとその問題

　配慮のエートス（〈患者の福利が至上の原則である〉）は，おもに次の二つの原則によって支えられている。

(a)できるかぎり善行をなし，できるかぎり治療する。
(b)できるかぎり誰にも危害を加えない。

　後者の危害の回避という原則は，治療に携わる人々だけでなく，患者にも適用される（たとえば，患者の病気が他者に感染する危険性をもっている場合など）。また前者の善行の義務という原則は，医師が患者に配慮する義務のみならず，患者のケアに携わる人々の配慮義務にまで及ぶ。
　配慮のエートスは当初，父－子の関係と類比的なかたちで理解されていた。

ちょうど良き父がわが子の幸せを気づかうように，医師もまた自分の患者の幸福を気づかう。このような類比のうちには，配慮のエートスに内在する危険性，つまりパターナリズムが潜んでいる。パターナリズムという言葉で通常理解されているのは，「患者の承諾なしに，また場合によっては患者の承諾に反してでも，患者にとっての最善の利益を図ろうとする」（Wolff 1989, 201頁）行為のことである。〔それを正当化する理由としては，〕患者が実際に表明した利害と十分に熟慮された真の患者の利害とは一致しないことがある，というよく知られた経験的事実を引き合いに出すことができる。

　　シェーネ・ザイフェルト（1996）によれば，パターナリズムに関する議論のなかでは，患者の確固とした自律的な意思決定を尊重することの限界ということが論じられている。「ある〈温情主義者（パターナリスト）〉は，ある人の自律的な選好を十分に承知しているにもかかわらず，あえてそれに反するような行為をとろうとする。もしそうしなければ，他でもなくその人自身にとって不利益になる，と彼は考えているからである」（571頁）。

　配慮のエートスのもつ問題は，一方では患者にとって最善のことを知ることの難しさにあり，他方ではそれが主体の忘却につながる危険があるという点にある。つまりここで医師たちは，自分があくまで病いを患う一人の〈人間〉と接しているのであって，決してある一つの〈治療対象〉と接しているのではないということを忘れ去ってしまうのだ。相手のことを心から配慮することと，相手を（無意識のうちに）操作することとの間に明確な境界線を引くことは容易でない。また治療の責務と医師自身の利益（たとえば研究上の利益）との間に保たれている緊張関係は，後者に有利なかたちで容易に崩されてしまう可能性がある。

　むろん，配慮のエートスそのものがパターナリズム的な態度として定義されるわけではない。だが，それは実際にはパターナリズム的な方向へと進展してきた。それを踏まえて，現代における医師－患者関係の転換は，パターナリズムから患者の自律への転換として特徴づけることができる。

　この転換の理由としては，次のような多くの理由が指摘されている（Eibach

1997，215頁以下）。

(1) 家父長的な社会構造の解体に伴って，特に西欧の産業社会では，さまざまな生活領域における私有化と個人主義化の傾向が生じた。
(2) この個人主義化という時代の流れにあって，相手に配慮することは相手を支配下に置くこと，頭ごなしに決めつけることと感じられるようになる。その結果，医師の配慮もまた，一種のイデオロギーではないかという嫌疑にさらされる。

　　ピーパーによれば，「患者の自律に関する議論のなかで，次のことが明らかになった。すなわち，もしある社会が家父長的な社会構造をもはや自明の規範としては受け入れず，むしろそこに男性中心主義の諸形態が隠されていることを見抜いたならば，そのような社会では，パターナリズム的な態度は時代遅れのものにしか映らない。この男性中心主義は，相手への親切な思いやりという装いのうちに，他人を自分の意のままに支配することで満たされるような支配欲を隠しもっているのである」（『生命倫理学事典』第1巻292頁）。このような極端な見方においては，相手に配慮することは，相手の自律の要求を無視し，侵害することと同義になる。したがってこの場合，配慮の原理は自律の原理と対立しあうことになる。

(3) 自律は一見無意味のように思われる医学的に可能な処置（たとえば，あらゆる犠牲を払ってまでも延命させるという処置）に対する防御壁の役割を果たす。医学的に処置できる事柄がただちに人間の幸福につながるわけではない——この事実は医学的にまだ可能な選択肢が残されているような場合に，とりわけ重要な意味をもっている。またそれは，なぜ医師の意向とは異なる患者の意思決定が尊重されなければならないのか，ということを私たちに理解させてくれる。

2　患者の自律の原理とその問題

自律の真の意味 – 良心に従って行為すること

　患者の自律の原理（〈患者の意思が至上の原則である〉）は，配慮のエートスに内在する危険性に対抗しようとする。自律（Autonomie）とは，その本来の語義に従えば，自己立法[20]，すなわち，ただ自分の欲するがままに物事をなすのでなく，道徳的になすべきことを行うように自己自身を律することができる人間の能力を意味している。自律的に振る舞う人とは善いとみなされることをなす人のことであり，その意味で，自己の行為の創始者であるような人のことである。もし良心という概念を，自己の行為にとって重要なすべての観点や状況を考慮した上で，いまここで道徳的に正しい行為を決定することができる実践理性の能力と理解するならば，自律的に行為するとは，自らの良心に従って行為するということとほぼ等しいことになる。この意味で，自律的な意思決定は，それが他者の良心に抵触しないかぎり，医療の領域においても尊重されなければならない。

自律概念の個人主義的な再解釈

　とはいえ患者の自律についての一般的な議論では，自律ということでしばしばこれとは別のことが理解されている。すなわち，この種の議論では，自律の概念は個人主義の立場から解釈し直される傾向にあり，その場合，それは自分のことを自分で意のままに扱うこと，道徳的な自己責任から自由であることとして理解される。こうして道徳的に基礎づけられた自己決定（自律）は，自らの願望を満たすことに対する権利ととり違えられてしまう。自己の利益を目的合理的に根拠づけることの方が，それを倫理学的に評価することよりも優先されてしまう。

---

[20]　自律のこれ以外の意味としては，〈人格の能力〉〈状況を意のままに処しうること〉〈理想の性格〉〈道徳的な権利〉といった意味がある（Birnbacher 1997, 107頁で引用されたファインバークの分類による）。

〈自律概念の個人主義的な解釈〉がもたらす医療倫理学的な帰結

　以上のような個人主義的に解釈し直された自律は，次のような医療倫理学的な帰結をもたらす。

(1) 自律の要求は〔医療従事者たちに〕他律を要求することへと転換する。すなわち，ここで治療と看護に携わる人々は患者の願望をかなえるための道具になってしまい，医師の責任は治療行為の純粋に技術的な側面だけに限定されてしまう。だがすべての行為と同様に，第三者の利益を実現しようとする行為もまた道徳的な基準に従属している。したがって，ここでたんに患者の利益を引き合いに出すだけでは十分ではない。それらを積極的に考慮に入れる前に，その内容を吟味する必要がある。場合によっては，相手の願望を満たすことよりも，それらの願望を〈倫理学的に評価する〉ことの方が優先されることもある。

(2)〈自律〉は自分の望まない医学的処置に対する防御壁の役割から，自分の望む可能な医学的処置を行うように相手に圧力をかけるための手段へと変貌する。そこでは〈自律的な〉願望は，〈医学的に可能な処置であれば，何であれ，それを要求する権利がある〉とする権利要求の思想を相手につきつけるための口実となる。医療側から可能な措置が提供されることで，それに対する需要が高まり，そうして引き起こされた需要が，提供された医療措置の正当化につながる。ここでは需要と供給が互いに影響しあっている。

　「患者の需要が医療の提供するサービスと一致しているかぎり，自律の原理が医療関係者の利害と対立することはほとんどない。新たに提供される医療措置には，つねにそれに対する利害集団が見出される。人々の人生観が個別化しつつあるなかで，新たな治療法はほとんどすべてが正当化される。これらの医療措置は，誰からの強制もなく自発的に要求されたものであるかぎり，そうした関心のある人々に知らせないわけにはいかないのだ」(Eibach 1997, 217頁)。

(3) もし医師が患者の個人主義的な自律の要求に従うならば，医師と患者の信

頼関係の基盤は弱体化してしまい，互いの連帯感が失われるとともに，最終的には患者が過大な要求をすることにつながってしまう。ちょうど相手に対する支配欲が相手への配慮という装いをとりうるのと同じように，〈患者の自律〉を尊重することは，〔医師らが〕自己の無責任さへ逃げ込むための口実になりうる。相手へ助言したり援助することが相手に対する支配や許しがたい干渉として嫌疑にさらされるのであれば，いっそのことそれらを放棄してしまう方が，双方にとって歓迎すべき負担の軽減につながるだろう。

患者の自律という原理がもつ問題は，患者の意思決定における自発性と自主性の概念にあり（Schöne-Seifert 1996, 567頁以下），また代理人による意思決定が必要とされる場合に，この原理を適用することができないという点にある。

(1) もしある患者が医師の適切な説明に基づいて，十分に熟慮したうえでの良心的な意思決定，つまり理性的な意思決定を行うならば，そのとき彼は自発的かつ自主的に意思決定を行っているといえる。ただしそのためには，患者が説明された内容を理解し，予測しうる帰結やリスクを自分でよく考え，与えられた情報をよく整理して，それらを適切に評価したということが前提となる。ある人の意思決定が自主的であることのうちには，本人が心理的な圧力から自由であること，彼を巧みに操作しようとする第三者の影響を拒否できる能力をもっていることが含まれている。もし患者がある心理的な圧力の状況下に置かれているならば，彼は他にいかなる選択肢も残されていないような，ある特定の選択肢へと誘導されてしまうだろう。またもし彼が巧みに操作されるならば，彼には〈説明〉という名のもとで，医師の特定の選好が押しつけられてしまうだろうし，その結果，彼はもはや可能な選択肢について真剣に考えることすらできなくなってしまうだろう。ここで医療の実践にとっての新たに解決すべき問題となるのが，意思決定における患者の自律の有効範囲を確定することである。通常，患者の意思決定における自律を妨げうる要因としては，病気の影響や自分の置かれた状況に関する判断力の欠如，

苦痛や不安，他者への依存関係などが挙げられ，これらの要因は，患者が医師に対して従属的な態度をとる方向に有利に働く。なかでも重要なのは，患者の年齢を考慮に入れることである。子供や未成年者の言うことを道徳的に真摯に受けとるためには，彼らの心理的・精神的な成熟度を考慮しつつ，彼らの意思表明をもとにして，あるべき意思決定を彼らとともに見出していく作業が必要になる。

　ここで特有の問題をなしているのが，患者が精神病である場合に，その病気が患者に及ぼしうる影響である。たしかに，患者の自律の原理に従えば，医師の治療は〈説明に基づく同意〉という原則に拘束されている。だがここではこの前提は満たされない。というのも，ここでは治療の必要性を理解できないということ自体が，その患者の病気の一要素をなしているからである。このような場合，それに対処するための法的な諸規定が存在するとはいえ，自律の尊重と配慮の原理，ないし無危害の原理との間には倫理学的な対立が残り，この対立を解消するためのいかなる一般的な規則も存在していない。医師は患者の自由を奪うことと患者への援助をやめることとの間で葛藤に陥る。だが，患者の自傷行為を防ぐことが重要な場合には，医師が患者の意思に反して治療を行うことは無危害原理と調和しうる。だがここでは，ある患者の行為が第三者に対して危害を及ぼす可能性についても考慮する必要がある。この点を考慮した場合，私たちは善行と職権濫用の可能性との間に境界線を引くという困難な問題に直面することになる。

(2)患者の自律に関する第二の問題は，代理人による意思決定が必要な場合には，この原理を適用することができないという点である。代理人による意思決定は，患者が胎児・未成年者であったり，同意能力がなかったりする場合に必要であるだけでなく，患者が自分の事柄について決定を下さなければならないことに大きな負担を感じる場合にも必要である。自分のことは自分で処すべしという最上位の原則にあまりにも固執することは，場合によっては，患者のもつ弱さ，つまり自分で意思決定ができなかったり，あるいはそれを

はじめから望まないといった患者の弱さを軽視することになるだろう。意思決定をしなければならないということが，いつも患者にとって最善のこととはかぎらないのだ。このような場合，患者に対してどの程度の負担を要求できるのか，ということを良心的に自己吟味することが必要になる。もしある患者が自分で意思決定できなかったり，それを望まなかったりする場合には，治療に携わる者はなるべくその患者の意向に沿った仕方で振る舞うことが求められる。もし患者との共同の意思決定を行うことが不可能な場合には，患者の推定上の意思か，もしくは両親や法的に委託された代理人など，患者の代理を委任された者の承諾が効力をもつ。ここで代理同意人に課せられた責務は，自己の幸福を追求することではなく，自分が代理している患者の幸福を促進することにある。つまりここで重要なのは，配慮の原理である。

以上の問題が示しているように，患者の幸福の原理と患者の自律の原理とは，互いに対立しあうものではない。患者への配慮に基づく行為が，それ自体ですでに患者の自律の制限を意味しているわけではないし，またそれは患者の自律を損なう行為として，そのつど正当化を必要とするようなものでもない。患者への配慮と正しく理解された患者の自律の尊重とは対立しあうものではなく，むしろ互いに調和しあうものである。

　「総じて一般に〈患者の幸福〉と自己決定権との，ある種の均衡性に基づいた行為の規則が提示される。ただし，もし両者の間に対立が生じた場合には，患者の自己決定権の方にある程度の優先権が認められるべきだろう。医師の立場からすれば，多くの場合，患者の幸福という視点がより重要であるが，法的な立場からすれば，患者の自発的意思の観点の方が，明らかな優位をもっている」(Irrgang 1995, 74頁)。

2　患者に対する説明

1　〈患者の意思決定への実存的な援助〉としての医師の説明

そもそも患者への説明義務が生じるのは，患者がたんなる対象ではなく，一

人の主体，自由な意思決定を求められる存在者だからであり，言い換えれば，患者が医師－患者関係におけるパートナーだからである。医療行為は，患者の身体的－心理的な不可侵性に対する侵襲行為である以上，原則的に本人の同意を得ることが義務づけられている。だが同意をすることは，患者が自分の置かれている状況を適切に理解しており，彼が適切な説明を受けていることを前提としている。ある患者の同意が有効性をもつのは，(a)患者に十分な情報が与えられており，かつ (b)患者が自己の内的な自由と結びついた判断能力を十分に有している場合である。まず第一に，患者は自分がどのような状況に置かれているのかを知っていなければならず，しかも患者は自分の意思決定がもたらす結果を評価することができなければならない（いわゆる自己決定のための説明）。その際，医師による説明は，そのつどの重点の置き方に応じて，診断についての説明，治療法の説明，病状経過とリスクに関する説明，予防についての説明などのさまざまな形態に区分される。これらすべての説明形態が，最終的には，患者の自己決定のための説明に役立つのである。第二に，医師の侵襲行為に患者が同意するためには，彼が十分な理解能力を有していることが必要である。だが，十分な理解能力を有しているということは，法的な行為能力を有していることと同じではない。たとえば，年少者がある治療行為に同意する場合のように，患者が法的な行為能力を有していないにもかかわらず，通常の判断能力を十分に有しているような場合も考えられる。もし患者が説明の内容を理解することができない場合，両親や後見人などの法的な代理人が説明を受けなければならない。

　患者に対する説明の意味と目的は，患者がさまざまな生活実践に関する意思決定をする際に，彼らに助言と援助を与えることである。その際，医師は患者に対する配慮，つまり患者の幸福の促進と患者の自律の尊重という二つの原理の間で葛藤することになる。だが，患者の意思決定を実存的に援助するという本来の目的からするならば，そうした葛藤から逃れるために，たんなる医学的な事実の情報提供へと後退するようなことがあってはならない。こうした医学的な事実に関する情報提供は，つねに医師の説明の一部分をなしているにすぎない（もし医師が事実に関する純粋な情報提供へと後退してしまうならば，医

療行為が本来，二つの次元，すなわち実用的な次元と道徳的－実践的な次元を有しているということが忘れ去られてしまうだろう)。医師と患者の対話における基本指針として掲げられるべきは，次の標語である。──〈適切な時期に，適切な場所で，適切な言葉を〉。また，説明すべき内容と範囲に関しては，次の基本原則が重要である。──〈医師による侵襲が緊急であればあるほど説明はより少なく，逆の場合には，より多く説明するべし〉(たとえば，医学的適応のない美容整形手術の場合には，人命救助のための侵襲以上に，可能なリスクについてのより詳細な説明が必要である)。

2 説明のための対話の内容と範囲

医師と患者との間でなされる説明のための対話では，まず何よりも，すべての対話において重要な要素がここでも重要になる。その要素とは，相手とともに真実を見出そうとする意志，正直さ，相手の言うことを傾聴できること，好意的な態度，誠実さである。これらはおよそ対話を成立させるために欠かすことのできない基本的な態度であり，その意味で，それらは医師や患者にとっても重要なものである。

医師による説明のための対話では，まず第一に，医学的な事実，たとえば診断の結果や予後，治療法などが話し合われ，ときには病気の予防法やリハビリテーションの内容についても話し合われる。その際，患者にとっての基本的な関心は，患者個人の予後に関する情報を提供してもらうことである。病気の治療というものは，病気についての一般的な知識を前提しているが，そのような一般的な知識からは，個別的な症例を導き出すことはできない。この問題は決して現代医学に限られた問題ではないのだが，病状経過の統計学的な評価をおもな手法とする現代の医学においては，この問題がよりはっきりとしたかたちで現れている。というのも，こうした統計学的な手法を用いた場合，患者にとっての一番の関心事である患者個人に即した情報の提供は，なおのことされにくいからである。ときには不確実さがつきまとうものの，このような個々の患者の予後に関する情報を提供するためには，それなりの技術が必要になる。その技術とは，特殊なもののうちに一般的なものを見てとる技術(実践的な判

断力）であり，多様な生活連関のなかに置かれた患者の身体的－人格的な状態に関する知識を，医学的な専門的知識へと関連づける技術である。

　さて，次になすべきことは，いくつかの可能な治療法，ないし治療の選択肢について話し合うことである。その際，それらの治療のメリットとデメリット，効果と副作用についても話し合わねばならず，治療を行わない場合に生ずる帰結についても話し合う必要がある（治療に関する説明）。これらの説明をする義務は，ある治療が実験的性格をもつ場合や人体実験を伴う場合には，いっそう必要になる。患者は自己が置かれている状況について知らされる必要があるだけでなく，協力的な態度が必要であること，治療の提案を遵守せねばならないことについても説明を受けなければならず，また，患者自身に危害が及ぶ可能性についても注意を喚起されねばならない（安全性に関する説明）。さらに，患者が置かれている具体的な状況において存在するリスクについても話し合う必要がある。ここでいうリスクとは，すべての侵襲行為に伴うリスクのことではなく，患者に対する強度の侵襲によって生じうる，非常に特殊であるが稀に起こるリスクのことを指している。むろん，こうした稀に起こるリスクを患者に説明することは，患者がそれによって不安に襲われたり，リスクの度合いを誤って評価して，医学的に必要な侵襲を拒んでしまうといった危険性も含んでいる。それゆえリスクに関する説明においては，起こりうる事態を過小に見積もったり，起こりそうにない事態を過大に評価しようとする患者の傾向が十分に考慮されることだろう。また，特に危険で侵襲度の高い処置を行う場合には，それと並んで危険度は低いが，その代わりに効果も少ない処置についても伝える必要がある。以上のようなリスクについての説明は，医療が法制化されつつある現代の傾向のなかで，ますます重要な意味をもっている。というのも，医師の説明不足を理由とした訴訟は，医療過誤を理由にした訴訟以上に，裁判所ではより多くの成功をおさめているからである。またときには予防的な措置，たとえば健康の維持や健康を阻害するリスクの防止，病気の発生の予防や病気の進行の阻止，第三者の保護なども重要になるだろう。これらの予防に関する説明は，予想しうる病気の発生に対して患者が適切な時期に対処できるように，ときには早い段階でなされることだろう。

説明の限界

ある患者の病気について第三者に予防的な説明をする必要がある場合（たとえば第三者に感染する危険性がある場合），その説明義務は医師の守秘義務と対立することになる。だが，もしその病人が，彼によって危険にさらされている人々に何の情報も伝えないことが懸念される場合には，それに関する情報を彼らに伝えることが医師には許されている。このような場合，医師は守秘義務に違反しているわけではない。また患者のもつ受容能力や伝達される内容に耐えられる能力を考慮したときに，伝達をすることがその場面において患者を傷つけることになり，患者の幸福につながらないのであれば，彼に伝達をし・な・い・と・い・う・倫理的な義務が発生するかもしれない（いわゆる治療上の特権）。

　　治療上の特権は職権の濫用につながりやすいため，人々によってさまざまな評価を受けている。患者の自己決定の立場からすれば，それはあくまで例外的なケースに止められるべきであろうし，決して患者に説明をしないことの口実として利用されるべきではないだろう。

ここで医師には，患者の人柄や生活習慣，価値観についてのある程度の知識が必要であるが，それ以外にも，目下の時点で起こりうる可能な事態を適切に評価できる能力が必要である。だが逆に，患者の予後についての情報をまったく，あるいはまだ不十分にしかもっていなかったり，（死に至る病いの場合のように）患者の診断内容について，まだ十分な確信がもてなかったりする場合には，それを患者に正直に伝えることによって，先と同様の問題が生じる。おそらくその診断は正しいだろうと心の底から推測できるものの，まだそれに対して確信をもつことができない場合，しかもそうした事情を患者がいまのところ（まだ）十分に受け止めることができないことが明らかである場合には，患者に伝える情報は部分的なものに止めるのが望ましいかもしれない。また一刻を争う緊急事態のように，対話が事実上不可能な場合には，対話は後でなされるか，もしくは代理人との間でなされるべきである。

3 対話の仕方

患者に即した説明

　医師の説明は病人に対する一つの援助をなしていなければならない。つまり，医師の説明は病人のうちに病いを患う一人の〈人間〉を見なければならない。それによって逆に，医師の方もまた，専門知識をもつ〈人間〉として，まさに〈善き医師〉として，患者から質問を受けることになる。およそ〈善き医師〉というものは，自らの医学的な専門知識を，医師のあるべき基本的態度に根ざした道徳的－実践的な知識，つまり自己の生き方に関わる知識と関連づけようとするものである[21]。善き医師であるように求められるということは，誠実さへと呼びかけられるということである。これが意味しているのは，「たんなる特定の役割からではなく，心から患者と対話する準備ができていること，またこの姿勢をもち続けて，決して患者をさげすむような態度をとろうとしないこと」（Illhardt 1985, 131頁）である。

真実に即した説明

　医師の説明は，たとえ患者の病気が重度のもの，ないしは治癒不可能なものであるとしても，いやまさにそのような場合にこそ，真実に即してなされねばならない。この真実に即した説明は，段階的に分かりやすく，思いやりと配慮に満ちた仕方で行われなければならない。それが目指す目標は，患者が真実を十分に熟慮し，それを自分のこととして受け止められるようになることである。もし医師が患者への思慮深い思いやりからとはいえ，極度の温情主義的(パターナリズム)な態度から説明をあっさりと止めてしまうならば，あるいは逆に，患者の自律を極端なかたちで理解したために，医師の説明が思いやりの欠いたものになるならば，

---

[21] ここで私たちは，医師（Arzt）と医学者（Mediziner）とを用語として区別することができるだろう。事実についての知識を優先させるために，自己の道徳的－実践的な知識や道徳的な基本的態度をないがしろにする者は，せいぜい有能な医学者であるにすぎず，それだけでは，いまだ善き医師であるとはいえない。

医師と患者の関係に欠かすことのできない信頼性の基盤は崩れてしまう。いずれの場合でも，患者は最終的に孤立させられてしまう。たとえ医師が説明をしないとしても，患者が別の仕方で自分の病気の重大さを聞き知ることを防ぐことはできない。さらにそれは患者に対する誠実さという医師の義務にも反することになる。これに対して，患者への思いやりを欠いた説明は，患者の尊重されるべき自律を，患者に対する自己の責任免除ととり違えている。ここで大切なのは，たんに患者のために患者のことについて決定するだけでなく，患者とともに決定することである。

　真実に即した説明は，患者の置かれている状況——病気の程度や重大さ，患者の置かれている情緒的，社会的な状況——を考慮するだろうし，また患者の知ろうとする意欲や理解力についても考慮するだろう。その説明は，診断や予後についての情報を患者に現時点でどの程度伝えるべきか，また伝えてよいか，ということを察知するであろうし，それゆえ現在の状況で，どの情報ならば患者が受け止めることができ，耐えることができるのか，ということを察知するだろう。また助言者は，助言を求める人々のさまざまな不安や過大な要求を察知しなければならず，そのためには一定の心理学的な訓練も必要であろうし，ときには心理学者やソーシャルワーカーを招聘することも必要になるかもしれない。病気が深刻であったり，ときに見られるように予後が不確かな場合，説明はそれに応じて慎重になされることだろう。事実に対する医学的解釈が明瞭なものであればあるほど，また治療の成功の見通しが確実であればあるほど，より詳しい説明をすることができるだろう。これとは逆の場合には，不必要に患者を動揺させる事柄には触れずに，当面の状況にとって重要な事柄のみが伝えられるだろう。病気の告知は十分に整理されたものでなければならず，患者が人生を送っていく上での意義という観点から総合的に捉えられたものでなければならない。病人は病気によってさまざまな苦悩を抱えている。そうした苦悩に関する患者の自己評価と医師による外からの評価は，必ずしも一致するわけではない。重度の病気にかかっている場合だけでなく，病気が軽度の場合でも，患者は自分がその病気をどの程度負担に感じているのか，について尋ねてほしいと思っている。患者は自分の病気を心配しており，医師がこの心配につ

いてはっきりと尋ねてあげることは，すでに患者にとっての有益な一歩をなしている。

　すべての事例に共通に適用しうるような確固たる規則はないにせよ，医師が誰に向かって，何を，どのような仕方で説明するのか，という基本的な問題を考えることは，決して無駄なことではない。たとえば，心気症の傾向がある患者と話すときには，身体的にたくましい患者と話すのとは別の話し方になるだろうし，また医師仲間が患者である場合には，いわゆる医学的に素人の人々と話すのとは別の話し方になるだろう。だが，とりわけこの後者の場合には，一つの危険が待ち受けている。というのも，たとえ病気であるとしても，一人の同僚と関わっているという事実は，たんなる事実的な情報伝達への後退を非常に招きやすいからである。まさにこうした場合にこそ，同僚が陥っている実存的な苦境の状況は非常にあっさりと忘れ去られてしまうか，もしくは頭の片隅に追いやられてしまう。このような場合でも，説明を受ける者は——たとえ医学的に十分な素養をもっているとしても——病いを患う一人の〈人間〉なのであり，そのような病人として実存的な援助を必要としているのである。

傾聴しうること

　医師は，事実に関する情報の提供と患者の意思決定の実存的な援助という二つの課題の間に一定の均衡を見出そうと努めるだろう。だが，この均衡に到達するためには，患者のこれまでの経歴や基本的な人生観，患者の個人的なエートスを知ることが必要になる。医師は高圧的な態度で自分の意見を押しつけてはならず，また自分に向けられた質問に耳を貸さないようなことがあってはならない。とりわけ医師は，相手の言うことを傾聴する技術をもたねばならず，また患者に理解できるような言葉づかいをするように努めなければならない（医学的に素人の人々には，なるべく医学的な専門用語を避けなければならない）。さらには十分に時間をかけ，適切な場所を選ぶことも大切である（たとえば〈大急ぎで〉説明したり，病室で他の患者のいる前で説明したりしてはならない）。患者には情報を知る権利があるが，だからといって，医師はいかなる場合でも，それらの情報を質問もされないのに提供する必要はない。むしろ

医師は，患者が自分から自主的に質問することができるように，患者をいたわりつつ励ますことだろう。病人はいつ，どの程度まで自分についての真実を知りたいのかということについて，ときには比喩的な言い方を交えながら，医師にシグナルを送っているものである（経験上，このことは子供にも成人にもあてはまる）。最後に考えるべき点は，医師が頼まれてもいないのに患者に説明をしてしまい，もはやとり返しがつかなくなってしまった場合に，いかに有害な影響がもたらされるかという点である。

守秘義務

医師と患者の信頼関係は，医師による守秘義務によって支えられている。守秘義務を守ることによって，両者の間にはいたわりの空間が開かれる。そしてこのいたわりの空間のなかで，医師と患者は互いに率直に語り合うことができ，それ以外の仕方では生じえない援助のあり方をともに模索することができる。この守秘性の義務が適用されない例外的なケースとは，第三者の権利が侵害されるか，もしくは脅かされる場合，患者の自傷行為を防ぐ場合，そして個人の保護と社会の保護という二つの利害が対立しあう場合である。

発言内容を解釈する必要性－対話の道のり

人間の知覚はつねに理解的なものであり，何らかの理解の地平のうちに置かれている，ということは一般に認められている。だが，このことは他にもまして，とりわけ説明のための対話の場面でこそ，特に考慮に入れなければならない[22]。一般に患者が聞きとる内容は，彼の期待や不安の地平によって同時に規定されている。したがって患者は，ときに医師が伝えようとすることとは別の事柄を聞きとることがある。たとえば，患者は聞き流したり，聞こうとしなかったり，いま現在聞くことのできない状態にあったりする。そのため聞いた

---

[22] 患者に適切な説明をすることは，多くの情報源から発せられる虚偽の説明（複雑な事象の単純化，マスメディアによる恣意的に取捨選択されたリスク情報の伝達，偽りの希望や根拠のない不安を惹起させること）によって，いっそう困難になる。

内容と考えている内容とが一致しなくなる。また逆に，患者の質問についても解釈が必要である。患者が語ったことは，必ずしも彼が実際に述べようとしたことと同じとはかぎらない。つまり，それは必ずしも彼が意識的，または無意識的に医師に伝えようとしたこと，医師からそのときに尋ねてほしい事柄であるとはかぎらない。このような場合，医師は患者の言うことを言葉どおりに受けとって，患者を誤解してしまう危険性がある。というのも，この場合，患者は重要な事柄をまったく理解していなかったからである。あえて法律上の根拠（説明が不十分だったり，まったくなされなかったために，患者が起こす訴訟の脅威から身を守るといった根拠）をもち出すまでもなく，すでにこのような解釈学的な根拠からしても，患者への説明を（ときには証人を立てて）文書化することがきわめて重要である。多くの場合，説明のための対話は一度だけの面談で済ますことはできないだろう。むしろそれは，患者と共に歩む対話の道のりでなければならないだろう。

文書の使用

　手術前の署名のために文書化された説明用紙を使用することは，倫理学的な観点から見て問題がないわけではない。文書の使用は，患者がときに起こす訴訟の要求に対する法的な自衛策という性格を帯びているが，しかしそれは依然として形式的な手続きの域を越えるものではない。というのも，そこでは患者の理解に関する次のような問題が鮮明な仕方で新たに投げかけられるからである。それはつまり，説明用紙というものは口頭による対話の代替手段にはなりえず，署名するという行為は，それ自体として見れば，署名された事柄を十分理解したことの証明には決してならないということである。

　　この点に関して医師の側からなされる批判は，次のようなものである。「医師のさまざまな団体の法的代理人が推奨する説明用紙は，その内容に関していえば，医薬品に添えられた多くの使用説明書と同様に，我が国の大多数の患者のことを顧みない一方的な法的自衛策であるように私には思われる」(Dichgans 1994, 209頁)。

治療の要望

　特有の困難をもたらすのが，通常ではない治療や医学的適応のない治療を患者から求められる場合，あるいは患者の個人的エートスに基本的に反するような治療や，医学的に見込みのない治療，患者自身を傷つける可能性のある治療などが求められる場合である。ここで注意するべき点は，医学的適応のある治療を拒否することと，医学的適応のない治療を要求することとの違いである。もし患者自身を傷つける可能性のある治療が，本当に患者自身の良心に従った意思決定の現れであるならば，その意思決定もまた尊重されるべきである。

　シェーネ・ザイフェルト（1996）は，もし患者の意思決定に整合性が欠けている場合には，もう一度患者と対話をするように提案している。その後になされた意思決定は，「それが修正されたものであろうとなかろうと，いかなる場合でも受け入れられねばならない」（570頁）。

全体へと指向すること

　患者の意思決定に対する有効な援助は，〈健康であること〉，もしくは〈病気であること〉についての包括的な理解に基づいてなされるだろう。それゆえ，病気をたんなる機能障害や機能欠損とはみなさずに，むしろ患者の病気のなかに，とりわけ一つの実存様式を見てとることだろう。――患者は，世界へ関係したり，他者との相互存在を築き上げるための幾分かの可能性を一時的に，もしくは永久に奪われている。だからこそ，医師との対話においてはつねに，患者がどのような仕方で世界に関わっているかということも話し合われるのであり，決してたんに患者の器官を自然科学的-技術的に治療することだけが問題となりうるわけではない。「対話とは，人間の実存に関わるものであるがゆえに，それ自身，治療の一要素をなしている。たしかに医師は器官を治療することができる。だが，彼は決して器官と話し合うことはできない。言葉はつねに人間全体へと向けられているのである」（Condrau 1975, 75頁）。このように見るならば，患者の気分や世界への関わり方を感じとり，それに理解を示すことは，医師と患者の対話の重要な一部分をなしているといえる。たとえ，さしあ

たってはたんなる〈身体器官の所見〉が重要であるとしてもである。

　患者への説明は医師に対して高い要求を課しているが，日常の医療業務に伴うさまざまな制約（たとえば時間の不足）のもとでは，医師はこのような要求に完全には応じられないことが多いだろう。だがこのことは，自己に課された課題をたえず自覚し続けることを妨げるわけではない。日常の医療業務に支障をきたしていることと，それを回避したりそこから逃避したりすることとは区別されねばならない。これらの回避や逃避をしようとする医師は，患者の自律を必要以上に拡大解釈し，それを自らの口実として利用している。そしてそのことで，自分たちがたんなる医学的な事実の無制限な提供へと後退することを正当化しようとする。このような無制限な情報提供へと後退する医師は，患者の意思決定を実存的に援助するという責務を目の前にして，そこからこっそり立ち去ろうとするものである。だが，こうしたたんなる事実の情報提供という意味での患者への全面的な説明は，説明のための対話が目指している本来の目的に反している。そのような説明は，事実的な情報の伝達を，患者が当然のこととして期待している意思決定の実存的な援助という目的に結びつけるどころか，逆にさまざまな生活実践上の問題に直面している患者を孤立させてしまうことになる。隠しだてのない率直さは，病いを患う〈人間〉を，たんなる目的合理性をもった存在としてしかみなさない配慮のなさにつながる。

共同の対話としての患者への説明

　医師が対話を遂行するに際して必要とされる技術とは，患者に不必要な不安や絶望感を与えることと，患者に誤った楽観的な気分をもたせることの中間の地点を確保することのできる能力である。患者への説明が目指す目標は，患者にとって最善のことをなすことである。だがこうした最善の事柄を見出すためには，次のような困難をそのつど新たに克服していかなければならない。その困難とは，対話をしているどちらの側も，何が最善なのかをはっきりと知ることができないということである。まず，医師の側はそれを知らない。というのも，現代医学のさまざまな制約のもとでは，医師は患者を治療する唯一の者ではないし，また彼は患者に助言を与えることができるほど，患者の経歴を詳し

くは知らないからである。だとすると、それを知っているのは患者の側である、という主張の方が一見すると正しいように思われる。なぜなら、患者は自分にとって何が善いかを最もよく知っているはずだからである。だが、患者の自己欺瞞や実存的な迷いという現象を考慮に入れるならば、そのような主張が議論の余地なく正しいものかどうか、という点については疑問が生じてくる。だとするならば、事態はむしろ次のようなことではないだろうか。すなわち、患者が自分で意思決定できないという場合をさしあたり除外するならば、患者にとって最善のこととは、まずもって医師と患者との共同の対話のなかで問いただされねばならず、それゆえ医師と患者は、各自が自己の生き方と可能性の枠組みをもちながらも、共に同じ道を歩んでいかなければならないのではないだろうか。もしこのことが適切に理解されるならば、病人はたんに健康な人々からの援助を必要とする存在であるだけでなく、そうした対話のなかで、逆に健康な人々を援助する存在にもなることができるだろう。

死にゆく患者との対話

　ここで特有の困難をもたらすのが、死にゆく患者（Böckle 1994を参照）、もしくはその家族と対話する場合である。経験上、こうした対話が患者と医師の間でなされることは稀にしかない。この対話にはとりわけ高い要求が課せられるため、そこにはつねに困難がつきまとう。というのも、この種の対話では明らかに人間存在の全体が問題になるからであり、しかもたんに病人や死にゆく者だけでなく、医師（ないし医師の代わりとなる者）自身の存在の全体が問題になるからである。自己や世界についてどのように理解すべきなのか、自己の存在の起源や死といった神秘的な事柄（そしてその、よくいわれる心的抑圧の問題）にどのように関わるべきなのか、といった患者の問いかけを聞き逃してはならず、このような問いかけが、多かれ少なかれ、対話の進行を方向づけることになる。またここでは、医師の医師としての職業上の自己理解も対話に影響を及ぼす。たとえば治療に効果がなかったとか、病気に負けそうであるとか、死との戦いに敗れてしまったという医師の感情は、対話に影響を与えてしまう。ここで差し迫った重要性をもつのが、はたして患者が他者との共同存在や相互

存在のなかで，自己の人生全体を受け入れているかどうかという問題である。患者が自己の苦悩と死を受け入れ，結局は自分の意のままにならない運命を受け入れられるようになること，このことが対話の目指すべき地平をなしている。医療関係者もまた，死に対するある種のやるせなさの感情に支配されている。だが，医師というものは，「本来，死に立ち向かう兵隊の任務に就いている」（Condrau 1980, 88頁）といった社会的な通念も存在している。また，ここでさらに，医師による機能主義的な病気の理解が対話に及ぼしうる影響も考慮されねばならない。この機能主義的な理解によれば，病気とは「修理が必要な機能障害，生命という機械の故障という位置づけ」をもつにすぎない。そこでは「患者の死とは，せいぜい医師の技量の未熟さを示しているにすぎず，したがって，それは基本的に医師の名誉を傷つける事柄であるにすぎない。ところがこの医師は，自分の研究に邁進するかたわら，死にゆく患者や彼らの死と向き合うことに十分な心構えができていないのだ」（Condrau 1980, 88頁以下）。

　医師はつねに対話の準備ができていなければならず，対話に対して開かれた態度をもち続けていなければならない。ともすると病人は，医師が目前に迫った自分の死を告知するのではないかと怖れていることがあり，そうした場合，彼は医師に対して何らかの合図を送っているものであるが，医師はこのような病人の合図にも気づく用意ができていなければならない。ここでは，病人が自分の置かれている状況について説明を受けるかどうかが重要であるというよりも，むしろ病人がいかに段階的に説明を受けるかが重要であるといえよう。むろん，「病人が自分の生活環境を整えることができるようにと，問われもしないのに病人に死を告知すること」（Dichgans 1994, 211頁）は，医師の責務ではありえない。また医師は，病人にとって望ましい死を迎えられるように計らう責任をもつわけでもない。治療をする医師は，死にゆく患者や彼らの家族との対話において欠かすことのできない責務を担っているが，だからといって，そこで重々しい真実の扉を開けなければならないのがつねに医師であるとはかぎらないだろう。ここでは患者にとって一番身近な人が，そのつどの状況を決めることになるだろう。

　いずれにせよ，患者との対話を避けるべきではない。真の事態を偽った語り

は,「いかなる解決にもなりえないし,なりえなかった。というのも,そうした虚偽の内容を伝えることは,患者が自分の人生の最期の局面に積極的に立ち向かうことをしばしば妨げるからである」(Illhardt 1985, 130頁)。ひょっとすると,ある患者は「これまで過ごしてきた人生全体の意味を発見する可能性をはじめて」手に入れるかもしれない。「この発見に至るには多くの時間を要するが,そのような時間を彼らから奪うことは,決して倫理学的に擁護できるものではない」(Virt 1998, 63頁)。

第6章　治療的実験──人体実験──倫理委員会

1　治療的実験──人体実験

1　医学研究の必要性と一般的な問題

　医学研究は,医学的な実践における学問的水準を維持・向上させるためには,欠かすことができない（Illhardt 1985, 146頁以下を参照）。医学研究が自然科学における実験的に確証された成果を用いるものであるかぎり,診断や治療の技術を改良するためには,統計学的に有意な数の被験者を対象としたさまざまな比較研究をしなければならない。だがそれによって,医学研究は被験者を物のように扱ったり,匿名的な人間として扱ったり,被験者の身体的および精神的な福利を過度に背後に押しやってしまうというリスクを背負っている。ここにある一般的な倫理学的問題とは,患者個人を治療するという責務と普遍的に妥当する認識を求める飽くことなき研究との間にある緊張関係をどのように調停するかという問題であり,言い換えれば,個人の利益と実り豊かな新しい治療の可能性を見出そうとする第三者（現在生きている人々,もしくは将来生きるであろう人々）の利益との間に横たわる緊張関係をどのように調停するかという問題である。

　最もよく用いられる実験の手法はブラインド・テストである。ブラインド・テストは,実験の結果へ主観の影響が入り込むことを最小限に抑えることによって成果をできるかぎり客観的なものにするという特徴をもっている。被験

者たちがどの実験グループに割り当てられるかは偶然に任される。一方のグループでは新薬や新しい治療法が試されるが，もう一方のグループでは試されない（後者の場合には，治療を施さないか，もしくは既存の薬・プラシーボ・比較調剤などを使った治療がなされる）。知識をより確実なものにするために，被験者にとってそれほどよくない治療をわざわざ我慢させるのは（あるいはまったく治療を施さないのは），無危害原理に抵触している。どのグループに割り当てられるかが被験者・患者にだけ知らされていない場合は，単純ブラインド・テストと言われ，医師にもその割り当てが知らされていない場合は，ダブル・ブラインド・テスト〔＝二重盲検法〕と言われる。万が一の場合のために，患者をどこに割り当てたのかの基準が準備されている。研究者によって管理されたブラインド・テストは，たしかに一般的な意味では治療的な目標をもっているのだが，それが科学的な実験方法に従うものであるかぎり，通常の意味での治療的実験であるとは言えない。

(1) 治療的実験（治療的研究）とは，まず第一に患者本人の治療に役立つものである。治療的実験のねらいは，患者の病気の診断と治療，あるいは予防に役立つことである。だがこのことは，治療的実験によって科学的な知識を得るという副次的な効果を排除するわけではない。この研究の側面は個々のケースに応じて異なる比重を占めている。たとえば最後の手段として，まだ認可されていない薬を重症患者に投与することが重要となる場合のように，研究の側面が完全に後方に退くこともあるし，逆に，治療的実験が一連の実験のなかに組み込まれている場合のように，研究の側面が前面に押し出されることもありうる。

(2) これに対して，人体実験（非治療的研究）とは，健常者や病人たちに対して行われる科学的な実験であり，彼ら自身の利益になるものではなく，むしろ他人の利益になるものである。すなわち，それは何よりもまず科学的知識を獲得したり，新しい治療法を開発するのに役立つものであり，場合によっては，後世にも役立つことがある。

ある医薬品を健康な被験者に投与してその適合性を確かめるのは人体実験である。これに対して，既存の薬を使っても効果がない患者にある薬を投与することは治療的実験である。もしある研究計画の目的が，ある薬品のコストを削減することにあるならば，そのような目的からは，治療的実験は生じない。というのも，そこで被験者は治療による直接の利益を何ら得られないからである。

　治療的研究と非治療的研究（治療を目的とした実験と人体実験）との区別は，その明確な境界線をどのように引くことができるか，という実践上の問題が残るにせよ，世界的に認められている。この区別は「世界医師会のヘルシンキ宣言」[23]のなかに見出される。とはいえ，それは「修正前に表明されたものほど，もはや明瞭ではないのであるが」（Taupitz 2001, 2413頁）[24]。また，ドイツ「連邦医師会の〈中央倫理委員会〉による態度表明——〈医学研究における同意能力のない人の保護について〉」[25]には，以下の区別がある。

(1)患者本人にとって直接の利益になる治療的実験。
(2)患者本人にとって将来的に利益になるかもしれない研究。
(3)患者にとっては個人的な利益はないが，患者と同年代の人々，もしくは患者と同じ病気の人々にとっては利益が期待できる研究。

---

[23] 「世界医師会のヘルシンキ宣言」（「ヘルシンキ宣言」）は，2000年にエジンバラで三回目の改訂がなされている（最初は1964年にヘルシンキで採択され，次いで1975年に東京で行われた総会で改訂されている）。この宣言は，人間に対して行われる医学研究という観点から，医師のもつべき職業倫理について書かれた文書である。これは「国際法上の拘束力をもつ審理」を扱っているわけではないが，各国のさまざまな法規に大きな影響を与えている（Taupitz 2001, 2413頁）。「職業に関する各国の国内法だけが，医師たちにこの宣言を法的拘束力のある仕方で遵守するように義務づけることができる」（Taupitz 前掲書, 2414頁）。
[24] 修正前の版では，次の二つの研究が区別されていた。すなわち，一方では「患者にとって本質的な利益になる」ような研究，「医療ケアと結びついた医学研究（臨床的実験）」があり，他方では，「被験者にとっての診断上・治療上の直接の利益がない，純粋に学問的な目的をもつ」研究，すなわち「人間に対する非治療的な研究」があるとされた（上記の表現は，Wiesing編 2000, 117頁以下に見られる）。
[25] Deutsches Ärzteblatt 95, 1998, Heft 15, A 101頁以下を参照。同様の趣旨は，Jahrbuch für Wissenschaft und Ethik 2, 1997, 349-354頁においても表明されている。

(4) もっぱら他人に役立つ研究。

　患者の治療を目的とする治療的実験とそれを目的としない人体実験との境界は，医学実践上はっきりしておらず，そこからこの区別をなくそうと試みる人々がいる。しかし医療倫理学における問題は，両者をそれぞれの類型に正確に区別することが実践上困難であるという点にあるのではない。むしろ問題はそれ以前に，こうした用語を使用していること自体にある。

　フォルマン（2000, 71頁）によれば，一方で〈治療的研究〉という言い方は，あたかもそれがすでに確立された治療法の一つであるかのような印象を与えてしまい，他方で〈治療的〉〈非治療的〉という用語は，研究によって期待される効果に即して区別されているために，研究によってもたらされるリスクの側面が背後に押しやられている。

　人体実験と治療的実験に関する規約は，とりわけ世界医師会の「ヘルシンキ宣言」や欧州評議会の「生物医学に関する人権協約（MRB）」[26]のなかに見出される。

　欧州評議会の「生物医学に関する人権協約」は，人権に関する文書を取り扱っており，これは国際上の法的拘束力をもっている（人権に関する解釈上の問題が生じた場合には，ストラスブールにある欧州人権裁判所に提訴することができる）。この協約にはすでにヨーロッパ会議の加盟国の半分以上が調印しているが，批准しているのは半分以下である。協約は，調印した国がそれを下回ってはいけない〔人権保護の〕最低水準をあらかじめ設定してはいるが，しかし他方では，そこに定められているものを越えた人権保護の規定を取り入れることについては各国の裁量に任されている（このことは，すでに取り入れられている高いレベルの基準が，経済的な理由から引き下げられることがあるのではないか，という懸念を引き起こす）。この協約は，医療倫理学上の問題をほんの一部しか取り上げていない（たとえば妊娠中絶や脳死，安楽死などは取り上げていない）。

---

[26] 正式名称は，「生物学および医学の応用に関する，人権および人間の尊厳の保護のための協約」。これは，*Jahrbuch für Wissenschaft und Ethik* 2, 1997, 286-303頁のなかに記載されている。

世間一般では，この協約はしばしば〈生命倫理条約〉と呼ばれているが，それは誤りである。このように呼ばれることに対しては，権利の倫理的基盤を条約によって基礎づけることなどできない，と異議を唱えることができる。それゆえ，〈生物医学に関する人権協約〉という名称をそのままにしておくべきだろう。

2　治療的実験の倫理学的問題

治療的実験にとって前提となるのは，以下のことである。

(1) 患者に対する治療上の効果と，起こりうる悪影響を踏まえた患者のリスクとの釣り合いがとれていること。さらに，
(2) 説明に基づく自発的な同意を得ること。患者はそれが治療的実験であるという事実について説明を受けなければならない。患者には，(a)これから実施される新たな治療方法のどの点が新しいのか，それについて現在どの程度のことがわかっているのか，ということが伝えられねばならない。また(b)今まで行われてきたさまざまな治療法と，それらの効果とリスクの関係についても，情報が提供されなければならない（従来の治療法で十分に治療することができる軽症の患者たちに高いリスクを伴う治療的実験を実施することは正当化できない。また自明なことであるが，ある患者が治療的実験を拒否したとしても，そのことで担当医との関係が損なわれるようなことがあってはならない）。また，薬剤や医薬品を臨床で試すためには，倫理委員会の承認が必要である。

3　人体実験の倫理学的問題

人体実験にとって前提となるのは，以下のことである。

(1) 医学研究の客観的な必要性。その際，(a)すべての人々の福利という観点から見て，実際にその研究目的が緊急の必要性をもつのかどうか，ということが吟味されなければならない。

はたして研究の目的は，本当に社会全体の利益に寄与するものなのだろうか。あるいはむしろ，自分の研究を優先することや，学問的キャリアを積むことが必要だという理由で行われているのだろうか。〈研究によってもたらされる高次の利益〉とは何だろうか。〈高次であること〉は，決して確固とした基準ではなく，社会のそのつどの価値評価に即して測られるものであり，この社会の価値評価は，あらゆる批判から免れているようなものではないのである。人道的な利益と経済的な利益とはいかなる関係にあるのだろうか。頻繁に起こる病気と非常に稀にしか起こらない病気とでは，どちらが重要なのだろうか。主に貧しい国で流行している病気は，問題として取り上げられるのだろうか。

さらに，(b)これから実施される予定の実験が学問的に見て標準的なものであるのか，それ以外の選択肢がないのか，ということについても検証されるべきである。すなわち，目指している研究の目的が人体実験という方法でしか達成できないのかどうか，ということが問われなければならない。
(2) さまざまなリスクを見積もり，被験者が負担に十分耐えられるかを確かめ，それらのリスクと研究目的のもつ相対的価値との関係を比較考量しなければならない。ここでは一方に，実験の必要経費や被験者の耐久力，負担といった要素があり，他方に，社会全体の福利と個人の福利に対して期待できる効果がある。この両者の間のバランスをうまく保つことが重要である。社会にとっての利益が大きくなりさえすれば，被験者にとってのリスクがどれほど大きくても許されるというわけではない。被験者の福利は社会の利益に優先されるのである。

「ヘルシンキ宣言」(Edinburgh 2000) には，以下のように記されている。「ヒトを対象とする医学研究においては，被験者の福利に対する配慮が科学的および社会的利益よりも優先されなければならない」(第5条)。

(3) 人体実験を実施する際には，被験者に説明をした上で，被験者から文書による同意を得ることが必要であり，しかもその同意はいつでも取り消すこと

ができるものでなくてはならない。〔被験者には〕人体実験に参加しなければならない義務も，社会が参加を促す権利もないのである。しかしながら，人体実験に自ら参加を申し出ることは，倫理的に高く評価されるべき連帯行為である。被験者に説明をする際には，その説明は，人体実験であるという事実の説明（治療的実験であるといった口実を使ってはならない），実験の対象の提示，起こりうる副作用と予防的な措置に関する説明を含んでいなければならない。被験者の承諾はあくまで明確に限定された当該の実験に対してなされているわけであるから，被験者がその実験に同意したからといって，他の類似の実験も行ってよいということにはならない。もし検査技術上の理由から，どうしても実験を続行しなければならない場合には，患者に対して，その新たな状況について情報が伝えられねばならず，その上で患者がその実験に同意するかが改めて尋ねられなければならない。人体実験は，倫理委員会による承認と監督を必要とする。

　欧州評議会の「生物医学に関する人権協約」の第16条では，人間に対する研究が満たすべき要件が次のように定められている。——それを行う以外に選択の余地がないこと，被験者のリスクと研究に期待できる効果との間に不均衡がないこと，倫理委員会による認可を受けていること，（安全性について）適切な説明をした上で，被験者からの書面による同意を得ていること，しかもその同意はいつでも自由に撤回できること。

　人体実験の場合，被験者に説明することと，被験者から自発的な同意を得ることがとりわけ重要であることは明白である。というのも，人体実験というのは被験者を他の目的のための手段として利用することであるが，それは被験者からの自発的な同意によってのみ相殺されるからである。それゆえ，干渉されやすい立場に置かれた人々や同意能力が限られている人々（いわゆる〈保護下に置かれた人々〉，たとえば，精神障害者，子供，施設収容者，囚人，兵士など）に人体実験を行うことは，連帯性にかかわる倫理的な根拠から全面的に廃止するべきである。むろん，ときには例外があることを否定するわけではないが。

4 適切な説明をすることの難しさとその危機的状況

　被験者にできるかぎり詳細に説明することの難しさは次の点にある。たとえば、医師に管理されているブラインド・テストの場合に、被験者にはわずかな情報しか与えずに、できるかぎり幅広い同意を要求しなければならない場合がある。このような問題に直面したときにも、医師はなお被験者の自発性と偏りのない判断を保持しなければならないのである。「被験者の自由が保証される可能性が少なくなればなるほど、その実験方法に対する倫理的、法的な懸念がますます大きくなってくる」(Illhardt 1985, 148頁)。

　被験者への適切な説明が危機的状況に陥るのは、研究の利益と無危害原理とが対立しあう場合である。そのことによって被験者には、（多かれ少なかれ意図的な）圧力が加えられる可能性がある（たとえば、興味をそそるような金銭的見返りをちらつかせる場合など）。倫理的には、説明を行う医師は、研究による利益（たとえば、職業上の成功という利益）と患者を治療する責務との間の緊張関係のなかに置かれているのだが、このことは医師が次のような問いに答えることをとりわけ困難にする。――はたして医師は自分に身を委ねている患者の幸福のために尽くしているのだろうか、だとすれば、どのようなかたちで尽くしているのだろうか、それとも医師の説明は患者を戦略的に操作することへと変質するものなのだろうか、という問いである。他方で、多くの被験者にとっては、人体実験へ参加することは、それ以外の仕方では（どのような理由であろうとも）アクセスすることのできなかった医療サービスにアクセスできることを意味しうる。とはいえ、〔医師と被験者の〕精神的、社会的な依存関係は排除されなければならない。というのも、そのような依存関係は、被験者による同意の自発性を損なうものだからである（たとえば、相手への好意から同意してしまったり、相手の関心を失うことへの不安から同意してしまう場合）。

　参加者たちは、自分たちには内容を見通すことのできない実験に参加する義務があるわけではないし、また社会が彼らにこのような参加を促す権利があるわけでもない。病人が実験に参加する場合には、比較のために、彼らに対して安全性の実証された薬や通常の治療を差し控える場合もありうる。しかし、そ

れらを差し控えることが患者にとって不利益を意味するのであれば，倫理学的な根拠からしても，彼らには実験に参加する責任が何らあるわけではない。というのも，もしより善いことが自由に手に入るのであれば，誰に対してであれ，より悪いものを強いることは許されないからである。およそ参加することへの同意は，自分がより善いものの発見に携わっている，という善良な信念のなかでなされるものであるから，医学の進歩という利益の観点から，彼らに対して，不十分な，もしくは不適切な治療を承諾させることは，本来の意味での同意とは言えない。

5　データの保護と保険による保護

公平性という理由からしても，被験者には保険による十分な保護が与えられるべきである（賠償責任保険だけではなく，本人の過失に関わらない損害保険も必要である）。倫理学的に考察するならば，被験者に対するこのような保護措置をすべての医学研究に適用することも十分考えられるだろう。さらにまた，被験者の個人データをいかに保護するかという問題もある（たとえば，プライバシー領域の保護，差別からの保護など）。医学の進歩というものは，個人情報へのアクセスが許される理由となるのだろうか。これについては，一般的で明確な解決はないだろう。せいぜい，いま何を実行することができ，何をすることが望ましいのかということについて，そのつどコンセンサスを見出していくしかないだろう（Illhardt 1985, 149頁）。

6　同意能力のない人に対する治療的実験と人体実験

同意能力のない人に対して治療的実験を実施する場合には，それに付随する倫理学的問題は，人体実験の場合に比べればまだ少ない。

「生物医学に関する人権協約」の第6条では，次のことを定めている。——同意能力のない人に対する医学的介入は，それが「本人に直接の利益になる場合にのみ」行うことが許される。未成年者の場合には，代理人（法定代理人，裁判所，法的人格，しかるべき委員会）による同意が必要である。未成年者の意見は，その年齢や成熟度に応じて

適切に考慮されなければならない。同意能力をもたない成人の場合にも，そのような代理人による同意が必要であるが，できるかぎり本人も同意の手続きに参加しなければならない。

未成年者に対する治療的実験

同意能力は法的な行為能力と同一視することはできないが，それは患者の実際の心理的，精神的な成熟度に即して測られる。年齢に応じてそれなりの成熟を遂げている（16歳から18歳の）青少年の場合には，同意能力を想定することができるだろう。もし彼らが，説明の対話のなかで話されている内容や医学的侵襲の意義，方法，そのリスクと効果の関係などについて正しく理解したり，評価したりする能力をもたない場合には，後見人，もしくはその法定代理人の同意が必要である。しかしこのことは，同意能力がない人（たとえば子供）が対話に加わることを否定するものではない。心理学的な理由からしても，そのような対話への参加は望ましいものである。だが，代理的な同意が必要であるからと言って，その代理人には，現在の科学的水準にふさわしい医学的適応のある治療措置を，同意能力のない人に施すことを拒む権利があるわけではない（たとえば，代理人の宗教上の理由から，もしくは代替療法を信じているという理由から，治療を拒否しようとする場合）。場合によっては，司法的な決定による同意が必要なときもある（緊急の場合には，司法上の承諾もなくてよい）。このような司法的手続きが倫理学的に正当であることは，〈およそ人は自分の良心の根拠を他人に押しつけることはできない〉という主張によって根拠づけられる。意思決定における私の自律は，自分自身の治療を拒む権限を私に付与するが，第三者の治療を拒否して，彼らに危害を与える権限までも私に付与するわけではない。

精神病患者への治療的実験

精神病の患者の場合にも，一般的には彼らから治療への同意を得ることが必要だが，精神病では，多くの場合，同意能力の欠如と自己の病気に対する無理解そのものが，病気の特徴をなしている。患者の病気の程度をどのように評価

するかは，根本にある病気の概念をどのように理解するかにかかっているだろう。

はたして患者のどのような発言や態度が精神障害の現れと見なされ，どれがそうでないのか。狭義の精神病概念は，患者の自己責任能力を重視しており，そこでは患者の意思表明は，むしろ患者の内面の自由に根ざしたものと見なされている。したがってこの場合，患者は比較的容易に治療を拒否することが許されるだろう。これに対して，より広範な精神障害を含む広義の精神病概念では，配慮の原理の観点から，医師の責任がより重視される。患者に（自殺などの）危険がある場合や患者自身が第三者に危害を与えそうな場合には，患者の同意なしでも，あるいは，患者の同意に反してでも治療が指示される。というのは，このような場合，そうした治療は患者の保護に役立つものであり，患者からは後で同意が得られると想定できるからである。ただしその際，患者に対する治療は，先のような非自発的，反自発的な治療の原因をなしていた病気を治療することに限定される。治療がそれ以外の病気に関わる場合には，患者から再度同意をとることが必要であり，患者に同意能力がない場合には，後見人，もしくは患者の法定代理人の同意が必要である。患者の法定代理人は，提案された治療処置が本人の幸福に役立つかどうか，またどの程度まで役立つのかを，配慮のエートスに基づいて良心的に吟味する義務がある。

また精神病患者の家族のなかには，患者との共同生活に時に大きな負担を感じ，一時的に休養を必要としている家族もあるが，そのような家族の事情を，患者を入院させる際にどの程度考慮に入れるべきか，という問題がある。だが，この問題を判定するのは困難であり，それは個々のケースに即して判断しなければならない。

同意能力のない人に対する，他人の利益を目的とした研究

医療倫理学上，とりわけ問題になるのは，同意能力のない人（乳児，子供，精神病患者，認知症の患者，意識のない患者）に対する研究を本人以外の人々の利益のために行うことである。そのような人々に対する，もっぱら他人の利益のみを目的とした研究は，先に述べたいくつかの理由から倫理学的に支持さ

れない。しかし，他人の利益を目的とした研究のなかでも，患者自身は利益を得られないが，患者と同年代の人々や患者と同種の病気にかかった人には利益になりうる研究については，どのように考えるべきだろうか。その場合には，第三者の利益のために患者を手段として利用していることになるのだろうか，それとも，こうした研究を断念することは，未来の人々に対する援助を無責任な仕方で断念することを意味しているのだろうか。特定の集団にとっての有用性は，個人の道具化を意味するのであろうか。

　同意能力のない人への人体実験については，さまざまな評価がなされている。一方でそうした実験を否定する人々は，それが人間の尊厳の侵害，あるいは社会的に弱い立場に置かれた集団への不当な搾取につながることを引き合いに出す。もし人間の尊厳に対する尊重が本人の自発的な同意を要求するのであれば，他人の利益のために本人の同意なしに身体の不可侵性への干渉が行われた場合には，被験者の尊厳は傷つけられる。こうして被験者は，他の目的のための手段とされるのである。他方，同意能力のない人への人体実験を支持する人々は，およそ他人の役に立つ医学研究を断念することは，未来の人々への援助を断念することに等しく，それゆえ，未来の患者のための治療を取りやめることに等しい，ということを引き合いに出す。

　だが，このように賛成論と反対論をたんに抽象的に対置させることは，事態を明確にするためにはほとんど役に立たない。なぜなら，問題を正確に考察することこそが重要だからである。ここで他人に役立つ医学的研究を無条件に禁止することは，患者に対する治療上の効果をあたかも至上の命令のごとく引き合いに出すのと同じくらい，あるいは，ごく一般的に研究の自由を引き合いに出すのと同じくらい役に立たない。たとえば，小児科医療で他人の利益のための研究がどれほど必要とされているかを考えてみるとよい。このことに関して，「生物医学に関する人権協約」や「ドイツ中央倫理委員会の態度表明」のなかで示されていた以下の規定は，倫理学的に擁護しうるもののように思われる。

　「生物医学に関する人権協約」の第17条によれば，同意能力のない人に対する研究は，それが第16条の要件を満たしており，かつ，被験者本人に対して健康上の潜在的な利

益をもたらす場合，そしてそれに代わるいかなる代替法も存在しない場合にのみ原則的に認められる（第16条については，本書第6章113頁を参照のこと）。また，第17条の第2項には，同意能力のない人に対する，他人の利益のための研究に言及した例外規定が含まれている。それによれば，このような研究は以下の場合にのみ許容される。(1)その研究が被験者本人にとって役に立つものである場合，あるいは，その研究が被験者と同年代の人々や，被験者と同じ病状・同一の障害状態に置かれている人々にとって役に立つものである場合，(2)その研究が被験者に対して「最小限のリスクと最小限の負担」しか課さない場合。

同意能力のない人に対する非治療的研究が許されることの倫理学的な根拠づけは，論者によって異なるところにアクセントが置かれている。それは，研究による利益と最小リスクとの関係が容認しうる範囲内であることを論拠とするか，もしくは被験者が研究に前向きであると推測しうることを論拠とするかのいずれかである。ただし両者いずれの場合でも，厳格に定められた条件の下でのみ許容されることには変わりがない（『生命倫理学事典』第2巻235頁；Siep 1999；Honnefelder 1997b, 310頁以下を参照）。

以上の議論を要約すると，この研究が許される条件は次のようになる。

(1)研究は先に挙げられた集団に対してのみ実施することができる。この研究は被験者と同等，もしくは同年代の集団にとって役に立つものであり，また被験者と同じ病気や障害をもっている人々，被験者と同じ状態に置かれている人々にも役に立つものである（たとえば，同意能力のない人だけがかかる病気の研究など）。
(2)研究によるリスクや負担も最小限であること。

　ドイツ中央倫理委員会は，最小限のリスクの例として，以下のものを挙げている。——〔侵襲的措置を行わざるを得ない場合でも〕，体液や組織の採取をできるだけ少量にすること。また超音波法や組織の経皮測定のような特定の〔非侵襲的な〕身体検査

を利用すること，行動観察やアンケート，インタビューのような特定の心理学的調査を行うこと（「中央倫理委員会による態度表明」1997, 352頁）。

(3) 被験者の法定代理人による同意，部分的に同意能力がある被験者による同意，法的な意味での同意能力はないが，心理的な面では同意能力をもっている被験者による同意のいずれかがあること。
(4) 社会的に弱い立場に置かれた集団への長期にわたる搾取を防ぐために，研究は倫理委員会によって承認を受け，監督されなければならない。

　自然科学的な手法を用いる現代医学は，次のような容易に解消できない緊張関係のうちで展開されている。すなわち，一方には医師と患者の間の信頼関係があり，また，なるべく高い効果と少ないリスクの治療を受けたいとする患者本人の利害がある。そして他方には，なるべく多数の参加者を必要とする現代医学の研究方法があり，また医学の進歩に対する利害がある。現代医学は，これら二つの間の緊張関係のうちで展開されているのである。科学的に実証されていない知識を利用するのは倫理学的に問題があるが，そうした知識を科学的に確証することにも倫理学的な問題がつきまとう。しかし，もし研究をまったく断念しようとするのでないならば，この緊張関係を一面的な仕方で取り払ってはならない。むしろこの対立は，価値あるものについての比較考量という仕方で調停されなければならないのである。長い目で見れば，個人の利益は医学の進歩によってのみ，すなわち，未来に生きる人々の利益を顧慮することによってのみ，守られるのである。

2　倫理委員会

倫理委員会の設置と審査

　現代医学は自然科学的方法を用いており，そのため患者の幸福を促進するという原理，ないしは無危害原理と衝突してしまう。倫理委員会[27]を設置することは，こうした現代医学の構造と関係がある。学際的な構成員からなる倫理委

員会は，いつの間にか，多かれ少なかれごく当たり前の制度とみなされるようになった。はじめのうちは，専門家によって構成された委員会が，医学研究に関するアドバイスやチェックをするという考えで創設されたのだが，時が経過するにつれて——新しい医療行為の可能性やそれに結びついた個人倫理的，ならびに社会倫理的な問題が生じたために——学際的に研究するグループの設置が必要となった。このグループには，医師と並んで，法律家，哲学者，道徳神学者，看護職の代表者が含まれており，ときには患者の代表者も含まれている。

倫理委員会は，ときとして極端に異なった評価を受けることがある。たとえば，ある人にとっては，倫理委員会は飽くことなき研究への意志を道徳的に抑制するために必要なものであり，別の人にとっては，倫理委員会は良心的な意思決定を引き受け，患者側からの権利要求に対して医師たちを防衛するためのものにすぎない。倫理委員会に対するこのような極端な評価は，医療倫理学が陥っている一般的なディレンマを反映している。そのディレンマとは，研究を推進しようとする誘惑に直面して，医療倫理学がもはやその規範的ー批判的な機能を失っており，いずれにしても行われることになる研究を後から正当化するものになりさがってしまう，というディレンマである。多くの人々にとって，倫理学は依然として研究の妨げになるものであり，研究者の自己責任に訴えかけることの方がよりよい解決策だと思われているのである。

倫理学は研究にとっての妨げでしかない，といった反論をする技術万能主義者に対しては，研究とは決して価値中立的なものではなく，人間の活動としてつねに倫理学的な観点からの評価を受けなければならない，という点を指摘する必要があるだろう。研究の自由ではなく，人間の尊厳を尊重することこそが最上位の原理である。さらに指摘すべきことは，研究者は，科学者としてではなく，それ以前に一人の人間として道徳的に正当化することのできない行為を行ってはならない，ということである。

---

[27] 倫理委員会が審議すべき課題を立てる際に，重要な拠りどころとなるのが「ヘルシンキ宣言」である。

また研究者の自己責任に訴えかけることは，次の二つの意味に解釈できる。

(1) もし研究者の自己責任というものが，最終的に各人は自分で自分の行動に責任をもち，自分の良心に従うべきである，ということを意味するならば，この考え方には（ここで述べられている一般的な意味では）賛成することができる。もちろん，そこで忘れてはならないのは，良心をもつことは〈良心をもとうと意欲すること〉も含んでいるということである。つまり，良心を陶冶することとしかるべき専門知識を習得することもまた同じく良心に関する義務である。

(2) だが，もし自己責任に訴えることが，〈研究者に自己責任さえあれば，倫理委員会やそこでの倫理学者との共同作業，法的な規制などは不必要である〉という風に理解されるのであれば，事態は問題を含んでいる。たとえ研究者の自己責任が不可欠であるとしても，それは研究上の枠組みとなる規則にとり代わることはできないし，またそれは，科学的な研究計画が倫理学的に正当であることの明確な根拠づけを代行しうるものでもない。枠組みとなる規則が防がなければならないのは，職業上の成功を求める思考が，研究の道徳的な正当化の問題を凌駕してしまうという事態である[28]。また，研究者の道徳的な誠実さに関して言えば，それは自分の研究計画を倫理学的に根拠づけるという義務から研究者を解放するものではない。ところがこれとは反対に，――残念ながら歴史が示しているように――研究者にあっては，科学の領域において良心の咎を感じないことと，日常生活において道徳的に誠実であることとがうまく両立しているのである。委員会では，倫理的に重大な研究計画については，倫理学の事情に関しても見識のある研究者が判定しなければならない，という事実に留意しなければならない。また，研究者には，ずさんなルーチンワークに陥りやすいという傾向や，倫理的に重大な事柄であるにもかかわらず，後になってその重大性を取り去ってしまうといった傾向も

---

[28] 規則に違反する人々がいるという事実は，このことに対する反論にはならない。それはせいぜい，規則の遵守をより実効的な仕方で監視する必要があるということを意味しているにすぎない。

ある。このような場合，もしくはこれと類似の状況にある場合には，今後とるべき方向を決めるために，自分を振り返って反省してみることが不可欠である。

倫理委員会の課題

　倫理委員会の効果に対する期待は，高すぎても低すぎてもいけないだろう。もし期待が高すぎる場合，倫理委員会には，社会全体にとって重要な，倫理上の根本問題を議論するという課題が課せられることになる。しかしそれは，倫理委員会が携わるべき本来の課題ではない。なぜならば，そのような問題は「社会全体の文脈のなかで議論され，そうした文脈のなかで法的・政治的にも責任が問われるべき問題だからである」(Luf 2001, 1974頁)。このような高い期待のもとでは，倫理委員会にはすべての責任が押しつけられる危険性がある。その場合，人々は「倫理委員会へと権限を委譲することによって，巧みではあるが許されない仕方で，そうした社会的・政治的責任から免れようとする」(Luf 前掲書, 1974頁)。それに反して，期待が低すぎる場合には，人々は〈倫理委員会〉を名ばかりのくだらないものと考え，委員会の活動を純粋に法的な決定事項だけに限定することを望むようになる。むろん，このような立場をとる人々が「倫理学的な問題設定をほとんど理解していない」ことは明白であり，また彼らが「一般的な場面でも，（倫理委員会のような）個別的な場面でも，法的な決定能力をあまりに過大評価している」(Luf 前掲書, 1976頁) ことも明白である。

　倫理委員会は幅広く多彩な課題を抱えているが，なかでも援助と助言という二つの主要課題をもっている。ここでいう援助と助言とは，次のようなものである。

(1) ある〔医療に関する事柄について〕責任をもつ人々が倫理学的な能力を活用する際に，彼らに援助と助言を与えること。
(2) 人々が広範な合意に基づいて意思決定の方向を見出そうとする際に，彼らに援助と助言を与えること（たとえば，さまざまな倫理学的観点を提示した

り，さまざまな倫理学的な議論を提起して，それらを吟味すること）。これらの課題は，委員会の開かれる場所に応じて異なる形態をとる（中央のレベルか地方のレベルか，病院内か，研究機関の内部か，医学部においてか，医師会においてか，製薬会社においてか，政治的な委員会においてか，など）。今日，倫理委員会に課せられた課題は，〔医療関係者が〕個々の意思決定やメディカル・ケアの方向を見出すに際して援助や助言を与えることや，医療制度にまつわる現在の医療倫理学上の諸問題に関して人々が一定の立場をもとうとする際に，彼らに援助と助言を与えることから，研究の企画をチェックすること（たとえば，人間に関する研究，新たな医薬品の試験，新たな医療器具の導入などの企画を吟味すること）にまで及び，果ては，立法に関する諮問を請け負うことにまで及んでいる。通常は，新薬のテスト，新しい医薬品や新しい治療法のテストが問題とされる。倫理委員会は，多元的な価値によって構成されている社会のさまざまな制約の下で，人々が透明で，できるかぎり公正な決定を下すための手助けをしようとしているのである。

倫理委員会は法律違反を防がねばならないが，それは〔医療関係者が〕自己の行為を正当化するための最終法廷ではないし，そこでの決定に従いさえすれば，患者の要求に対しても，自分自身の身を守ることができるというわけではない。そのつどの自己の責任は，倫理委員会での多数決の判断を引き合いに出すことに置き換えられるわけではない。委員会は責任を引き受けてくれるわけではなく——それはただ倫理的・法的な判断にとって重要なすべての観点を指摘しようとするにすぎない——，また多数者による意思決定が，ただちにある事例についての道徳的に正しい判断を保証してくれるわけでもない。

倫理委員会の構成に関しては，医学的な研究計画がそこで議題にされているからと言って，不釣り合いに多くの医療関係者がメンバーとして加わることは，決して正当化されることはない，という点が留意されるべきだろう。というのも，医学的な専門知識と倫理学的な専門知識とは，そもそも同じものではないからである。したがって，哲学者と哲学の専門知識に通じた神学者とが委員会のなかに加わることは是非とも必要である。倫理学者は，人間としての人間に

関わる事柄の代弁者として，しかるべき委員会の議論の水準を引き上げるように配慮しなければならない。さらに委員会の構成は，〈研究－経済的支援－監督〉の連関を切り離すという原理に従って，もしくは個人的利害・経済的利害・学問的利害の三つの利害の絡み合いを解きほぐすという原理に従って進められなければならない（研究の企画に直接の利害をもつ者が，その企画の倫理学的な正当性について何らかの決定を下すことは許されないし，また彼らは，たとえば特定の企業への関与や株所有といった，研究プロジェクトと経済的に関係している事柄についても公表しなければならない）。

　改訂された「ヘルシンキ宣言」の第22条は，説明すべき項目として，明確に次のものを挙げている。──「経済的援助の資金源，起こりうる利害の衝突，研究者の関連組織との関わり」。

　倫理委員会が有効に機能する場合にもたらされる好ましい効果とは，それによって，すべての関係者たちの従事する仕事が透明性をもつという点であろう。それは，次のような二つの信頼を取り戻すことにつながることになるだろう。

(1)研究者とその仕事に対する一般の人々の信頼を取り戻すこと。──研究者たちは，その信頼を失うことに対して責任をもっている。そして，
(2)研究者たちの自分らの仕事に対する信頼を取り戻すこと。──研究者たちは，もはや学問に対する目に見えない敵意が蔓延している雰囲気のなかで仕事をする必要はなくなるだろう。

　それゆえ，通常の研究企画の規模をはるかに越えた，問題をはらむ巨大プロジェクトについては，それが倫理的に支持できるかどうかについて，公共で議論することが不可欠である。この点については，学問に関する報道が重要な仲介の役割を果たしてくれる。ネガティブな結果をもたらしそうな研究企画に関しても，それらの情報が一面的に操作されることを防止するために，情報を公開する義務を果たすよう喚起するべきであろう。

改訂された「ヘルシンキ宣言」の第27条では，ネガティブな研究成果について次のように明言されている。「著者および刊行物の発行者は，さまざまな倫理的な義務を負っている。研究結果を刊行する際には，研究者は結果を正確に伝えることが義務づけられている。ネガティブな結果も，ポジティブな結果と同様に公開されるべきであり，もしくは，何らかの別の方法で一般の人々に入手可能でなればならない。この刊行物のなかには，資金援助の財源，関連組織との関わり，および可能性のあるすべての利害関係の衝突が明示されていなければならない」。

第7章 予測医学

1 予測的診断

1 予測医学の可能性

　予測医学[29]のねらいは，ある人の病気の進行を予測することである。広義の予測医学では，患者の健康状態や余命を予測したり，特定の生活様式が健康に危害をもたらすリスクを予測すること，また予防措置の可能性を検討することが重要となる。狭義の予測医学では，明確な病気の徴候が現れる前に，あらかじめ病気になるリスクを診断すること（発症前診断）が重要となるが，これは人類遺伝学によって可能になったものである。この（狭義の）予測医学の発展の出発点をなしているのは，病気の特定の徴候や発病，または障害が遺伝子によって制約を受けているということの認識である。その際，単一遺伝子病*と多因子遺伝病**とが区別されなければならない。

　単一遺伝子病——これは数としてはきわめて少ない——の場合，環境要因と

---

[29] 予測医学は予知医学と同義である。ドイツ語のprädiktivはラテン語のpraedicere（予測する，予言する）に由来する。
* 遺伝病は環境要因と遺伝子の相互作用によって発病することが多いが，なかには環境要因とは無関係に発症するものがある。このうち，一つの遺伝子に重大な異常が存在し，ほぼ100％の確率で病気が引き起こされるものを単一遺伝子病と呼ぶ。
** 多因子遺伝病とは，複数の遺伝子と環境要因（具体的には，食事，運動，ストレス等の個人のライフスタイルによる要因）が関与することにより発症する遺伝病の総称である。

は無関係に，特定の遺伝的素因がその表現形としてある特定の徴候や病気を発症させる。それらの発症は人生の早い時期に生じることもあるし，遅い時期になってはじめて生じることもある。これに対して，圧倒的多数を占める多因子遺伝病は遺伝的要因と（既知の，あるいは未知の）環境要因との相互作用によって生じるが，その際の遺伝子間の相互作用については今のところほとんど分かっていない。多因子遺伝病の場合，単一遺伝子病と同じ精度で病気になるリスクを診断することはほとんど不可能であり，これはいまだ予測的診断とは言えない。

2 予測医学全般の倫理学的問題

　予測医学の倫理学的な根本問題は，病気が発症することを知っているにもかかわらず，その人を援助できないという点にあり，言い換えると，診断可能な事柄と医学的援助として実際にできる事柄（予防や治療）とが一致しない点にある。つまり，治療できる範囲を超えて診断がなされるのである。予測医学の倫理学的問題は，次の三つの点に関わる。

(1)予測的診断の適応（診断の目的，知識を得ることの正当化）
(2)診断によって得られる知識の取り扱い方（〈情報の自己決定〉）
(3)診断によって得られた知識から引き出される実践的帰結

　診断によって得られる新しい知識は，一方で予防と治療の新たな可能性を期待させてくれるが，他方では，診断結果に対して〈過敏な人〉や〈型にはまった対応しかできない人〉を不安にさせる。
　予測医学の成功の見込みとリスクは，個々人に関わると同様に，次世代の人々にも関わる。予測医学の診断は，たいていの場合，ある病気や奇形がどの程度の蓋然性において発現するか，という言明のかたちをとる。病気の素質を早期に診断することは，ときには病気の予防や治療につながり，適切な生活を送ることによる病気のリスクの減少や，疾病素因が子孫に遺伝することの防止にもつながる。場合によっては，遺伝子解析が患者の恐怖感を根拠のないもの

として取り除いてくれることもあるかもしれない。ただし，予測医学というものは，個々人に対する医学的な予防的配慮という関心と，優生学上の関心，もしくはそこにもち込まれる誇張された健康像の倫理的緊張のうちで展開されている。倫理学的に見れば，治療上の予防措置が選別のための手段として用いられないように注意する必要がある。たしかに優生学は目新しいものではないし，予測医学に特有のものでもない。とはいえ，予測医学には，人間をその遺伝的な構造から説明しようとする生物学者の人間解釈を助長する可能性があるし，将来病気になる可能性のある人々を健康な人々から排除して，〈遺伝子の優劣〉による差別を行うことを助長する可能性もある[30]。

　医学的な病気理解と人間理解とは互いに条件づけあっている。人間をその遺伝的な構造へと還元することは，病気に関する規範的－実践的な概念をその技術的－実用的な概念に置き換えることに対応しており，このことがさらに健康・病気・障害に対する社会の態度にもしかるべき影響を及ぼす。その場合，病気というものは遺伝子に由来する欠陥であり，しかも社会に対して何らかの弁明をしなければならない欠陥となる。そうなれば，社会は遺伝子に由来する病気を引き起こしにくい環境条件を整えるといった課題にあまり取り組まなくなるだろう。そのような社会では，むしろ病気になるリスクをもっているだけで，その人は危険人物になってしまうだろう。

2　遺伝カウンセリング

　診断によって得られる知識が増加するにつれて，新たな医療行為の可能性や新たな意思決定の状況が開かれるが，これらに対処するためには広範囲にわたるカウンセリングが必要となる（Wolff 1997；Haker 1998を参照）。カウンセリングを利用するきっかけとして最も多いのは，すでに遺伝病や遺伝的な障害

---

[30] 鎌型血球病の実例を参照するとよい。この病気は遺伝子の欠陥に起因する病気であり，主として黒人の人々に発症する。この病気はときとして死に至ることもある。「その家族にどれほど細心の注意を払って接したとしても，予測的診断は将来病気になる人を健康な人から除外する危険性をはらんでいる」（『生命倫理学事典』第2巻43頁）。

が現れている場合や，そのような病気や障害ではないか，と相談者が危惧している場合である。遺伝カウンセリングは相談者を援助するという意味をもっており，それは診断の前にも診断後にも（カウンセリング－予測的診断－カウンセリングという手順で）実施されなければならず，しかもそれは相談者の自発性を基礎としたものでなければならない。この点からすると，実際には事前に十分な遺伝カウンセリングを行わずに出生前診断が実施されているという遺伝学者たちの報告は，倫理的に見てゆゆしきことである。カウンセリングにおいては質の確保に心掛け，どれほど僅かであっても相談者に圧力をかけることは避けなければならない。

遺伝カウンセリングの対象と目的

　遺伝カウンセリングにおいては，患者への説明は特有の形態をなしており，そこでは特に，患者と協調的な対話を行うことと患者の実存的な意思決定を支援することが重要となる。すべての遺伝カウンセリングにおける中心的な主題をなしているのは，個々の患者への正確な遺伝子診断，診断に伴うリスクの伝達，将来の予測の確実性の度合い，将来本人が直面するかもしれない状況などである。相談者によって要請されたカウンセリングが自発性に基づくものであるためには，診断の各段階において相談者の承諾が得られていることが必要である。その際，相談者の自律を尊重するという意味において，〈情報に関する自己決定〉の権利が尊重されなければならない。この権利は，医学的な検査方法によって調べることのできる個人データをそもそも調査・告知してもらうのかどうか，またどのような個人データを調査・告知してもらうのかについて，個人が自分自身で決定する権利である。この情報に関する自己決定は，知る権利とともに知らないでいる権利をも含んでいる。知る権利は，第三者のプライバシー権によって制約を受けるとともに，診断を確定する技術上の可能性や医師の行為の目的によっても制約を受ける。

　倫理学的な問題が生じるのは，相談者の知る権利が第三者の知らないでいる権利と衝突する場合である。——こうした衝突は，たとえば，ある遺伝子検査が本人以外の第三者も検査に協力する場合にだけうまくいくといったケースで

生じる。この場合，その第三者が自分ひとり知らないでいる権利を行使すると，〔よい検査結果を得るためには〕権利の衝突が起きてしまう。また個人の遺伝的特徴に関する情報は，医師の守秘義務（データの保護）のもとで保護されている。だがここで，もしある相談者の遺伝的素因に関する知識が，その身内にも危険が生じうることを十分に推測させるものであるならば，相談者に対する守秘義務は，医師の第三者に対する援助行為と衝突しあうことになる。相談者が何度も繰り返し考えたいときには，議論の内容をあらかじめ文章で要約しておけば，相談者はそれを元にして，そこに何度も立ち戻って自分なりの意思決定を見出すことができるだろう。逆に，（家族性の遺伝子欠損の場合のように）病気が反復されるリスクや（女性が35歳以上で）はじめて罹患するリスクがある場合に，医師が遺伝カウンセリングを行わないならば，その医師は訴えられかねない技術的なミスを犯したことになる。

カウンセリングにおける非指示性の原則

　カウンセリングにおいては非指示性〔＝非指示であること〕という原則が重要である。カウンセリングは，あくまで本人が自分自身で責任ある意思決定をしたり，自分の人生の構想を立てられるように援助するという役割をもつのであり，この決定を第三者があらかじめプログラム化したり，本人に代わって行う場合には意味をもたない。カウンセリングの際には，相談者の置かれている身体的・情緒的・社会的状況を考慮しなければならず，また相談者の個人的エートス，ならびにその背後にある文化的背景やときには宗教的背景も考慮に入れなければならない。非指示的なカウンセリングは，「指示（規範，規則，法律，指図）による問題解決を避けようとする。なぜならば，——相談者の情緒的・社会的な諸前提を十分に明らかにした上での——真に人間的な解決とは，本人が自らの自由と責任において，〈自分にとっての〉最善の解決とみなし，導き出した解決でしかありえず，非指示的なカウンセリングはこうした前提から出発しているからである」（Illhardt 1985, 40頁）。

　たしかに非指示性の原則とは，個々人のエートスの様式が多様であることに鑑みれば，価値観の不確実さの現れであり，具体的に言えば，相談者とカウン

セラーの異なった価値観に折合いをつけることの難しさの現れでもある。非指示性とは、カウンセラーが自分の価値観を押しつけず、本人の決定を尊重するという意味において中立であることを意味する。その際、意思決定の範囲は子供を作ることを断念すること（避妊，断種）から障害児を受容することにまで及ぶ。しかし中立を保つことは、倫理学的な観点を曖昧にしてたんなる情報提供へと後退するという意味ではありえない。そのような後退は、いかなる問題解決でもないし、価値にとらわれず中立的であるわけでも決してないだろう。なぜなら、それはまさに価値に関するさまざまな観点を心の底に抑圧するか、もしくはそれらを曖昧なままに放置することを意味するからである（ある倫理学的な観点を相手に提示することは、その立場を相手に強要することから区別されなければならない）。

　むしろ逆に、自己責任に基づいた生活形成の援助という意味をもつカウンセリングにおいては、相談者が自己責任に基づいて十分に考え抜いた上で決定が行えるように、状況に関連したすべての倫理学的な観点が論じられなければならず、状況に巻き込まれるすべての人々（たとえば、両親だけでなく、子供）の道徳的要求が論じられなければならない。

　イルガンクはカウンセリングが非指示的であるということが板挟みの状態を招くと考えている。すなわち、非指示的なカウンセリングは、「両親の希望や利害と生まれつつある人間の生命の生きる権利との間で中立性を保つという原則に」（Irrgang 1995, 235頁）留意しなければならず、子供の生きる権利だけを重視してはならない。このようにして、「遺伝カウンセリングを非指示的に行うという義務と生命保護への配慮との間で葛藤」が生じる（Irrgang 前掲書, 240頁）。

　それゆえ、非指示的なカウンセリングにふさわしい対話を行うためには、カウンセラーは医学の専門的な知識に加えて、とりわけ社会心理学と倫理学の専門知識をも身につけることが必要とされる。

3 ゲノム解析

　ゲノムとは個体または種の遺伝情報の全体（遺伝子プール）のことである。〈ゲノム解析〉という表現は，ゲノムのDNA塩基配列の検査を指すこともあるが，遺伝情報の一部分だけの解析，そしてときには，たった1個の遺伝子の解析（遺伝子検査）を指すこともある。

　ゲノム解析は，本人の自発的同意という条件の下で倫理学的に正当化される。ゲノム解析がまず何よりも正当化を求められるのは，本人がゲノム解析を拒否する場合なのではなく，むしろゲノム解析によって他者の自由の領域が侵害される場合である。一般的にはプライバシーの保護，遺伝的差別，選別を目的とした遺伝子解析の利用といった倫理学的な問題が浮かび上がってくる。これらに加えて，医療保険制度における正義〔＝公平性〕の問題があり，この問題には，費用対効果のバランスをどのようにとるか，研究計画の優先順位をどのように決めるのかといった問題が含まれる。

　個人のプライバシーの保護には，情報に関する自己決定権が含まれる。情報に関する自己決定権の観点からすれば，個人の遺伝情報が強制的に知らされたり，不当に知らされないことがあってはならない（ある成人が自分の幼児期に受けた遺伝子検査の結果を知らされる場合には，本人の同意を必要とする）。知らないでいる権利が存在するのは，独自の発達を遂げていく個人を一般社会から保護するためである。ある遺伝情報が個人の私的な領域に深く関わるものであればあるほど，そして遺伝情報についての新たな知識が個人の私的な領域に大きな変化をもたらすものであればあるほど，この知らないでいる権利はますます重要なものとなる。知らないでいる権利は，知ることの義務と言われるものに優先するのである。ただし，次のような場合は例外である。すなわち，ある遺伝情報が個人のプライバシーの核心部分には触れておらず，それを知ることによる一般社会の利益が個人の利益を上回っているような場合である。もしある遺伝情報を知らないことが第三者の利益や権利を脅かす可能性があるならば，（たとえ法的な義務がなくとも）倫理的な〈知ることの義務〉というものがありはしないか，と問うことは正当である。

遺伝子の集団検診（スクリーニング，検出を目的とした診断）は頭ごなしに否定されるべきではなく，おそらく現実に即して正当化されるべきである。遺伝子の集団検診が子供に対して実施される場合には，両親に情報が知らされるべきである。検診を受けた人が将来，知らないでいる権利を要求する場合には，この権利を侵害してはならない。遺伝子の集団検診は，それが病気の予防に役立つ場合には意味をもつが，正当な理由が得られない場合には，重大な倫理的懸念が生じる。たとえば新生児の場合，すぐに治療が可能な病気については，検出目的の診断を行ったとしても倫理的に問題はない。だが治療が不可能であり，しかも後になって症状が出始める病気について診断を行う場合は問題である[31]。治療不可能な病気に関してスクリーニングを行うことは，〈治療できる場合以外は診断を行わない〉という原則に反するだろう。またそうしたスクリーニングを行うことは，あたかもそれが子孫に伝えるべきでない社会的に好ましくない病気のリストを作成し，それによって生命の価値についての一定の判断を下しているかのように誤解される危険性がある。

ゲノム解析が仕事の分野，裁判，保険制度に利用される場合，そして出生前診断と着床前診断の枠内において利用される場合には倫理学的な問題が生じる。

1　産業医学におけるゲノム解析

産業の領域におけるゲノム解析の利用は，ある職業に不向きであったり，ある職務の遂行を本質的に困難にするような，遺伝子に起因する体質や危険因子がないかどうかを確認するのに役立つ。職業適正検査はもともと二面性をもっている。まずそれは雇用者と被雇用者双方にとっての利益にかなうものである。すなわち一方で，職業適性検査は，労働者を労働災害から保護したり，職業病を防止するための事前措置として役立つものであり，そうした仕方で雇用者をもさまざまな危険性から保護するものである。また，それは第三者保護にも役

---

[31] この意味で，ドイツ連邦議会は1989年，治療不可能な疾患を検出するための診断を新生児に対しては実施しないことを決議した（Lanzerath；Honnenfelder 2000，72頁を参照）。

立つかもしれない（たとえば、パイロットや鉄道運転手のような職業の場合)。しかしその反面、職業適性検査は、ただでさえ病気にかかりやすい体質のために、仕事の委託に際して不利な立場に置かれている人々をいっそう差別する可能性をもっているし、ゲノム解析を拒否した人々を間接的な圧力にさらす可能性をもっている。ゲノム解析が個別的なケースにおいて許容されうるからといって、それが一般的に許容されるという結論をただちに下すことはできないのである。

　産業の領域におけるゲノム解析を倫理学的に支持しうるのは、次のような場合である。すなわち、〔ある人がその職に就くことによって〕直接の当事者や第三者に危害が及ぶおそれが十分にあり、その人に対してゲノム解析をするより他に有効な診断の手段がない場合、そしてそのゲノム解析が本人の同意によって行われ、しかもこうした目的を越えて診断が利用されることがないような場合である。その際にとりわけ注意すべきことは、医師の守秘義務と個人データの保護である。たとえば、すでに働いている従業員に対して予防的な検査を行った場合、その検査の結果が悪かったからといって彼らを解雇することは、倫理学的にはほとんど正当化できないだろう。また労働者と新たな雇用関係を結ぶ際に、彼らに集団検診を受けさせて遺伝病の有無を強制的に解明することも認められないだろう。なぜなら、このことはプライバシーの保護と両立しえないからである。言うまでもなく、こうした産業の領域における予測医学の濫用を防止することは、より長期的な展望に立てば、遺伝子適性検査を雇用や仕事の継続の基準としては認めないという、しかるべき精神風土を培うことによってのみ可能となるだろう。

2　裁判と保険制度におけるゲノム解析

　法廷でのゲノム解析の利用（たとえば、犯人であることを立証するための〈遺伝子指紋〉や父親を認定するための手続きなどで利用される）は、真相を究明するという利益が当事者の個人的な利害に勝るため、倫理学的に正当化される。したがって、法廷でのゲノム解析の利用は、もしそれが裁判に関連する範囲でのみ行われ、それ以上の情報が究明されることがなければ、たとえ本人

の意に反したとしても支持することができる。

ゲノム解析は，民間の保険会社が保険契約（医療保険，生命保険，就業不能保険の契約）を結ぶ前に，顧客の保険上のリスク，余命，予想可能な健康障害を評価するのに役立つ。顧客が医療保険や生命保険に加入する際，彼らに集団検診を受けさせて，強制的に遺伝子情報を明らかにすることは倫理学的に正当化されない。なぜなら，そのようなやり方は保険がもつ本来の意味に反するからである。保険というものはリスクを取り除くのではなく，リスクが生じたときにそれを補償する意味をもっている。保険の意味は「リスクをできるだけ広範囲に分散させることにあるのであって，より精度の高い予測的診断によってリスク要因を把握し，その傾向に基づいて，さらに広範囲に及びそうなリスク要因を除去することにあるのではない」（Schockenhoff 1992, 100頁）。保険とは「病気になった場合に，せめて金銭的なリスクだけでも個人から取り除いてやる（…中略…）共同防衛体」なのである（Schockenhoff 前掲書, 101頁）。この意味において，「生物医学に関する人権協約」の第12条は，健康のため，もしくは健康に関わる目的のためにだけ予測的検査を許可している。

　「遺伝病の予測を可能とする検査や，ある人が病気の原因となる遺伝子を有しているかどうかを確認することに役立つ検査，もしくはある病気にかかりやすい遺伝的素因や遺伝的体質であるかどうかを判定することに役立つ検査などは，健康を目的とするか，もしくは健康に関する学術研究のためだけに実施が許され，かつ適切な遺伝カウンセリングを条件としてのみ，その実施が許される」（「生物医学に関する人権協約」，第12条）。

4　出生前診断

出生前診断[32]は，出産に先立つ妊娠期間中に，胎児の病気の素因や奇形を早期に発見する可能性を提供してくれる。出生前診断は，胎児が発病するリスクをあらかじめ除去することによって両親を安心させたり，リスクをかかえた女性患者から負担を取り除いたりすることに役立つ。ある場合には，この診断は

胎児の初期の治療を可能にすることもある。またそれは，両親が子供の予想される病気や障害に対して心の準備をすることを可能にするし，妊婦が不安から妊娠中絶を行うことを思いとどまらせることもできる。出生前診断は自発的な同意に基づくものでなければならず，その際，いかなる圧力をかけることも許されない。出生前診断を行う際には，医学的事実に関する情報を伝えることを怠ってはならず，また医学的侵襲のリスクと効用を比較考量しなければならない[33]。さらにまた，この診断によってもたらされる意思決定の状況を評価するための，いくつかの倫理学的視点も指摘する必要がある。

　出生前診断は，一方では生まれてくる子供の福祉に，他方では両親の苦悩や願望，場合によっては両親の権利要求に関わり，出生前診断の倫理学的問題の基本的枠組みは，これらの対立によって規定されている。とりわけ診断そのものの意味と目的に関する問題は，第一級の倫理学的問題であって，こうしたことはこれ以外の医療行為ではほとんど起こらない。こうした問題とは別に，出生前診断においては通常の意味での比較考量，すなわち，治療による効果とそのためのさまざまな方法上のリスクとの比較考量，あるいはリスクと予想される事態について情報提供を受けること〔のメリット〕——この情報提供は患者の意思決定の基礎として役立つものである——との比較考量をすることが重要である。もし出生前診断という方法自体が胎児の遺伝的障害よりも大きな損傷をもたらすならば，そうした方法を利用することは倫理学的に正当化されないであろう。出生前診断を倫理学的に支持しうるのは，生まれてくる子供の生き

---

[32] 出生前診断と遺伝カウンセリングを主題とした態度表明，宣言，協定に関する詳しい資料は，デュウェルとミートの著作（Düwell；Mieth 1998）の447頁以下に見出される。具体的には，以下の資料を指している。——欧州評議会「人権と生物医学に関する協約（抜粋）」，ユネスコ「ヒトゲノムと人権に関する世界宣言（抜粋）」。また出生前診断の倫理的問題については，以下の資料が参考になる。——欧州委員会の「バイオテクノロジーの倫理的問題」諮問グループの態度表明，医療遺伝学同業組合と人類遺伝学会のガイドラインと態度表明，第百回ドイツ医師会議の決議（抜粋）など。
[33] 非侵襲的方法（超音波検査）と侵襲的方法（絨毛検査，羊水穿刺，胎児採血）では違いがある。侵襲的方法の場合，羊水穿刺では1％未満，絨毛検査では3％未満の確率で，流産のリスクがある。（『生命倫理学事典』第2巻43頁）。

る権利を尊重しつつ，母子の健康に事前に備えるのに役立つ場合である。

1　診断の意味と目的

　まず考慮に入れるべきことは，出生前診断の場合，診断すること自体が目的ではないということである。診断を行うためには〔患者に〕医学的適応があることが必要であり，それはあくまで患者の——この場合，新生児または胎児の——治療のために実施される。倫理学的な観点からすると，このことからは，医学的適応をもたない診断や治療不可能な病気の予測的診断を行ってはならないことが帰結する。出生前診断はリスクの高い妊娠に制限されるべきであって，あまりリスクの高くない妊娠にまで拡大適用されるべきではないだろう。出生前診断を治療が可能なケースだけに制限することは，優生学的傾向に対抗するという好ましい副次的効果をもちうるであろう（本書第7章1節127頁以下〔特に128～129頁〕を参照）。近年，日常化してしまった妊婦の予防検診は，出生前診断を医学的適応のない医療サービスへと貶めるおそれがある。そうなると出生前診断は，せいぜいその際に投資された医療器具のコストを回収するといった理由だけで正当化されてしまうことだろう。

　医師の行為の目的は，医師−患者関係における苦しみとそれに対する援助という状況から規定されるが，出生前診断もまた，こうした医師の行為の目的に立ち返って結びつけておく必要がある。両者を意識的に再び結びつけることで，出生前診断を恣意的な目的のための道具として利用することを防止することができる。こうした理由から，通常の特徴（たとえば，性別鑑定，父子関係の証明）に関しては診断を認めないというのは，倫理的にもっともなことである。（たとえば，未認定の父子関係のような）諸問題は，可能なかぎり，それが発生した次元で解決されるべきなのである。診断するべき遺伝病の適応カタログを作成することに関しては，次の二つの反対論がある。第一に，こうした目録を作ることは優生学的な誤解を引き起こす可能性がある。というのも，そうしたカタログを作ることは社会的に望ましくない病気を確定してしまうこととみなされうるからである。第二に，そうした目録は抽象的なものにすぎない。そもそも病気の現れ方には個人差があるにもかかわらず，目録では，このような

発症の個人差が考慮されないままに終わってしまう。最終的には，診断できるすべてのものが，作成される目録に加えられるようになるだろう。その場合，一定の目的が診断の是非を規定するのではなく，むしろ逆に，診断できるということ自体が目的を規定することになるだろう。

2　健康な子供をもつ権利はあるのか？

　医療の領域においても，需要と供給の相互作用の関係が支配している。〔医療行為の〕新たな可能性が開かれることで，それを求める新たな欲求が喚起されるが，そうすると今度は逆に，そのような欲求があるということ自体がそれらの可能性を正当化する根拠として援用されるようになる。出生前診断は，こうした循環的な根拠づけの渦へと巻き込まれるおそれがあり，その結果，私たちは過度に誇張された健康像に直面させられるおそれがある。この誇張された健康像は，出生前診断をせずにはおれないという新たな依存性と不自由をもたらし，その結果，出生前診断という新たな行為を選ばざるをえないようにするのである。もし子供が無条件にではなく，条件つきでしか受け入れられない目に遭わなければならないとしたら，出生前診断は最終的に親子関係に好ましくない影響を及ぼす可能性がある。

　人類遺伝学によって新たな医療行為の可能性が開かれるにつれて，遺伝的に障害のない子供を得ようとする倫理的にきわめて懸念すべき権利要求の思想——そうした子供を得るためには，妊娠中絶もやむをえないという考え方——が形成されるかもしれない。これに関しては，明快な仕方では決して答えることのできない一連の問題が提起される。はたして健康を要求する権利とか，健康な子供をもつ権利といったものが存在するのだろうか。そもそも医学は，そのような権利要求を満たすことができるのだろうか。どのようにすれば，そのような権利要求は正当化されるのだろうか。はたして子供の健康とは，親が訴訟によって請求することのできる権利なのだろうか。その場合，この権利は誰に対して請求され，誰がその権利に義務を負うのだろうか。もし先のような問いにイエスと答えるならば，病気や障害をもった子供には，ただ制限された存在の権利だけが与えられることになる（あるいは最悪のケースでは，いか

なる存在の権利もない)。つまり，そうした子供が存在することについては，彼らの出産は未然に防げたはずだという指摘に対して，何らかの弁明をしなければならなくなる。このことは，医師にとって次のことを意味するだろう。すなわち，医師は障害のない子供であることにお墨つきを与える，一種の保証人の立場へと押しやられることになり，もし障害をもった子供が生まれた場合には，規則通りに遺伝カウンセリングを行っていればそれを回避することができた以上，医師は損害賠償の義務を負うことになる。

まさにこの点こそが法と倫理が乖離する地点であり，倫理学的に最高次の葛藤が生じる場面である。医師は規則通りに遺伝カウンセリングを行う義務を負っており，法に抵触しないかぎりで両親に妊娠中絶を示唆しなければならない。このことは明白である。もし医師が胎児の重い障害についての説明を怠るならば，両親に対して契約義務違反を犯すことになる。この契約義務は，両親を財産の損失から保護するという趣旨を含んでいる。というのも，もし医師からの説明が規則通りに行われたならば回避することができたにもかかわらず，望まない重度の障害児が生まれてしまったならば，両親は財産の損失を被ることになるからである。この種の裁判において倫理学的に問題があるのは，金銭の授受そのものではなく，むしろ金銭の授受が認められる権原，すなわち，損害賠償請求権という考え方である。〈重い障害をもった子供が存在することは，回避可能な第三者に対する損害である〉という考え方は，その子供が生きるに値しないといった判断を下しているわけではない，とどの程度まで言えるのかは，ほとんど明らかではない。

3 情報の増加と情報の扱い

とりわけ，比較的遅い年齢になってはじめて発症する病気で現在まだ有効な治療法が存在しない場合[34]には，次のような問題が生じる。

治療不可能な病気や最終的な治療法がない病気の場合に，病気のことを知るのと知らないのでは，どちらがよいのだろうか。

(a)本人は比較的遅い年齢になってはじめて発症する自分の病気について何も

知らない。しかし，その両親は発症の可能性について知っている。このように両親だけが知っていることは，親子関係にどのような影響を及ぼすのだろうか。わが子に対する両親のとらわれのない態度は，何らかの変化を被るのだろうか。
(b) 本人はいずれ発病することを知っており，発症前の長期間にわたって，この知の重圧に耐えている。病気が発症するまでの間，その人は見せかけだけの普通の生活を送るのだろうか。子供を作ることの責任という問題に関してはどうだろうか。病気を引き起こす遺伝子を子孫へ遺伝させるリスクが50％の場合，子供を作ることは責任ある行為なのだろうか。

こうした問いに対しては一般的解答は通用せず，その答えは個々の具体的ケースに即して決定されなければならない。

　ハンチントン病のケースにおいて予測的DNA診断が道徳的に認められる条件として，ヴォルフは，それが通常の臨床的診断ではないこと，患者が自発的に診断を要求していること，そして十分なカウンセリングとケアが行われることを挙げている。これにはさらに次の条件が含まれている。「遺伝カウンセリングを実施すること，長期間にわたって何度も対話をすること，自助グループにコンタクトをとること，検査の全段階を通じて心理療法を併用すること，〈積極的助言〉（＝遺伝的なリスクに関して，身内から請求されていない情報提供）を行わないこと，個人データを厳格に保護すること，そして子供や年少者に関する検査を行わないこと」（Wolff 1997, 60頁）。

4　出生前診断と妊娠中絶

　出生前診断の診断結果が陽性の場合に，妊娠中絶に賛成するか反対するかと

---

[34] 多発性嚢胞腎とハンチントン病が挙げられる。多発性嚢胞腎は1〜5％の確率で発症し，高齢になって高血圧と腎臓障害を引き起こすが，それまでは普通の生活を送ることができる。ハンチントン病（舞踏病）は40歳から55歳の間に発症し（ただし，これに関する報告には若干の揺れがある），神経系が徐々に破壊されていく（不随意運動，言語障害，進行性精神錯乱といった症状が出る）。

いう問題は，その決定をしかねることが往々にしてある。倫理学的に問題だと思われるのは，出生前診断と妊娠中絶を自動的に一組にして考えることである。おそらくほとんど明快に答えることのできない問題としては，子供の適応がある。ダウン症候群は妊娠中絶の根拠となるのだろうか。「予想される余命の長さ——たとえば，ハンチントン病の診断による余命の長さやファンコニー貧血症という病気が，将来，選別の尺度になるのだろうか」(Hepp 1994, 267頁)。

妊娠中絶を擁護するための根拠を論じる際には，さらに多くの要因を考慮に入れる必要がある。——たとえばそれは，胎児，母親（両親），医師，社会といった要因である（『医学・倫理学・法学事典』825段を参照）。

(1) 胎児の生命に終止符が打たれるべきか，それとも生まれてくる子供は病気や障害をもった人生に「耐えられる」のか（『医学・倫理学・法学事典』825段を参照）。
(2) 胎児に対する母親の愛情は，なくなってしまうのか，それとも母親（両親）の愛情は予想されうる困難に耐えられるほど強いものなのか。
(3) 母胎内で胎児の生命を奪うのか，それとも往々にしてわずかしか残されていない出生後の治療の可能性や障害の緩和の可能性にかけるのか。医師はこうした決断に直面する。
(4) 「社会は，どの程度，病人や弱者に対して配慮するよりも胎児の命を奪うことの方を優先させるのか。このことに関して，とりわけ社会は全体として何らかの立場を表明すべきである」（『医学・倫理学・法学事典』825段を参照）。「倫理的な観点ではないにせよ，少なくとも法的な観点では，妊婦に〔将来の負担に耐えられる〕受容能力があるかどうかは，〔妊娠中絶の〕適応の有無を決めるための根拠となりうるものであるが，もし社会がこうした受容能力の問題すら，もはや真面目に採りあげないとすれば」(Schockenhoff 1992, 96頁)，それは憂慮すべきことである。

妊娠中絶の問題は，すべての重要な観点を良心的に検討した後にはじめて人道的に理解できるものとなる。ただし妊娠中絶に関しては，おそらく満足のゆ

く解決など存在しないだろう。「まだ生まれていない胎児の命を奪うことは正当化されないが，個別的なケースでは，もしかすると例外として容認されることがあるかもしれない。ただしその場合でも，障害の目録を参照しながら，中絶の決定を単純に，言わば，その目録から自動的に引き出すようなことがあってはならないし，そのような仕方で中絶を正当化することも許されない。せいぜい中絶の決定は，個々のケースを入念に分析した結果として受け入れられるにすぎない」(Hepp 1994, 266頁)。

　以下の二つのケースは，社会の首尾一貫性を欠いた態度を反映しているため，特に痛ましい事例である。(1)一方では，母体外で生育する能力をもつ胎児の命が奪われるが，他方では，胎児が早熟の段階で生まれると，その命を救うための奮闘がなされる。(2)妊娠後期の中絶が〈失敗に終わり〉，子供は生を授かる。このディレンマの本質は，人間の命の評価にまつわる一般的な問題を度外視すれば，法的な生命保護に関する評価の尺度が変化する点にある。「いったいなぜ，重度の病気をもった生命は，誕生した途端に法的に手厚い保護を受けるようになり，〔命を終わらせるという〕能動的行為が〔法的に保護されるという〕受動性にとって代わられるのだろうか。ちょうど今日，障害をもつ胎児の命を出生前に奪うことが，その子を育てる両親の負担に言及することで許容されているように，いつの日か，立法者は障害児の命を出生後に奪うことをも許容するのだろうか」(Hepp 1994, 270頁)。

　これらの例から，とりわけ生殖医療の領域において，医療行為の新たな可能性が（社会的）倫理的に見て，二重の顔をもっていることが浮き彫りになる。ヘップは，社会が医師に対して，「生の援助者であると同時に死の援助者」でもあるようにせき立てる二重の機能について語っている(Hepp 1994, 270頁)。いみじくも彼は，この問題について次のように述べている。「かくして社会が産婦人科医に期待するのは，産婦人科医が社会によって事前に定められた適応に従って生命を破棄することであり，これと反対の適応をもっている場合には，生殖補助医療という意味の新しい生殖医療技術を投入しながら，産婦人科医が人間を生み出すことに協力することである。まさにここで明瞭となるのは，次のことである。すなわち，一方には医療の進歩があり，他方には人間の欲望が

あるが，これら両者はいかにして，医師と患者をして倫理的な限界を悟らせ，そうした限界を承認させるように促すのか，ということである」(Hepp 1994, 243頁)。

5 　着床前診断

　着床前診断は遺伝子診断を拡張したものである。体外受精で作られた胚から，4～8細胞期の（できれば，まだ）全能性をもっている細胞を2個まで採取し（全能性については本書第9章181頁を参照），遺伝子検査を行うのに十分な数に達するまでそれらを細胞培養する。こうして検査される全能性細胞は，診断の過程において破壊される。この検査の結果をもとにして，胚を着床させるのか，それとも破棄するのかが決定される（〈遺伝子の選別による予防〉）。着床前診断は，遺伝子に起因する病気や障害をもつ子供を産むリスクが高い夫婦に対して実施される。この診断は，いくつかの国で試験的に行われているが，いまだ試験段階の域を出ていないと考えられる。

　着床前診断は，いくつかの倫理学的な問題とならんで，一連の経験的-実践的な問題を投げかける。その問題には，適応，診断の手段，母子への心身面の影響といった問題が含まれる。着床前診断はどのようなリスクをもつ夫婦に，そしてどの程度，実施されるのか，またそれはどのような状況において問題とされるのか[35]。遺伝子検査の失敗率と体外受精の成功率はどの程度なのか。

　これに対して，着床前診断にまつわる倫理学的な問題は，（個人倫理的，社会倫理的な観点において）出生前診断にまつわる問題と部分的に重なり，また体外受精にまつわる問題（たとえば，不妊夫婦の生活実践のなかで子供が欲しいという願望が占める価値の問題や，親子関係の変化の問題）や〈消費的〉胚研究の問題とも部分的に重なる。さらにこの倫理学的問題は，本来，着床前診断がその代替的な解決策でしかないような諸問題にも関わっている。これらす

---

[35] ミート (Mieth 1999b, 136頁) によれば，「たとえばドイツではおよそ50組のカップル」がその対象であるとされる。

べての問題の中心には，胚の地位に関する問題という人間学の中心的な問いが存している。

1　着床前診断に対する賛成論

着床前診断は，出生前診断と（現在は不可能な）生殖細胞治療に対する代替肢として議論されている。着床前診断を支持する意見は，次の二つの一般的な利点を指摘する。

(1) 出生前診断とは違い，妊娠する前に遺伝子検査が行われる。このようにすれば，妊娠中絶は回避でき，妊娠中絶と出生前診断との事実上の結びつきをなくすことができる。
(2) 妊娠期間が始まる前に遺伝的な欠陥が診断・除去され，しかも生殖細胞へ介入せずに，その欠陥が取り除かれるならば，遺伝子を原因とする病気の発症を予防できる見通しは高くなるだろう。

着床前診断の実施に賛成するために，さらに次のような特殊な論拠ももちだされる。それは，着床前診断の目的と用いられる手段，そしてそれによってもたらされる帰結である。

(1) 着床前診断の目的は，リスクをかかえる親に対して，障害のない自分たちの子を得たいという願いをかなえることである。着床前診断によって，子供をもつことができないという苦悩を取り除くことができるし，障害児や遺伝病の子供の誕生によって両親にもたらされるかもしれない苦難を事前に回避することができる。このように着床前診断は，子供を諦めることにも養子縁組にも踏み切れない親たちにとっては，それらに代わる一つの選択肢である。それは子孫に関する生殖の自律を強化し，推進する。
(2) 着床前診断は出生前診断よりも優れた手段と考えられる。(a) それは，出生前診断で陽性の所見が出た後に行われる妊娠中絶に代わる優れた選択肢である。着床前診断では，妊娠する前に遺伝子診断の実施が可能であるため，女

性は妊娠中絶に伴う心身面の負担を強いられずにすむ。また、生まれてくる子供も予想される苦しみや早死を経験せずにすむ。そして、妊娠後期の中絶のケースと違って、胚は自分が破棄されるのを感じない（〈先取りされた妊娠中絶〉）。(b)そもそも着床前診断は妊娠中絶を容認することに反対するものであるがゆえに、着床前診断を禁止することは矛盾している。〔というのも、もし妊娠中絶を容認しながら、着床前診断を禁止するならば、〕母体内の胚よりも試験管のなかの胚の方が手厚く保護される、という矛盾した考えに行き着いてしまうことになるだろう。着床前診断が妊娠中絶をまさに回避しようとするものである以上、妊娠中絶を容認する人は、〔妊娠中絶より倫理的懸念の少ない手段である〕着床前診断にも反対することはできない。

(3) (a)着床前診断を禁止することは、好ましくない帰結をもたらす。着床前診断を禁止すれば、人々は海外へ生殖ツーリズムに出かけてしまい、その帰結として社会的な不公平が生じるだろう。というのも、社会的に高い地位にある人たちはツアーに行くことができるが、低い地位にある人たちは行くことができないからである。(b)着床前診断を許可するならば、〔当然そのためには胚研究の知識も必要になってくるため、〕この診断がおよそ獲得することの倫理的に許されない知識（〈消費的〉胚研究によって得られる知識）を利用している、といった欺瞞的な批判を回避することができるだろう。

2　着床前診断に対する反対論

(1)着床前診断の目的がたんに両親の苦悩を取り除くことであるとすれば、はたして着床前診断が望んでも子供をもつことができないという苦悩をとり除く唯一可能な方法なのか、という問いを発することは、倫理的に許されるだろう。診断のリスクに鑑みた場合、子供を諦めることや養子縁組も代替肢として考えられる。たしかにこうした道を歩むことは容易ではないし、誰にとっても可能というわけではない。しかしながら、このような代替肢をはじめからまったく考えず、最初からそれを〈酷な要求〉として片づけてしまうことも倫理学的には正当化できない。また、生殖の自律の推進という点に関して言えば、そもそもそこで問題とされているのが、ある種の拒否権、すな

わち他者から生殖行為を指示されること（たとえば，国家によって定められる一人っ子政策や産児制限）を拒否する権利を強めることなのか，それとも，そのつど実行できることを個人がいつでも要求できる権利が問題とされているのか，ということが定かではない。

(2) 着床前診断の目的は，リスクをもった親たちの，遺伝的に欠陥のない自分たちの子を得たいという願いをかなえることである。この目的を実現するための手段は，検査目的の胚を作成すること（〈試験的な生殖〉）である。この胚はときには移植するためではなく，破棄するという意図で作成される。倫理学的に問題であるのは，はたしてこのような目的（いかなる犠牲を払ってでも子供をもちたいという願望を満たすこと）がそのような手段を正当化するに足るものであるか，ということである。

　これに関連して〈先取りされた妊娠中絶〉とか〈試しの妊娠〉という言い回しは，出生前診断との一つの重要な違いを覆い隠すものであるため，誤解を招くおそれがある。というのも，そもそも着床前診断を実施する前にも，その実施の最中にも，妊娠など存在しないからである。むしろ着床前診断に先行するものとは，遺伝的に欠陥のない子を得たいという夫婦の願望である。この願望を満たすことは，第三者の行為（体外受精とそれに続く胚移植という行為）と結びついている。したがってここでは，生まれつつある状態に置かれた人間存在と苦悩する状況に置かれた母親との間で生じる葛藤状況はなくなるし，場合によっては妊娠中絶を罪のないものとして許容するといった葛藤状況もなくなる。この点こそが，出生前診断を着床前診断から区別している点である。それゆえ，二つの方法を直接に比較して，どちらの方がより害が少ないかを比較考量することはできない。

　このように見るならば，望ましくない胚を移植しないことは，それが妊娠中絶に比べてより害が少ないという指摘でもってしては，正当化することはできない。ここでかりに葛藤状況が生じるとしても，それは第三者の行為によってはじめてもたらされるのであって，当事者である夫婦によってもたらされるのではない。この葛藤状況は，研究室のなかへ移されることによって，さらに別の様相を呈する。というのも，そこでは直接の当事者ではなく，第

三者が直接的な道徳的責任において命を授けるか，授けないかを決定するからである。こうした決定は，心理的要因という点では，すでに妊娠が生じている場合よりも，研究室のなかでの方が容易になされる（Ruppel；Mieth 2000, 372頁）。以上の問題とは別に，着床前診断は生殖細胞治療の代替肢となるどころか，かえって，生殖細胞治療が推進されるきっかけとなる可能性もあるだろう。

(3) 着床前診断を支持することは，（望むと望まざるとにかかわらず）人間の生命を生きるに値するか値しないかという基準によって選別することを支持することにつながる。一方がなければ，他方もありえない。障害の負担に耐えられるかどうかという基準に従って，生かすか生かさないかを決定することは，ある者に価値があるかないかを他者が評価することである。それゆえ，人格の範囲を胚にまで拡大した場合，先の問題——遺伝的に欠陥のない子を得たいという両親の（子供を作る前に抱いている）願望は，はたして第三者が明確な目的をもって胚を作成したり廃棄したりすることを正当化できるのかという問題——はいっそう先鋭化させられる。

この問いに対する答えは，当然のことながら，私たちが胚の保護に対してどのような立場をとるのかによって異なってくる。胚の全面的な保護，すなわち，いかなる段階的な区別も認めない保護を前提にするならば，障害のない子供を得たいという両親の願望は，胚の選別を正当化することはできない。胚の選別は人間の命を他者の目的のために道具化することになるだろう[36]。これに対して，段階的保護という前提，すなわち，人間の生命が発達する程度に応じて胚は保護されるに値するという前提のもとでは，両親の願望が最初期の段階にある生命と秤（はかり）にかけられ，両親の願望の方が優先されることになる。もちろん，その場合には，そもそもこのような段階分けができる根拠

---

[36] この問題は，人間の尊厳の不可侵性が，ある人間存在の存在段階についてのさまざまな道徳的評価とうまく調和するかどうか，またいかにして調和するのか，という問題である。「試験的にヒトの胚を作成すること（《試験的な作成》）は，人間の生命を全面的に道具化することであり，こうした道具化は，道徳的命令である人間の尊厳の不可侵性と両立しないように思われる」（Mieth, *Ethik Med* 11, 1999, 140頁）。

とは何か，という問いが投げかけられる。その方がより実用的だから，といった根拠づけを行うことは許されない。なぜなら，そのような根拠づけは，実用性という根拠づけられるべきものがあらかじめ前提されているという意味で循環に陥るからである。

(4) 社会が妊娠中絶を容認しながら同時に着床前診断を認めないことは，次のような前提のもとでのみ矛盾しているにすぎない。すなわち，社会的に容認されているということは倫理的に問題がないことと同一視されるべきであり，したがって，ある行為に倫理学的な正当性を与えることができる，という前提である。だが，この前提は正しくない。というのも，たとえ社会であっても，個人に対して道徳的意識の根拠を提示することはできないからである。「たとえ倫理的には依然として問題があるにせよ，ある事柄を社会は容認している。それゆえ，これと似たような構造をもつ事柄も，同じように問題があるにせよ，容認しなければならない。——こうした議論は，とうてい倫理学的な議論ではない。Aを主張する人はBも主張しなければならないという論理は，倫理学的に見れば，Aが無条件に受け入れられる主張である場合にのみ整合的である。さもないと，私たちはAに対する留保条件を見落とすことになる」(Mieth 1999a, 83頁)。

(5) 着床前診断は，体外受精，およびそれに続いてなされる胚移植（IVF/ET）の目的設定と関係している。着床前診断の目的は，この体外受精－胚移植という行為を命の選別のための手段へと変質させるかもしれない。もともと体外受精－胚移植は，〔生殖補助医療として〕それ以外の方法では子供を得ることができない夫婦に子供を授ける手助けをするために治療上の目的で開発された[37]。これに対して，着床前診断では，たんに不妊治療が問題となっているのではなく，それを越えて，遺伝的に障害のない子供を得ることが問題

---

[37] 体外受精を〈補充治療〉と呼ぶことは，完全に正しいとは言えない。たとえば義肢の場合には，それによって機能を回復させることができるが，体外受精の場合は，それによって機能の障害が除去されるわけではない。そうではなく，患者の一部の機能を踏み越えることで，機能障害が回避されているのである。〈補充治療〉という表現は「説得的ではない。というのも，患者の損なわれた機能を正常にできるわけではないから」(『医学・倫理学・法律事典』357段を参照)。

となっている。着床前診断が有効とされる夫婦は，たしかに遺伝的な素因をもってはいるが，不妊であるわけではない。〈通常の〉体外受精－胚移植を利用できるための〔医学的な〕適応は不妊の状態にあることである。しかし，着床前診断を目的として実施される体外受精の場合はそうではない。この場合，体外受精は消極的優生学という目的のために利用されており，このことは，長い目で見ると，体外受精を利用できるための適応を変更することにつながりかねないだろう（Ruppel；Mieth 2000, 377頁）。

　このことに関連して，経験的次元で答えることのできる次のような事実問題も重要になる。そもそも体外受精は成功率が比較的低く（20％以下），女性にとって心理的負担と身体的な危険（ホルモン刺激）を伴う。着床前診断は誤診率も比較的高いため，確実性を高めるという理由から，出生前診断が追加的に実施されるが，このことは着床前診断の本来の利点（妊娠後期の中絶の回避）を再び弱めてしまう。

　最後に，体外受精の結果としてもたらされる倫理学的に重要な問題——多胎減数の問題——にも注意が向けられる。生殖医療の処置の成功率を高めるため，多胎妊娠が引き起こされるか，もしくは容認される。その際，必要以上の胎児が生まれる可能性があるが，これらの胎児が生き残る可能性は低くなる。母子に対するリスクを軽減するために，身ごもるべき胎児の数が減らされ，それによって残された胎児の生きる可能性が高くなる。しかしその際，胎児の命を奪うことは，医学的な適応に従ってなされるのではなく，技術的に見て，どの胎児に一番届きやすいかといった観点からなされるのである。

(6) 着床前診断が〈試験的な生殖〉を暗に意味しているかぎり，着床前診断を容認することは消費的胚研究を禁止することと矛盾する。着床前診断の過程で，胚は検査のために作成される。この場合にも，消費的胚研究の場合と同じく，胚を破棄することは，あらかじめ計画に入れられており，両者に違いがあるとすれば，着床前診断の場合，〔正常であれば，胚は破棄されずに移植されるという〕特定の条件が付加されているだけである。

(7) 着床前診断は倫理的に許されない手段で得られた知識を利用している，という研究倫理上の問題について言うと，そのような主張が欺瞞であるという

〔推進派の側からの〕非難に対しては，研究目的とその達成手段との関係に関する問いを投げ返すことができる。——はたして消費的胚研究だけが目的を達成するための唯一の手段なのだろうか。あるいは，同じ目的に到達するための倫理的により問題の少ない，もしくはまったく問題のない研究方法というものはないのだろうか。望ましい目的を達成するという約束は，どのようにして擁護されるのだろうか。ときとして，あまりにも多くのことが約束されてはいないだろうか。はたして本当に代替肢はないのだろうか。先の偽善であるという非難は，最初から〔消費的胚研究以外には〕代替肢がないことを想定し，それによって，その代替肢がないと称される手段が倫理学的に支持されるかどうかという問い自体を封じ込めようとしているのではないだろうか。反対論者たちによれば，こうした経験的問題のすべては，まず専門家たちによって吟味されなければならないだろう。

個人の運命を見通すことは，もとより医師にとっても重要な関心事であるが，それによって社会倫理的な諸次元が見過ごされることがあってはならない。着床前診断の可能性をめぐっては，個人倫理的な次元と社会倫理的な次元とが緊張関係にあり，この緊張関係は，社会の傾向とあいまって，着床前診断の断念をいっそう困難なものにしかねない。個々人によって下された決定が積み重ねられることによって，人間についての特定の理想像が作り上げられる。この理想像は社会の特定の傾向を強める可能性があるが，そのように強められた傾向が，今度は逆に，個人の意思決定の状況に影響を与えるのである。

第8章　遺伝子治療

　遺伝子治療とは，遺伝子を原因とする病気を，それに関連するゲノムの部分を変更することによって原因から治療する方法の総称である。具体的には，正常な遺伝子を遺伝的に欠陥がある細胞のなかに送り込み，その遺伝子をそこで発現させることによって，欠陥遺伝子の欠如した機能を補うという方法をとる（『生命倫理学事典』第2巻349頁）。この遺伝子治療は，目標となる細胞の種類によって，（体細胞へ遺伝子を運ぶ）体細胞遺伝子治療と（生殖細胞へ遺伝子を運ぶ）生殖細胞治療とに区別される。

　体細胞とは，胚細胞を除く生体のすべての細胞のことである。胚細胞は子孫に遺伝情報を伝える。体細胞遺伝子治療では，遺伝子の変化によってもたらされる影響は治療される個人に限定される。これに対して生殖細胞治療では，その影響は子孫にも引き継がれる。通常，遺伝子治療という方法は高額の費用がかかり，限られた人々にしか行うことはできない。実際，単一遺伝子病に対する体細胞遺伝子治療を望んでいる人々がいるが，これまで，その人たちの希望は十分に満たされてこなかった。

　遺伝的な介入の是非について倫理学的な評価をする場合，通常，この評価は遺伝子治療についての上記の区別〔＝体細胞遺伝子治療と生殖細胞治療との区別〕に即してなされる。しかし別の意見もあり，このような区別をやめて，その代わりに許容しうる介入（＝治療を動機とした介入）と許容しえない介入（＝積極的優生学を動機とした介入）とを区別しようとする提案も存在してい

る[38]。ここでいう許容しえない介入とは，人間の特定の性質を強化したり改良したりすること（エンハンスメントとしての遺伝子工学）や優生学的な目的で遺伝子を導入すること（優生学的な遺伝子工学）である。

ただし，この区別の仕方に対しては次のような反論がある。——体細胞への介入と生殖細胞への介入とを区別することは客観的な根拠をもっているし，この区別によって事態がより明確になる。この区別を採用することをやめて，許容しうる遺伝的介入と許容しえない遺伝的介入との区別に置き換えるとすれば，治療・予防・積極的優生学の三つの動機が互いに流動的に混ざり合うために，「曖昧さが生じてしまう」（『生命倫理学事典』第2巻349頁）。いったい，遺伝子プールの治療と改良との境界はどこにあるのだろうか。生殖細胞への介入は，どこまでが病気の予防で，どこからが規範を変えてしまうものとみなされるのだろうか。

1 体細胞の遺伝子治療

体細胞の遺伝子治療において，対象となる細胞は次のものである。——造血系細胞，肝細胞，血管細胞，皮膚細胞，骨格筋細胞と心筋細胞，繊維芽，肺，気道，滑膜細胞，中枢神経系の細胞，腎臓細胞，甲状腺細胞（Bayertzほか編1995, 32頁以下）。体細胞の遺伝子治療は補充治療の一つである。治療的実験において適用されている妥当な判断基準に照らし合わせるならば，体細胞遺伝子治療はおおむね倫理学的に肯定されるべきであるという点については，きわめて広範な合意が形成されている。

むしろ問題は，遺伝子治療の技術に付随するさまざまなリスクにある。体細胞遺伝子治療について倫理学的に評価をするときには，目的の正当性，選択された手段，それによって引き起こされる帰結，そして（全体として見通すことのできる）副作用などの観点を区別することが望ましい。

---

[38] たとえば，W. F. アンダーソンがそうである。バイエルツの著作のなかの報告（Bayertzほか編1995, 109頁以下）を参照せよ。

まず体細胞遺伝子治療の目的，すなわち遺伝を原因とする病気や遺伝的に除去しうる病気を治療するという目的に関して言えば，これは倫理学的に肯定することができる。これに対して，かりに体細胞の遺伝子治療そのものが生殖細胞に影響を及ぼすものであるとすれば，この治療は倫理学的には，生殖細胞に介入する場合と同様の評価がなされなければならないであろう。個々のケースにおいて生殖細胞に影響する可能性がある場合は，そのような措置は，生殖細胞に影響を及ぼすかもしれない他の治療行為と同様の扱いを受けるべきであろう。およそ生殖細胞に介入することがいっさい認められないなら，そのような影響の可能性があると十分に疑われるようなケースにおいても，自分の子供をもつことはあきらめなければならないであろう。

　導入される手段，およびそれに伴うリスクと帰結の観点において，さらなる区別がなされなければならない。まず手段に関して言えば，現在のところ，組み込まれる遺伝子を狙いどおりの場所に正確に送り込むことはまだ不可能である。対象となる細胞が破壊されたり，あるいは今まで不活性であった細胞（たとえば癌の原因となる細胞）が意図せずに活性化されたりする危険性も存在する。この因果関係について分かっていることはまだ限られている。危険性は，導入される遺伝物質にあるのではなく，遺伝子導入の技術そのものにある。また，動物実験の成果を人間に適用することができるケースは，ごく限られている。というのも，そもそも遺伝子治療が必要とされるような多くの遺伝病は他の霊長類では現れないからである。

　次に，リスクと帰結の倫理学的な評価について言えば，これらの評価は，治療のそのつどの発展段階に応じて（それが人体実験なのか，それとも治療的実験なのかに応じて）なされることだろう。その際，個々のケースにおいていかなる治療が問題とされているのか（実験的治療なのか，それとも補充治療なのか），この治療形態は他のどのような医療形態と比較できるのか（薬物投与なのか，予防接種なのか）といったことが問われなければならないだろう。これらの問いに対する答えのあり方に応じて，リスクや帰結の評価基準として，人体実験の倫理基準が用いられるか，それとも臓器移植の倫理基準が用いられることになるだろう。むろん遺伝子治療の場合は作用のメカニズムが複雑なため，

臓器移植の評価基準をそのまま適用することには限界があるのだが。遺伝物質を細胞に導入することは，たんに臓器移植と同じではないからである。また，かりに遺伝子治療が薬物投与や予防接種と比較できるとするならば，それは薬物試験の基準に従って評価されなければならないだろう。

体細胞の遺伝子治療は，次の条件のもとで倫理学的に擁護できるものとみなされる。(1)その遺伝子欠損によって引き起こされる病気が，高い重要性をもっていなければならない。(2)効果的な他の選択肢があってはならない。体細胞の遺伝子治療を行うことは，今までの治療法ではコントロールできない病気が問題であるときにのみ正当化される。(3)患者に対する予想される効果を考慮に入れながら，治療のリスクに対して責任を負わなければならない。治療に伴うリスクは，治療をしないときに生じる場合のリスクよりも小さくなければならない。たんに治療の結果だけではなく，治療による副作用も評価の対象としなければならない。これらについての評価が難しい場合は，人体実験に関する倫理学的な諸条件が適用されなければならない。つまり，治療の結果に関して，また（長期にわたる）治療の副作用に関しても，患者に十分な説明をした上で，患者から自発的な同意を取ることが必要となる。

実際の場面では，重度の病気とそうではない病気の間に境界線を引くことは難しい。さらにもっと射程の広い，今後のさらなる課題としてあげられるのは，世界的に承認される遺伝子治療の適応基準を作成するという課題である。すなわち，どの遺伝子が置き換えられるべきであり，どの遺伝子ならばそうでないのか，あるいは誰が治療の恩恵を受け，誰が受けないのか，といったことの基準を世界中で共通して承認するという問題である。

2　生殖細胞への介入

生殖細胞に対する介入は，個人の遺伝情報の次元で欠損遺伝子を置き換えるという予防遺伝学的な目的を追求している。そのメリットは，遺伝病の原因を取り除くことによって遺伝病を防ぐことにあると言える。生殖細胞の治療は一連の経験的－実践的な問いと，倫理学的な問いを投げかけている。そしてこれ

らの問いは，部分的には他の諸問題（体外受精，着床前診断，消費的胚研究，優生学の問題）と重なり合っている。

現在の遺伝子治療の発展段階では，生殖細胞を治療することはリスクに関する理由と倫理上の理由から支持することができないというのが，目下のところ，支配的な見解である。生殖細胞の治療を思いとどまらせている主な理由は，リスクの及ぶ範囲がきわめて広範であることやリスクそのものが不透明であることに関係している。そもそも生殖細胞への介入に伴う副作用やその否定的な影響を計算して，その効用と損害を合理的に比較検討することは不可能である。もしかすると，元にはもどせない障害が患者の身体全体に及ぶかもしれないし，あるいは場合によっては，それらの障害が遺伝して後の世代になってはじめて現れることもあるかもしれない（Birnbacher 1989, 217頁）。

以上の問題とは別に，現在の治療方法の不確実さによってもたらされる帰結についても，さらなる論議がなされている。胚に対して行われる生殖的な介入が成功したかどうかを確かめるためには，出生前診断を実施しなければならず，その結果次第では胚や胎児は中絶されることになるだろう。また，もし生殖細胞への介入によって胚に損傷が引き起こされた場合，それらすべての損傷を治療することができるかどうか，あるいは出生前診断によって検出できるかどうかということが不確かなために，「場合によっては，重度の障害をもった子供を余分に多く受け入れなければならないことになるであろう」（Birnbacher 1989, 222頁）。

生殖細胞の治療は，現在のところ不可能であるという事実を踏まえた場合，私たちは次の二つの問いについて，倫理学的に評価することが必要になってくる。

(1)それではこの治療は，十分な安全性が保証された場合にはどうなのか。
(2)この目的を達成するためのさまざまな手段について，どのように評価するべきか[39]。

第一の問いは目標の設定に関わっており，第二の問いは主として胚研究の諸問題に関わっている。両者の問いに対する答えは，いずれも意見が大きく

分かれる。

1 生殖細胞への介入に対する賛成論

〔賛成論の見解に従えば,〕十分な安全性が保証されていることを前提した場合, 生殖細胞に介入することは, それが「明確に治療だけを目的とした」(Birnbacher 1989, 220頁) ものである場合は認められるが, これに対して, 治療目的でないものは認められない。またこれと並んで, 積極的優生学の観点から生殖細胞への介入を支持する意見も存在する[40]。

ただ明確に治療だけを目的とした場合であれば, 消極的優生学の観点からの予防的な措置に対しては, 倫理学的に異議を唱えることはできないだろう。というのも, かりに私たちが胚に対して介入したとしても, その胚から成長した人は, 遺伝病を避けるために遺伝子を修正したことを, 後になって, きっと同意するだろうと想定できるからである (Birnbacher 1989, 222頁)。生殖細胞の治療は, もしそれが「明らかに本人の利益にならないような性質や状態の発現を予防的に阻止する」ための試みとしてなされるのであれば,「(…中略…) そして少なくとも, それによって同時に, 他の望ましい性質が変更されるのでないならば」(Birnbacher 1989, 221頁) 必ずしも頭ごなしに否定されるべきものではない。その際, 当人の両親は, 消極的優生学的な介入を行うことについても, またその介入を断念することについても責任を負わなければならない (Birnbacher 1989, 221頁)。

およそ人間の自由は, 遺伝子の変更によって制限されうるものではない。「人間の自由が制限されうるためには, 人間はまず, 自分の意志をもったものとして存在しなければならない。しかし遺伝子の変更が行われるのは, この時期よりはるか以前になるであろう」(Birnbacher 1989, 218頁以下)。まさにそ

---

[39] 十分な安全性があるときでも, この手段のなかには消費的胚研究が含まれている。本書第9章 (164頁以下) を参照。
[40] アンダーソン, フッド, ワトソンの主張についてのクレースの報告については, クレースの著作 (Kreß 1999, 47頁) を参照のこと。改良されるべき性質としては, たとえば長寿, 情緒の安定性, 知性などの性質が挙げられる。

れゆえに，個人の尊厳もまた，「いかなる損傷もリスクも伴わない介入によっては，(…中略…)侵害されることはありえない」。というのも，人間の尊厳とは遺伝的構造の存在には依存しておらず，それゆえ，そのような遺伝的構造が新たに実現したことによっても，何ら影響を受けるものではないからである (Birnbacher 1989, 219頁)。

　ここで理解されている個人の尊厳とは，人権思想における個人の尊厳ではなく，一連の道徳的に重要な性質を所有しているということである。この個人の尊厳は，種の尊厳，つまりある特定の人間像とは区別される。もちろん，種の尊厳は「人間の生命の存在の最初期の段階でも侵害される」(Birnbacher 1989, 219頁)ことはありうるだろう。しかし，それによって個人の身体的，あるいは心的な不可侵性が侵害されるわけではなく，たんに私たちが人間としてもっている自己像が侵害されるにすぎない (Birnbacher 1989, 219頁)。「ここで問題となっているのは，個人としての人間ではない。——この個人としての人間は，胚の段階においては，いまだ苦痛を感じる能力も他の主観的な性質も示すことがない。——むしろここで問題となっているのは，彼以外の人々からなる共同体であり，この共同体がもつ規範的な自己像は，人間の生命を任意の目的のために利用されうる物として取り扱うことを禁じている」(Birnbacher 1989, 220頁, 強調は原著者による)。

　イルガンクも同様に次のように論じている。生殖細胞の治療については，「はじめから，全面的に有罪判決を下してしまうべきではない。この生殖細胞治療がもっている治療的な性格を，人間を作成しようとするあらゆる試みから守り，さらに失敗のリスクを最小限のレベルに維持することに成功するのであれば，生殖細胞の治療もまた，少なくとも原則的には認められると思われるはずである」(Irrgang 1996, 547頁)。また，治療を目的とした生殖細胞への介入は，健康をもつ権利によっても正当化される。
　以上のような治療の目的を肯定することは，必ずしも消費的胚研究を手段として取り入れなければならないということを意味しているわけではない。消費的胚研究を行わずとも，上記の目的を達成することができるという可能性は十分に想像できるだろう。たとえ今日では，そのための方法がほとんど分からな

いとしてもである。こういった可能性が成り立つかどうかという問題は、明らかに倫理学的な問題ではなく、経験的－実践的な問題である。もし消費的胚研究がこの目的を達成するための唯一の手段であるとすれば、消費的胚研究を認めない人は、この目的をも認めてはならないことになってしまうだろう。

2　生殖細胞への介入に対する反対論

　これに対して、生殖細胞への介入に対する反対論は、(1)人間の尊厳の擁護、(2)積極的優生学的な目的への濫用の可能性（人間の遺伝子プールの改良）という二つの論拠をもちだして反対しようとする。

(1)生殖細胞に介入することで人間の尊厳が侵害される。というのも、生殖細胞に介入することが意味するのは、人格の同一性について何らかの操作をすることではなく、まさに人格の同一性そのものを操作することだからである。個体性の遺伝的な基盤をなしているものが変えられることによって、人格の同一性が操作される。（人間に対する、とりわけ生殖細胞における）遺伝子操作とこれ以外の形態の操作との違いというのは、前者の場合には、実在している人格について何かが操作されるのではなく、人格そのものが操作されるという点にある（Löw 1985, 148頁、強調は原著者による）[41]。これ以外の操作の場合では、後から修正するということが可能であるが、それとは違い、「人間の自然的同一性を操作する場合」には、こうした事後的な修正は「不可能である」（Löw 1985, 148頁以下）。

　治療を動機とした生殖細胞への介入は、医療の本来の目的に違反している。「もし受精卵に対して遺伝子工学による介入がなされるならば、たとえそれが医学的な目的を伴うものであるとしても、そこでは、実際に存在している人格が治療されているのではなく、むしろ人格の同一性が操作されている。

---

[41]　ビルンバッハによると、「将来生まれる個人の人格性」を遺伝子技術によって〈プログラミングすること〉は、人間の生命を物件化することである。したがって、本来「遺伝子技術による部分的な修正」ということを語ることはできない（Birnbacher 1989, 220頁、強調は原著者による）。しかしだからといって、消極的優生学的な介入がはじめから拒否されるというわけではないだろう。

そこではよりよい医療がなされているのではなく，医療の根本規範が傷つけられているのである」(Löw,『医学・倫理学・法学事典』389段, Gentechinikの項目)。治療を目的として人格の同一性を操作することは，人間の尊厳とは両立しえない価値の比較考量を行うことに他ならない。

　生殖細胞へ介入することは，必ずしも人間の自由を制限するわけではない。というのも，生殖細胞への介入は時間的に考えれば，自由意志が形成される以前になされるからである。——このような議論は，人間とは身体と人格から成り立つ存在であるという二元論的な考え方を仮定している。しかし，身体であることと身体をもつことが区別されながら統一されているというあり方は，原理的に〔身体と人格の〕分割を許容しないものである。というのも，〔これらを区別しようとする〕いかなる反省的思考も身体的な基礎をもっており，両者を全面的に区別しようとする反省というのは，そもそも不可能だからである。
　生殖細胞への介入と結びついているリスク，とりわけ次世代に及ぼされるリスクは，それ自体はっきりと予測することができず，それを責任をもった仕方で考量することはできない。そもそも人間が身体的－人格的統一という廃棄できず，解明することもできないあり方をしている以上，生殖細胞への介入が人間の人格性と自己理解にどのような影響を与えるのか，ということを説明することはできない。こうした未知の事柄のゆえに，生殖細胞へと介入するならば，それは人間の尊厳の尊重とは相容れない人間の道具化を意味することになるだろう。

(2)積極的優生学はさまざまな理由から認められない。積極的優生学によって，(a)人間の尊厳が侵害され，(b)自然な出自と自然の平等性をもつ権利が傷つけられる。(c)また，それは望ましいものと望ましくないものをどのような基準で判別するのか，という解決不可能な問題に直面させられる。
(a)遺伝情報を変更することによって，変更された本人は第三者が立てた目的の設定に従属させられてしまい，それによって人間の自己目的的な性格が無視されることになる。もし個々人が「遺伝子プールの改良のために利用」されるのであるならば，そのことは「もっぱら人間を人間にとって異質な目的に従属させる」ことを意味する。このことは「人間の尊厳を原理的に侵害すること」とみなされなければならない（Honnefelder 1994 c, 223頁)。

(b)積極的優生学によって,「自然発生的な出自をもつ権利,つまり誰の〈おかげ〉でもないような自然な人格の同一性(もしくはその遺伝的基礎)をもつ権利」が侵害される。そしてまた,このことによって「人格の不可侵性に対する権利」が無視される(Löw 1985, 188頁)[42]。すべての人間の機会の平等性という自然的な条件を操作することは,すべての人間が有している人間としての平等性に重大な影響を与える。積極的優生学によって,二つの階級社会——遺伝的に改良された人間と改良されていない人間——が作り出されるとともに,「一定の目的のために〈育成された〉人格や人格グループに対する(積極的および消極的な)差別が生み出されることによって」,平等性の原則が侵害される(Löw 1985, 188頁)。

(c)積極的優生学によって,「死者による生者の支配」(『医学・倫理学・法学事典』389段)が確立されるようになる。というのも,後に生まれてくる人々は,前に生きていた人たちのイメージに従って操作的に作り出された製造物になってしまうからである。生殖細胞へ介入することは,未来の世代に対する爆弾となりうる。その爆弾の信管を外そうとすれば,未来世代の人々は,本来自分たちに期待されてはならない生活様式を押しつけられることになるだろう。介入によって多く濫用がなされる可能性を考えるならば,「両親たちのわが子に対する積極的優生学的な偏愛から,子供たちの利益を守ること」が重要である(Birnbacher 1989, 221頁)。いったい,どのような性質が望ましいのであり,どのような性質がそうではないというのか。そもそも,誰がどのような基準によって,そのことを決定すると言うのだろうか。

レーブ(1985, 186頁)は,1962年ロンドンで開かれたCIBA会議の参加者たち(そのなかにはノーベル賞受賞者も含まれる)の発言を次のように引用している。ジョシア・レダーベルクは,「人間の幼稚な利己心のために」4本の腕をもつ子供が遺伝学的に作り出されることに対して懸念を表明している。ヘルマン・ヨーゼフ・ミュラーは,

---

[42] 1982年に開かれたヨーロッパ評議会の総会では,「人為的な介入がなされていない遺伝的遺産をもつ」権利ということが語られている。

より高い知能指数をもった精子ドナーを選別することを提案し，通常の有性生殖は「実験のためにだけ認められる」と言っている。フランシス・クリックは，「遺伝学的に望ましくない夫婦が子供を作るのを妨げるために，国家は普段使用する食塩に化学物質を混入するべきである」と考えている。

　以上のような〈自然発生的な出自をもつ権利〉や〈介入されていない遺伝的遺産をもつ権利〉に根ざした議論は，遺伝的な偶然性をもつことの利益を擁護しようとしているわけではない。またこの議論は，ある反論が指摘するような自然主義的誤謬の推理を含んでいるわけでもない。つまり，それは精子と卵子との〈自然な〉仕方での結合を，生殖行為の規範として掲げようとするものではない[43]。たしかにこの〔自然主義的誤謬の推理であるとする〕反論は，次の点において正しい。すなわち，人間の尊厳は人間の遺伝的な独自性のうちにあるのでも，またその独自性によって（とともに）規定された人間の自然な発達過程のうちにあるのでもなく，むしろ，人間が自由な存在でありうることのうちに存する，という点において，先の反論は正しい。しかしながら，人間がこのような自由な存在でありうるのは，あくまで人格的－身体的な存在としてである。したがって，ここで人間の尊厳を守ることは，その人間の身体と生命の不可侵性を守ることを含んでいる。ここでいう尊厳の不可侵性とは絶対的な不可侵性ではないが，だからと言って，それは人間の身体を意のままに扱ってもよいということを意味するのでもない。それゆえ，身体に対する任意のいかなる介入によっても人間の尊厳が侵害されるというわけではなく，人間の尊厳を保護することには，さまざまな段階が存在しているのである。

　〈自然な出自をもつ権利〉は，遺伝的な偶然性をもつことの利益やその偶然性によって規定された自然発生的な出自をもつことの利益に根ざしているわけ

---

[43] それゆえ，ビルンバッハは次のような反論をしている。「首尾一貫した仕方で考えるならば，〈偶然性をもつことの権利〉というのは，〈個人の出自が自然発生的なものであることは，それ自体で価値があるとみなされる〉ということとしてのみ理解されるように思われる」（Birnbacher 1989, 219頁，強調は原著者による）。

ではない。——そのような利益は，同じく遺伝的な偶然の結果である遺伝的な欠陥をもつことの利益をも含むことになり，それは不合理であろう。——ホーネフェルダーの言うように，むしろ〈自然な出自をもつ権利〉は，尊厳の不可侵性をより高次の段階において保護することの利益を拠り所にしているのである。遺伝子工学による介入と比べると，自然的な発生は，この尊厳の不可侵性をより高次の段階において保護している。したがって，遺伝的素質への遺伝子工学的な介入が倫理学的に見て正当化できないのは，自然発生的な出自をもつことそのものに「特別の尊厳がある」からではなく，むしろ，この遺伝子工学的な介入が有性生殖（そしてそれと結びついている遺伝的な偶然性）に対して，それとは別の選択肢を提示しようとしているからである。計画的に介入することは操作することを意味する。そしてこのような操作と比較した場合，「自然的，かつ偶然的な仕方で生まれることは，人格の尊厳の不可侵性をより高次の仕方で保護する可能性として現れてくるに違いない」(Honnefelder 1994 c, 229頁)。

第 9 章　胚 研 究

1　胚研究の目的

　現代の生殖医療がもっているさまざまな可能性によって，実験室のなかで人間の胚を自由に取り扱うことができるようになり，それに伴って，胚についての研究，および胚を使った研究が可能になった。だがそのことによって，胚研究と生殖医療とでは目的の設定が異なるという事実が見過ごされてはならない。生殖医療の目的は研究ではなく，子供をもちたくてももてない人々を治療することである（Rager編 1997, 138頁）。

　これに対して，胚研究は次の三つの研究に区別される。(1)胚そのものの生存条件の維持と改善に役立つ研究（治療的研究），(2)胚を破壊することを通して医学的知識が獲得されるような研究（〈消費的胚研究〉），(3)胚の死を意図するわけではないが，場合によっては胚の死を容認するような研究（Hepp 1994, 251頁以下；Rager編 1997, 141頁；『生命倫理学事典』第 1 巻558頁）。もし，〈胚〉[44]という概念が受精卵，ならびに一つの胚から取り出したすべての全能性

---

[44]　ドイツの胚保護法は，第 8 条で以下のことを銘記している。「細胞核が融合した時点からの発達能力がある人間の受精卵は，本法律の意味における胚とみなされる。さらにまた，胚から取り出されたすべての全能性細胞も，本法律の意味における胚とみなされる。ここでいう全能性細胞とは，必要ないくつかの前提条件が満たされた場合，分割されても個体へと発達することができる細胞のことを指す」。

細胞を含んでいるのであれば，胚は着床前診断の場合でも〈消費される〔＝破壊される〕〉ことになり，また，子宮に移植されない胚を凍結保存する場合でも，〈提供〉胚を破壊して幹細胞を取り出す場合でも〈消費される〉ことになる。

〈胚〉という表現（ギリシア語のembryonは，まだ生まれていない胎児という意味）には，さまざまな用法がある。第一の用法では，胚は受精した卵細胞とすべての全能性細胞を意味することができる。「胚は受精によって生まれる。受精とは，精子の卵細胞への侵入でもって始まり，およそ24時間後の受精卵の形成でもって終わる一連のプロセスである」（Rager編 1997，66頁）。第二の用法においては，胚と前胚とが区別される。「胚と呼ばれるのは，〔受精卵の〕母胎への定着（着床）の時期から器官の形成が終わるまでの時期の人間の萌芽である（受精後2週目～8週目）。出生前の発達は，通例，〔着床前も含めた広義の〕胚期（受精～8週目）と胎児期（9週目～出産）とに分けられる。前者の胚期は，さらに前胚期と胚芽期とに分けられる。前胚期（受精～14日）は，受精卵の発生に始まり，桑実胚の成立，胚結節と栄養膜細胞の形成を伴う胚盤胞の成立を経て，着床へと至る。この着床と原始線条の形成でもって胚芽期が始まり，胚芽期は器官形成の終了とともに終わる。胚芽期の完了に引き続いて，胎児期が始まる」（『生命倫理学事典』第1巻553頁，Embryoの項目を参照）。消費的胚研究の倫理学的な評価についての議論では，たいていの場合，胚についてのみ語られているのだが，その際には，上述のような胚に関する区分がとり入れられている。

先述の意味での治療を目的とした胚研究が倫理的に許容されることに関しては意見の相違はないが，しかし消費的胚研究が許容されるか否かに関しては大きく意見が分かれる。医療技術の進歩によって，〈余剰な〉胚はますます少なくなっているため，純粋に研究を目的とした胚の作成が必要になる。むろん，この胚の作成は単純に研究の自由を引き合いに出してくるだけでは正当化されない。なぜなら，そこでは研究の内容が重要だからである。研究の目的と利用される手段，およびその手段に結びついたリスクが正当化されなければならない。そして，何よりも研究の〈対象〉そのものの地位，すなわち胚の地位が問われなければならない。

消費的胚研究の倫理学的な評価は，胚の〈道徳的地位〉をどのように規定するかによって左右されるという点については，たとえ意見が対立するような議論においても，大方の意見が一致している。しかし胚の道徳的地位がどこに存していて，何に基づいているのかという点については，意見は一致していない。この意見の不一致の背景にあるのは，人間の尊厳と人間の生命を保護する必要性についての考え方の違いである。以下ではまず，胚研究に関するさまざまな立場を述べることにする。そして次に，尊厳の保護，ないしは生命の保護をめぐってなされる議論の背後にある哲学的－人間学的な諸前提が問題にされるだろう。

　消費的胚研究に対する立場には，全体として三つがある。第一の立場は，人間の尊厳が不可分であることを引き合いに出して，胚研究の無条件の禁止を支持するものである。この人間の尊厳からは，生命を初期の時点から全般的に保護するという考え方が導かれる。この考え方に従えば，たとえそれが医学的に高次の研究目的に関わるものであっても，胚の保護を他の価値あるものと比較考量することはいっさい否定される。人間の生命が始まるとともに，その生命を完全に保護する必要性が生じるのである。第二の段階主義的な立場は，胚の発達段階に応じたかたちで生命を保護する立場を支持する。この立場では，胚の保護を高次の研究目的と比較考量することが許容され，それゆえ，胚についての研究や胚を使った研究も許容される。新しい人間の生命が始まるというだけでは，その保護の必要性が始まっているとは言えない。第一の立場と第二の立場との中間にある立場は，新しい人間の生命が始まってからの全般的な生命保護を強調するが，高次の研究目的との兼ね合いにおいては例外を認める立場である。これらに対して，第三の立場は，胚を保護するいかなる必要性も認めない。この立場では，胚はたんなる細胞の塊にすぎないと考えられているからである。

2　消費的胚研究に対する反対論

1　無条件の禁止

　消費的胚研究の厳格な禁止を支持する議論は，卵子と精子の融合が新たな人

間の生命の始まりであること，そして生命の発達が絶え間なく連続する一つのプロセスであることを引き合いに出そうとする。新たな人間の生命の始まりとともに，その生命を完全に保護する必要性も始まる。最初期の段階の生命を保護の対象から除外することは，生命の発達の連続性と矛盾することになるであろう。

もし私たちが受精卵を「目的論的な意味を帯びた一人の人間の萌芽であり，同時に人間の生命である」(Löw 1985, 153頁) と認めるならば，その場合，受精卵は「受精の時点から完全な保護に値する人間の生命である。その際に，受精卵が自然の生殖によって生じたものか，試験管のなかで生じたものか，あるいはクローニングによって生み出されたものか，という点は重要ではない。では，そもそもなぜ受精の時点なのだろうか。それは，受精の時点というのが，それよりも以前には何もなく，その時点から人間の生命が目的論的に〈おのずから〉発生する，と言うことができる唯一の疑いのない時点だからである。精子も卵子もそれだけではまだ萌芽ではなく，精子と卵子が受精してはじめて，まさにその時に人間の萌芽が存在するようになる。——そこには人間が存在しているのだ」(Löw 1985, 155頁以下)。ここでいう〈時点〉とは，一定の〈期間〉のことを指している。「胚が生物学的に人間に帰属することは，おのずと定まっている。そして，この帰属性はと言えば，卵子と精子の融合に由来している。まさにこの働き——私はここで，あえて働きと言い，〈時点〉とは言わない。それは私がミリ秒やナノメートルをめぐる辟易するほどの詮索的な議論にさらされないためである。そのような詮索は，人間があれこれのことをするためには，何がどこに向かって動かねばならないのか，ということまでもきわめて精密に規定しようとする——から人間の生命（それはたんに〈生まれつつある生命〉ではなく，生命そのものである！）が生じるのであり，目的論的な意味を帯びた〔人間の〕萌芽が生じるのである。この〔人間の〕萌芽は出生することへと運命づけられており，そこから，あらゆる他の人間と同等に自由な一人の人間が生まれてくるのである」(Löw 1992, 295頁)。

以上のような胚の先行的な帰属性〔＝胚の生物学的な帰属性があらかじめ定められていること〕からは，消費的胚研究を無条件に禁止することが導かれる

とともに，胚の保護を他のいかなるものと比較考量することも許されないことが導かれる。たとえその研究が治療的な目的をもつものであるとしても，そのことが倫理学的に正当化できない手段を正当化することはできない（Löw 1985, 183頁以下）。このことは，全能性の段階にある胚を用いた実験を解禁しようとする立場についてもあてはまる。全能性細胞の段階ではいまだ人格的な人間の生命は存在しておらず，それが存在し始めるのは，細胞が全能性を失い，器官の形成へ向けて分化を始める時点からである，などと言うことはできないだろう。なぜなら，「人間の人格的な性格を支える遺伝的な基盤は，異論の余地なく，確実に，卵子が受精した瞬間に決定されるからである。人間の人格的な生命が生まれるためには，それ以上のことは何も必要ではない。さもなければ，何か別のものがどこかから入り込んできたということにもなりかねない。まさにこのことは，いまだ全能性をもっている生殖細胞についてもあてはまる。たしかに全能性をもつ生殖細胞は，実際には，それらのすべてが人間になるというわけではない。だが，生殖細胞が人間になるかならないかは自然の側に属する事柄であり，人間の側に属する事柄ではない。かりにそれが人間の側に属すると言うのであれば，人間は〈自然と同じことをなすこと〉が許されるであろう」（Löw 1985, 184頁）。

2　例外規定

　生命の全般的な保護を原則的に肯定しながらも，個別のケースにおいては例外を認めようとする立場がある。ヘップは，一方では胚についての研究と胚を使った研究を刑法によって禁止するドイツの法律を支持するが，他方では，個々のケースにおいてはそれを相対化することを認める。さしあたって重要なのは，次のことである。──胚の計画的な破壊を伴う消費的胚研究は，「人間の尊厳を軽視することを含んでいる。なぜなら，そこでは人間の主観的な性質（たとえ潜在的な意味においてであるにせよ）は，たんなる生物学的な事実へと格下げされるからである。研究の自由という基本的な権利は，ここでその限界に突き当たる」（Hepp 1994, 253頁以下）。しかし，「こうした生命の保護を原則的に認める立場」においても，生命の保護は個々のケースでは「さまざま

な目的に従って価値あるものの比較考量をするなかで相対化されることがある。したがって，胚についての研究や胚を使った研究は，それが高度の専門的な研究目的に資するかどうかを入念に検討した上であれば，許容される」(Hepp 1994, 250頁)。こうした例外を認めることは，最初期の段階の人間の生命がまだ個体性を有していないという事実によって根拠づけられる。「〔生命保護という〕規則を相対化することは，それを高次の医学的な目的と比較考量する場合にのみ，しかも初期段階の人間の生命の領域においてのみ検討されてもよい。この領域では，いまだ胚の身体的基盤から個体的な存在が発現するまでのすべての段階が完了してはいないからである。このように言うことで，私は功利主義的な道徳について語っているのではない。功利主義的な道徳においては，人間の健康ですら，それと同等もしくはそれより高次の価値と対置されるのであるから，〔胚研究においては〕いっそうのこと，高次の研究目的があらゆる手段を正当化することだろう」(Hepp 1994, 253頁)。

3 反　論

　受精以降の胚の完全な保護という立場に対しては，次のような反論が唱えられている。——このような立場は一つの遺伝子決定論を含んでおり，それは「特定のDNAの束が人間の個体性と人格性を遺伝的に決定している」という主張に立脚している。「だが，この想定は誤りである。なぜなら，一卵性双生児あるいは多胎児は，(ほとんど) 同一の遺伝情報を有しているにもかかわらず，同一の有機体ではないし，ましてや同一の人格でもないからである」(Irrgang 1991, 224頁)。さらにまた，卵子と精子の融合が完了したと言える正確な時点を述べることもできない。「融合の時点に関する問題は，おそらく誤った仕方で立てられている」(Irrgang 1991, 245頁)。人間の生物学的な自然本性と人間の人格性とは「異なる次元」(Irrgang 1991, 246頁) に属している。

　さらなる反論によれば，たしかに胚は道徳的に行為する主体ではないが，「正常に発達すれば，道徳的諸権利の担い手となる潜在的な素質をもっている」(Irrgang 1991, 246頁)。しかし，このような潜在性からは，「具体的な内容を伴った，いかなる絶対的な義務も根拠づけられることはない」(Irrgang 1991,

246頁)。「より慎重な議論」は，卵子と精子の融合の際には，ただ「種としての人間の生命について」のみ語ることだろう（Irrgang 1991, 245頁)。

3　消費的胚研究に対する賛成論

段階主義の立場にとっては，胚の消費的な実験は，最初から倫理的に非難されるべきものではない。胚は，それ以外の価値あるものや利害と比較考量することを許容しうる地位にある。この段階主義的な議論は，生命の保護という要請を，人格性の存在を構成するいくつかの特徴に結びつけて考えている（第10章187頁以下も参照)。その場合，人間の生命が保護に値する資格をもつのは，人格の諸特徴の基礎にある生物学的な基盤が一定の発達段階に達した時点であるか，それとも，これらの特徴がはじめて事実的に現れた時点かのいずれかである。(後者の場合には，生命の保護の必要性は，出生の時点か，あるいはそれよりも後の時点に始まる)。人格という地位を構成する特徴としては，個体性（人格性は少なくとも個体性を含む)，感覚能力，合理的な思考能力，コミュニケーション能力，道徳的な行為の能力などが挙げられる。

　イルガンクは次のように提案する。「生まれつつある人間の生命が道徳的な配慮に値するものであるかどうかは，その生命が道徳的に行為するための能力をどの程度まで形成しているかによって決められる」(Irrgang 1995, 226頁)。「人格性は，心理的－身体的な仕方で実現されるのであるから，人間の生物学的な自然本性は，人格性にとっての必要条件として保護されるべきである。ちょうど患者の自律の観点から見た人間の価値と同様に，生まれつつある人間の生命の価値もまた，この生物学的な自然本性を基礎にしている。このような考え方から出発すると，やがて一種の段階主義へと行き着く。この段階主義の立場においては，のちの人格性にとっての基礎となる受精卵のさまざまな能力が発達していくにつれて，それを道徳的に配慮することがますます必要になる」(Irrgang 1995, 226頁)。

先に挙げられた一連の特徴のうち，どの範囲までを人格の構成要素に含めるのか，またその範囲のなかでどの特徴を中心的な基本概念にするのか（たとえ

ば，個体性，同一性，潜在性，生成のうち，どれを基本概念にするのか）に応じて，認めるべき生命の保護の範囲も変化する。生命が保護される資格は，要求される特徴が多ければ多いほど，遅い時期に始まり，それが少なければ少ないほど早く始まる。生命保護の資格が始まる以前の段階においては，胚は目的にかなった仕方で自由に使用することができる。

　この見解に従えば，消費的胚研究は，胚の何らかの利益も，また胚の権利も傷つけることはなく，たんに種の尊厳を傷つけるにすぎない。しかし，種の尊厳のもとで理解されているのは，ある特定の人間像にすぎない。胚を保護するとは，たんにある人間像を保護することを意味しているにすぎない。この人間像に従えば，「人間という種は，人格以前の個体的な自己形成のプロセスにおいても保護されるべきである」（Birnbacher 1989，225頁）。かくして種の尊厳という原理は，たんに「純粋に象徴的な仕方で〈損傷〉を避けること」に役立つにすぎない。「価値あるものの比較考量をする場合，現実にこれから生まれてくる子供の幸福は，2，3個の全能性細胞の〈犠牲〉よりも重要である」（Birnbacher 1989，225頁）。

　もし私たちが〈人格とは個体であるが，個体性が形成されると多胎妊娠の可能性がなくなる〉という根拠をもち出して，個体性を人格概念の基礎に据えようとするのであれば，その場合，生命が保護される資格は，多胎妊娠の可能性がなくなる時期（遅くとも受精後14日以降）から始まることになる＊。
　総じて胚の完全な保護についての議論は，生命の保護を開始する時期を受精の時点に置くのか，それとも多胎妊娠の可能性がなくなる時期に置くのか，――なかにはそれよりもさらに遅い時点を提案するものもあるが――ということをめぐって行なわれている。

―――――――――――――――

＊　一般に受精後14日以降になると，胚は原始線条を形成し，臓器の分化を開始する。これ以降，その胚は特定の個体に向けて発生を開始し，もはや多胎妊娠の可能性はなくなる。その意味で，この14日以降（多胎妊娠の可能性がなくなる時期）を，ヒトとしての個体性が確立される時期とみなすことができる。

第一の選択肢は，オーストリアとドイツにおいて認められている法的規制に基づいたやり方である（両国では，胚は生殖補助医療を目的とした場合にのみ，しかもそのために必要な分量だけ作成することが許されている。〈余剰な〉胚は凍結保存することが許されている。——たとえば，オーストリアでは1年間である。ただし研究目的のための胚の作成は禁止されている）。第二の選択肢は，たとえば，イギリスにおける規制に基づいたやり方である（ここでは，人格が受けるべき保護は，生物学的な個体化のプロセスが完了した時点から始まり，これは受精後14日目と定められている。それまでの期間は，胚は研究目的のために使用することができる）。これら二つの選択肢は，人格についての異なる考え方を背景にもっている。これについては，第10章（187頁以下）を参照のこと。

　これに対してザス（1989b）は，合理的思考能力を人格性の基礎に据えて，妊娠57日目以降の生命保護の立場を支持している。彼は脳生Ⅰと脳生Ⅱを区別する。彼によれば，脳生Ⅰは，脳に特有の最初の細胞が形成された時点から始まり（妊娠57日目），脳生Ⅱは，脳に特有の組織が形成された時点から始まる（妊娠70日目）。ザスは，脳死と脳生の対称性を打ち立てる。脳の正常な機能が停止してからの期間には，脳に特有の細胞が形成されるまでの期間が対応している。脳死の反対が脳生Ⅰである。この日（妊娠57日目）以降は，「生まれつつある人間の生命には，完全な法的保護が与えられるだろうし，また完全な倫理的連帯性と尊重」が認められるだろう（Sass 1989b, 173頁）[45]。
　ここでザスは，人間の本質についての古典的な定義，つまり〈人間は理性を付与された生きもの（理性的な動物 animal rationale）である〉[46]という定義を自らの考察の基礎に据えている。理性が人間の際立った特徴であり，しかもそれを行使することが脳の特定の機能の活動に結びついているのであれば，人格的な人間の生命は，脳の形成でもって始まり，それ以前にはただ生物学的な人

---

[45] ロックウッドも同じく，脳死と脳生の類比を用いて議論している（Lockwood 1990, 246頁）。
[46] 当然のことながら，ザスは理性を一つの属性とみなすことによって，この本質的定義を誤って理解している。そのようなことは，人間の本質の古典的定義がまさに行なっていないことなのである。

間の生命が存在しているにすぎない[47]。ザスにとって，ここで提案された脳生説は，「始まりつつある人間の生命」に関するさまざまな倫理学的な評価基準を一掃し，この問題に全般的な解決をもたらすものである（Sass 1989b, 174頁）。脳死と脳生の概念は，人間の生命を生物学的な人間の生命と人格的な人間の生命とに区別するための枠組みを示しており，それは「倫理的，文化的および法的な合意を可能にするための」基軸を提供するものである（Sass 1989b, 174頁）[48]。

1 反　論

以上の賛成論に対する反論は，(1)まず，脳死と脳生とを類比的に捉えることに疑問を呈し，(2)次いで，胚は必要な前提条件さえ満たしていれば，人間に特有の仕方で連続的に成人へと発達していく潜在能力をもっている，ということを引き合いに出し，(3)最後に，ある事柄を理論的に規定することと実践的に判断することとの差異を指摘する。

(1) 脳死と脳生との類比は首尾一貫しておらず，人間の生命の時間的構造を誤識している。

(a) 終わりにあてはまるものは，始まりにもあてはまらねばならない。もし，人格の終わりが生命の終わりと同一視されるのであれば，当然のことながら，人格の始まりも生命の始まりと同一視されなければならないのであり，脳生説のように両者を切り離すことはできないはずである。「一方では，人格であることの終わりを死亡の時点としてみなしておきながら，同時に生命の始まり（受精）と人格であることの始まりを互いに切り離すことはできない。

---

[47] 〈脳生説〉を唱える人々が立脚している生物学的事実は，ラーガー編の著作のなかで疑問視されている（Rager編 1997, 98頁）。
[48] ウィージンク編の著作（Wiesing編 2000, 165頁）のなかで，ザスは妊娠70日目を支持している。「したがって私たちは，脳死との類比において，ニューロンのシナプス形成が開始された時点以降を，〈脳生〉と呼ぶべきであろう。このことが意味しているのは，受胎後70日目からは，生まれてくる人間の生命に対しては完全な法的保護が与えられ，さらに十全な倫理的連帯性と尊重が示されるということである」。

もしある人が，〈もう人格ではないのだから，死んでいる〉と言うのであれば，その人は，〈まだ人格ではないのだから，まだ生きてはいない〉とも言わなければならないことになるだろう」(Wolbert 1989, 18頁)。

(b)脳死と脳生の類比は，誤った仕方で時間的な対称性を想定している。〈もはや~ない〉に〈まだ~ない〉は対応していない。脳死の不可逆的な過程には，〈脳生〉へと向かう生成のプロセスが対応しているが，この脳生は「胚をただ成長させるだけで確実に到来する。脳死とともにいかなる身体的な潜在性も消えるが，これに対して，脳生の開始以前の段階は死と同じではなく，まさにそこにある生命の諸可能性によって特徴づけられるものである」(Rager 1994, 90頁)。

(2)もしかりに人格の個体性が多胎妊娠の可能性がなくなる時点ではじめて形成されるのであれば，何よりもまず個体性という前提された概念が明確になっていなければならない。個体性ということで考えられているのは，心理学的な意味での個体性ではなく，生物学的な意味での個体性であり，それは社会的な周囲環境との活発な相互作用のなかで形成されるものである。この生物学的な意味での個体性は，分割できないこと (Unteilbarkeit) を意味するのではなく，分割されずにあること＊ (Ungeteiltsein)，すなわち自己自身を組織化する統一体を意味している。

しかし，このことは多胎妊娠の可能性がなくなる以前の時期の胚についてもあてはまる。「受精卵の誕生の時点から，胚は自己を組織化し差異化する一つの機能的統一体であり，それは力動的で自律的な一つのシステムである。自己を組織化する力動的なシステムとして，胚は生物学的な意味での個体性を（…中略…）もちうるために必要とされるすべての条件を満たしている」(Rager編 1997, 77頁)。だがもしそうであるならば，双生児の妊娠の場合には，双生児ができる前までは胚が個体であり，それ以降には二つの生物学的

＊ ここで著者は，「分割できないこと（＝不可分）」と「分割されずにあること」を区別し，後者を生物に特有な「自己自身を組織化する統一体」ということから説明しているが，この点については用語解説の「個体，個人」の項目を参照。

個体が存在するということになるが，こうした双生児の妊娠はいったいどのように考えるべきなのだろうか。

　双生児が形成されるまでの移行段階は，「システム論的な意味での分岐として記述されうる。私たちはそれを生物学的な意味での増殖と呼ぶことができる」(Rager編 1997, 94頁)。ここにはたしかに概念上の困難が生じているが，だからと言って，多胎妊娠の可能性がなくなる以前の胚には個体性を認めないということになってはならないだろう。なぜなら，もしそうすれば，さらに重大な問題が生じるからである (Rager編 1997, 92頁)。というのも，その場合，いったいどのようにして個体ではない状態から個体の状態へと移行するのか，ということが説明されなければならないからである。この場合，多胎妊娠の可能性がなくなるという出来事は，受精とまったく同じような一つの質的飛躍を意味することになるだろう。しかし，「〔生命の〕発達が連続的であること」を考慮するならば，このことは正しいとは言えない。というのも「いったん受精した後では，この受精の出来事にその規模と意義において匹敵するような区切りを，胚の発達過程のなかに認めることはできない」(Rager編 1997, 93頁。154頁も参照) からである。個体性を目的論的に理解するならば，困難は減少するだろう。「個体性をその目的の方から動的に理解するならば，いずれの双生児も，はじめから自らの最終形態へ向かっていると言える。そして，この最終形態の方から彼ら各々の個体性が規定されることになる。しかしながら，現在使用されている哲学的概念でもってしては，双生児の妊娠と個体性を矛盾なく語ることが難しいことは認めなければならない」(Rager編 1997, 154頁)。

　以上のことから，前胚（最初の14日間の発達の期間）という概念は却下されなければならない。なぜなら，この概念が「人間の初期の発達段階においては，それ自身はまだ胚ではないが，そこから胚が生じてくるような一つの存在形態が存する」というイメージを安易に与えてしまうからである。「個体という概念の使用はこのようなイメージに結びついている」(Rager編 1997, 92頁)。しかし，このような言葉の使い方は，「個体として規定された人間のゲノムは，受精の瞬間に決定されるという基本認識と矛盾している」

(Rager 1994, 87頁) のである。

(3)たとえ胚が保護される資格が人格の個体性に結びつけられるとしても，多胎妊娠を理論的に規定することが困難であるかぎりは，受精後14日までの消費的胚研究は，いまだ正当化されない。むしろ，ここでは安全採用主義の原則が重要となる。この原則に従えば，およそ，ある危険が存在しているかどうかについての不確実さを取り除くことができない場合には，あたかもその危険が存在しているかのように振る舞わなければならない。（たとえば，猟師が何か動いているものに気づいたときに，それが人間か動物か分からないのであれば，その場合，猟師は撃ってはならない）（Rager編 1997, 238頁)。

4　クローニング

1　生殖的クローニング

〈クローニング〉という語でもって理解されているのは，「生物を無性的な仕方で増殖させること」(『生命倫理学事典』第2巻401頁) であり，〈クローン〉(ギリシア語の小枝，子孫からの派生語) という語で理解されているのは，ある生物，もしくはある生命の素材となる物質と同一の遺伝子をもつ複製物である。このことに応じて，遺伝子や遺伝子の断片と同一の複製物を作成することもクローニングと呼ぶことができる。このような複製物の作成は，分子生物学ではごく日常的な作業である。だが，（いかなる目的によるものであっても）人間のクローンを作成する場合には，そこにはつねに倫理学的に考察すべき問題が生じる。

まず，クローニングは，その目的設定という観点から，〈生殖的〉クローニングと〈治療的〉クローニングとに区別される。生殖的クローニングは遺伝的に同一の個体を作成することを目的にしており，この個体は母胎に移植されることによって，さらに生き続ける機会を得る。いわゆる治療的クローニングの場合，その主たる目的は，それを直接治療に役立てるか，もしくは治療に役立つ知識を増やすことである（たとえば，移植用の細胞の作成，初期の胚性細胞

に関する基礎研究など）（Heinemann 2000a, 264頁）。
　次に，生物をクローニングする方法は，(1)胚分割の方法と(2)核移植の方法とに区別される（『生命倫理学事典』第2巻401頁）。

(1)胚分割の方法では，胚から細胞や細胞組織が分離され，培養される。これらの分離された細胞は，なお全能性をもっている（全能性に関しては，本書第9章181頁を参照）。すなわち，どの細胞もそれ自身から完全な個体に発達する能力をもっている。
(2)核移植の方法では，提供側の細胞から取り出された細胞核が，あらかじめ除核された受容側の細胞（通例は成熟した，受精能力のある卵子）へと移植される。移植される提供側の細胞核は，「初期の胚細胞からも，胎児の細胞からも，あるいは十分に成長した個体の細胞からも」取り出すことができる（『生命倫理学事典』第2巻401頁）。核移植の場合，クローンはその原型と100％同一ではない。なぜなら，除核された受容側の細胞は，細胞核以外の遺伝性物質（たとえば，ミトコンドリアのDNA）をまだもっているからである。「しかしながら，これらの付随的なDNA群（一つの細胞に含まれるDNAの1％未満）は，現在，世界的に受け入れられているクローニングの科学的な定義を揺るがすほどの重要性はもっていない」（『生命倫理学事典』第2巻401頁）。この核移植の方法によって，ある一つの成長した個体を遺伝的に任意に複製することが可能になる。

　生殖的クローニングの倫理学的な正当性を問題にする場合，問われなければならないのは，はたしてその目的が正当なものであるのか，そして意図していた作用や意図していなかった作用を考慮に入れた場合，導入された手段が支持できるものかどうかという点である。このクローニングの目的と考えられているのは，以下のものである。──自分にとって望ましい存命中の人物や故人を再現すること，遺伝病を予防すること，不妊治療を改善すること，移植用の臓器や組織を作成すること，遺伝病の予防や治療のための胚研究の技術をより向上させること。

生殖的クローニングに対する反論

人間の生殖的なクローニングに対する主要な反論のうち，一つは人間の尊厳（人間の自己目的的な性格）の保護を引き合いに出し，もう一つは心理学的（精神病理学的）な議論に焦点を当てる。

(1) クローニングが多くの問題点を含んでいるのは，たんに複製された人間が同一の遺伝的構造をもつようになるからではない。むしろそれは，クローニングをすることが人間のもつ自己目的的な性格に反しており，それゆえ，それが道具化の禁止という原則に違反しているからである。第一に，私たちは他の生物と同様に独自の遺伝子をもっている。第二に，一卵性双生児は互いに同一の遺伝的な構造を具えているが，それにもかかわらず，それぞれ独自の人格をなしている。したがって，ある人間の個体性は，その人間の遺伝子の独自性と単純に一致するわけではない。このことは，人間を遺伝子に還元しようとする遺伝子決定論に反対する重要な論拠となる。

したがって，クローニングが人間の個体性を廃棄するという議論は，補足を必要とする[49]。人間の個体性は遺伝子の独自の構造に基づいているのでなく，自由でありうることに，すなわち人間の人格性に基づいているのである。それゆえ，上記の議論は，人間の解消しえない身体的－人格的統一にのみその根拠を求めることができる。この統一に関して，身体を操作することが人格にどのような影響を与えるのかという点については知ることができない。

ある人間が複製されるならば，彼は自己のものではない目的を実現するための手段として作成される。このような自己にとって外的な目的のために，

---

[49] 「もし尊厳が主体の個体性と同一性に関係しているのであれば，ゲノムのクローニング，すなわち，ある個体と遺伝的に完全に同一の個体を一つ，もしくは複数個作り出す行為において起こるであろう個体性の廃棄は，同時に，人間の尊厳に対する原理的な侵害とみなされなければならないだろう」(Honnefelder 1994 c, 223頁)。

彼には遺伝的な同一性が押しつけられることになる（クローンは，彼と同じ遺伝子をもつ者と似た姿形をしているはずである。また，クローンは，その遺伝子が同一であるということでもって，もう一方の人間に役立つために存在するべきである）。

(2) クローニングは，平等の原則に反している。クローニングは，クローンのもつ遺伝的な構造を意図的に操作することによって，クローンから〈自然な出自をもつ権利〉を剥奪する（この表現の意味に関しては，本書第8章162頁以下を参照）。クローニングにおける道徳的問題は，ある人が自分自身の一卵性双生児に，時間を遅らせたかたちで，あるとき通りでばったりと出くわしてしまうという点にあるのではない。「道徳的な問題は，クローンの自己理解のうちにある。このクローンには，それを作成した人間の無責任な自己陶酔のために，自然な出自に対する万人の平等が与えられていないのである」(Löw 1985, 191頁)。

　たしかに一卵性双生児は，人間のクローンと同じように，互いに同一の遺伝子をもってはいるが，しかし彼らはクローンとは違って平等の出自をもっており，互いに複製の関係にあるわけではない。

(3) クローニングの実験段階において使用される手段として，消費的胚研究が挙げられる。この消費的胚研究がその正しさを立証する責任を免れるとすれば，それは〈胚とは任意の目的のために利用できるものである〉という前提がある場合だけだろう。だが「生物医学に関する人権協約」の第18条に従えば，研究を目的とした胚の作成は禁止されている。段階的な保護の必要性を支持する立場であっても，胚は道徳的な保護の対象である。したがって，なぜクローニングが倫理学的に支持できる目的であるのかということが根拠づけられねばならないであろう。

(4) クローニングは，クローンの自由な活動空間を制限することにつながる。クローンには，〈必ずある人の人生を再現するに違いない〉という周囲の期待が寄せられ，このことは，クローンにとっての重圧になる。自分がクロー

ンであることを受け入れることは，この周囲の期待に応えることと一体をなしている。また，後から遅れて生まれてくる双子が存在することは，家族構造の崩壊にもつながりかねない。

(5) 実験段階において卵子が必要とされることは，女性をたんなる卵子の提供者の地位に貶める。

(6) クローニングは，それに伴うリスクのゆえに，無責任な行為である。およそある技術を用いる際には，その技術がうまくいくのかどうかをテストしてみなければならないであろう。だがその際に，奇形児が生まれてくる可能性を排除することはできないし，その場合には，人間存在は純粋な実験対象になってしまうことであろう。このことに加えて，クローンが実際にどのような生存条件にさらされることになるのか（たとえば早期の老化という条件にさらされるのか）ということは，誰にも分からない。

「生物学および医学の応用に関する，人権および人間の尊厳の保護のための協約」〔＝「生物医学に関する人権協約」〕*のクローン人間の禁止に関する追加議定書（1998年1月12日）もまた同様に，人間の尊厳に言及している。クローニングは人間の道具化であり，それは人間の尊厳に反している。それゆえ，それは生物学と医学の濫用に等しい。先の追加議定書の第1条では，以下のことが明記されている。「他の生存中の人間，もしくは他の死亡した人間と遺伝的に同一である人間的生命（人間）を作成することを目的としたいかなる侵襲行為も禁じられる」。ここでいう〈遺伝的に同一である〉とは，第2条の規定によれば，ある人間的生命が他の人間的生命と「同一のゲノム核を共有している」ことを意味している。

　欧州評議会は，1998年1月15日の会議において，「人権と生物医学に関する条約」〔＝「生物医学に関する人権協約」〕と同年1月12日の上記の追加議定書を踏まえつつ，「あらゆる個人は，自己自身の遺伝的同一性に対する権利を有していること，そして人間のクローンを作成することは禁じられねばならいこと」を改めて強調している。

---

*　このようにさまざまな名称で呼ばれている。この点については，本書第6章注26を参照。

2　治療的クローニング――胚性幹細胞

〈治療的クローニング〉という表現は，もともとそれがある個体に対する治療的実験という観点から選ばれた表現ではなく，むしろ遠い将来の治療目標という観点から選ばれた表現であるかぎり，誤解を招くものである。しかもこの表現では，誰が，もしくは何が複製されるのかということも明らかではない。治療的クローニングということが語られるのは，胚性幹細胞との関連においてである。「胚性幹細胞とは，培養液中で培養された胚性細胞であり，これらは特殊な培養条件のもとでは自己分裂したり自己増殖することができるが，それ自身では分化する能力をもっていない。そのため，それらは胚の初期の発達段階で停止したままなのである」(Heinemann 2000a, 260頁)。胚性幹細胞の概念は，広義と狭義の両方の意味で使用される。広義においては，この概念は「それを作成する技術の如何を問わず，培養液中で培養されたすべての胚性幹細胞」を指すために使われる。狭義においては，それはある特定の方法で獲得された胚性幹細胞を指す (Heinemann 2000a, 260頁)。この胚性幹細胞はもはや全能性をもたず，多能性をもつにすぎない。だがそれは器官特有の幹細胞からは区別される。器官特有の幹細胞とは，ある特定の種類の細胞（たとえば，骨髄の細胞，消化管の細胞，皮膚の細胞，中枢神経系の細胞）へと分化することがすでに決められているものであり，それらは胎児のなかにも成人のなかにも見出すことができる（〈ドイツ学術振興会の態度表明〉393頁）。

〈全能性〉とは，「ある細胞の完全に未分化な状態」を指している。「全能性の細胞からは，そのなかに含まれるゲノムの情報に従って，あらゆる種類の細胞が生じることが可能である。たとえば人間の場合では，ある細胞が8細胞期までの細胞群のなかから取り出されるならば，その細胞は全能性をもち，完全な胚へと発達することができる」(Rager編 1997, 394頁以下)。人間の胚はどの発達段階まで全能性をもつのか，という点については明らかではないが，4細胞期までは全能性をもっていることは確かである[50]。

---

[50] このことを実験で確かめるためには，実際に人間のクローンを作成してみなければならないであろう。

「現在の見解に従えば，人間の胚の発達過程において，4細胞期までの胚のすべての細胞は全能性を示すが，これに対して8細胞期においては，なお，この能力をもっているのは，おそらく2，3個の細胞だけである」(Heinemann 2000a, 262頁)。

この胚細胞のもつ全能性と区別されるのが，(1)細胞核のもつ全能性，(2)限局された組織群のもつ全能性，(3)胚性幹細胞の多能性である (Beier 1999)。(1)細胞核の全能性において重要なのは，次の問いである。「ある細胞から分離された細胞核は，発達する能力をもつ細胞（通例は除核された卵子）のなかで，いったいどの程度まで発達を続け，最終的に個体へと成長することができるのか」(Beier 1999, 24頁)。(2)限局された組織群の全能性については，「ある組織群の全体量や細胞の総数が削減された後でも，これらの残りの細胞群が器官を分化させ，一つの個体へと発達する能力をなおも有しているかどうか」ということが問われる (Beier 1999, 25頁)。(たとえば，胚盤葉や胚盤胞の全体を分割することによって，一卵性双生児を生み出すことができることは，牛の場合には実証されている)。この組織群に属する個々の細胞は，それ自身は全能性を有していない。「そのような胚盤胞に属する細胞からは，それぞれ単独では完全な個体が生じることは決してない」(Beier 1999, 26頁)。(3)以上のような全能性の形態から区別されるのが，胚性幹細胞（ES細胞）のもつ多能性である。「日常の言葉を使って具体的に説明するならば，ES細胞は胚の発達過程や器官の形成過程において進行するすべての出来事に関与することはできるが，しかしながら，そのような出来事を自分自身で作り出すことはできない。発達能力におけるこの違いは，正確な意味では，次のことを示している。すなわち，ES細胞は全体に至るまでの発達過程をそれ自身で実現することはできないが，しかしながら，この全体へと至る発達過程のなかに全面的に統合されるという仕方で関与しているのである」(Beier 1999, 27頁，強調は原著者による)。

培養液のなかで培養された胚性幹細胞はこのような多能性をもっているため，自然科学の研究にとっても，また医療のなかで治療に応用する可能性にとっても特別な意味をもっている。〈ドイツ学術振興会の態度表明〉は，胚性幹細胞についての研究，および胚性幹細胞を使った研究の目的として，以下の事柄を挙げている。――発達の基礎にある細胞分化のメカニズムを解明すること。これまで解明することのできなかった，成人の体内で特定の組織の再生を規定している幹細胞を発見すること。すでに分化した細胞から多能性をもつ幹

細胞を獲得する，という長期的な目標をもつ研究。外的な要因が胚の発達過程へ及ぼす影響を解明すること。新種の医薬品を開発すること。現在まだ治療する手段のない病気（たとえば，アルツハイマー病）や治療の手段の改善が緊急に必要とされる病気（たとえば，心臓・循環器系の疾患，癌，糖尿病，パーキンソン病など）のために細胞移植による治療の方法を開発すること（〈ドイツ学術振興会の態度表明〉394頁）。

　治療的クローニングの倫理学的な問題は，治療的な目的の正当性にあるのでもなければ，幹細胞についての研究や幹細胞を使った研究そのものにあるのでもない。むしろ，倫理学的に問題があるのは，これらの細胞を獲得する方法である。現在，人間の幹細胞を獲得する方法としては，次のような方法が挙げられる（以下はHeinemann 2000bによる）。

(1) 体外受精によって獲得された胚胎盤期の胚（約150〜200の細胞からなる）から胚胞細胞を取り出し，それを培養する（ES細胞 embryonic stem cells）。これらのES細胞を獲得する際には，胚は破壊される。
(2) 早期に流産した胎児，あるいは妊娠中絶された胎児から，始原生殖細胞（卵子と精子の前身にあたる細胞）を培養する。これらの始原生殖細胞は，幹細胞へとさらに発達する（EG細胞 embryonic germ cells）。
(3) 各組織に特有の，すでに高度に分化した幹細胞（体性幹細胞）を身体の器官から取り出して培養する（成人の幹細胞）。さらには，脳死者や胎児の臍帯血から幹細胞を獲得する方法も挙げられる。
(4) すでに分化した体細胞を，試験管のなかで胚の段階もしくは胚に近い発達段階へと再プログラミングする方法（現在のところ，これはまだ仮説にすぎない）。
(5) 細胞移植による治療的なクローニング。人間の胚性細胞や成人の細胞から細胞核を取り出して，それをすでに除核してある人間の卵細胞に移植する。そのようにして作られた受精卵が胚胎盤にまで成長したとき，そこからES細胞を取り出して培養する。この方法で，それぞれの個人に特有の幹細胞を獲得することができるならば，それらは移植医療に大きな利益をもたらすで

あろう（患者の遺伝形質をもつ胚性幹細胞の獲得）。

　人間の幹細胞を獲得することに関する倫理学的な評価は、いくつかのケースに分けて考えなければならない。〈提供〉胚を破壊することなく幹細胞を獲得する場合には、それらの方法はどれも倫理的に問題はない。これと逆の場合には、その倫理学的な評価は、私たちが胚の保護についてどのような態度をとるかによって左右される。胚が保護される資格が、その胚の由来〔＝胚がどのようにして生じたのか〕に左右されないということは、一般的に認められている。胚の保護の及ぶ範囲をどのように考えるのかということに関係なく、〈治療的クローニング〉という表現は、それが人々の関心を倫理的な問題性から逸らせるものであるかぎり、誤解を招く表現である。〈生殖的〉と〈治療的〉とを区別することは、それがあたかも〈倫理的に憂慮すべきこと〉と〈倫理的に憂慮する必要のないこと〉の違いに一致しているかのような印象を人々に与えてしまう。すなわち、およそ胚性幹細胞を獲得することが〈提供〉胚の破壊を伴うのであるならば、そもそも治療ということについて語ることはできないはずである。治療は胚に対して行われるのではなく、せいぜいそれとは別の第三者に対して行なわれるにすぎない。治療的クローニングと言われているものは、実際のところ、むしろ消費的胚研究の一形態なのである。もし胚に無制限の保護が与えられるべきであるならば、そしてまた、もし発達能力をもつ受精卵やすべての全能性細胞が胚とみなされるのであれば、治療的クローニングは倫理学的に許容されない。この立場にとっては、生殖的と治療的という区別は、倫理学的に重要なものではない。なぜなら、治療的な目的といえども、胚を道具のように扱うことを正当化することはできないからである。

　他方、胚を段階的に保護しようとする立場にとっては、治療的クローニングは、いかなる付随的な倫理学的問題をも投げかけることがない。しかしながら、ここでもまた「生物医学に関する人権協約」との連関において、いくつかの問題が浮かび上がる。たしかにこの協約は、胚の保護を各国の規制に委ねているのだが、しかしこの協約の第18条は、胚に対する〈適切な保護〉を要求しており、研究目的のための胚の作成を禁止している。はたして治療的クローニン

グにおいて，胚に〈適切な保護〉が与えられていると言えるだろうか。胚を研究目的で作成することなしに，治療的クローニングを行なうことができるのだろうか。

3　余剰胚を用いた研究

　例外規定を支持する立場は，余剰胚に関しては，それを他の価値あるものと比較考量することを倫理学的に正当なこととみなしている。体外受精を行なう際には，女性がそれを繰り返し行わざるをえない場合に受けるであろう負担を軽減するために，実際に移植されるよりも多くの数の胚——通常は，一定のサイクル内に移植できるだけの胚——が作成される。こうしてできた〈余剰な〉胚は凍結保存され，一定の期間保存されたのちに——この保存期間はその時々の法律によって変化する——廃棄される。これらの余剰胚を用いた研究に対する賛成論は，それを高次の研究目的と比較考量することを論拠にしている。もし胚が廃棄されることが確実であるならば，それがどのような仕方で実行されるかは，もはや重要ではない。胚をたんに死滅させることを，研究の過程で破壊することと比較考量するならば，凍結保存された胚から幹細胞を獲得することは，それを廃棄することに比べて，害がより少ないように思われる。幹細胞の利用は倫理学的に正当化できる目的に寄与するものであるという前提のもとでは，胚から幹細胞を獲得することは倫理学的に許容されるとみなされる[51]。しかしながら，このような考え方が，どれほど体外受精の本来の目的から逸脱した行為を間接的な仕方で助長しているのか，という問いに答えることは難しい。

　以上の立場に対する反対論は，胚の道具化の禁止という立場に立脚しつつ，次のような問いを投げかける。——はたして先に示したような比較考量は，人間の自己目的的な性格（これは胚研究以外の場面では，一般に拘束力があるものと認められている）を考え合わせた場合，どのようにして正当化することができるのであろうか。廃棄されることがすでに避けられないのであれば，余剰

---

[51] 実際，ケルトナーはこのような提案をしている（Körtner 2001, 110頁）。

胚は死にゆくがままにしておかなければならない。胚を死にゆくがままに任せることは，たしかに悲劇的な解決策ではある。しかし，それは人間の胚を第三者の目的のための道具として扱うことを回避することになり，胚に本来備わった自己目的的な性格——このような性格を，解凍された胚を使った消費的研究に関して語ることはほとんど不可能である——にもきわめて誠実なことになるであろう。

　消費的胚研究を条件付きで許容するもう一つの立場は，この消費的胚研究を，それに対抗する措置との兼ね合いにおいて考える。「すでに生命のある胚を廃棄することは，せいぜい余剰胚がこれ以上産出されないための有効な対策が（…中略…）同時に講じられる場合にのみ，道徳的な見地から考慮することが許されるであろう」（Schockenhoff 2001, 254頁）。このような対策の一つとして，イギリスの研究者がすでに成功したように，未受精卵の凍結技術がある。これによって，「そのつど母胎に直接移植する分だけの胚を作成することが可能となる。この技術によって，現代の生殖医療は，後に行き場を失う胚を生み出さなくても，それが目指すところの目標を達成することができる方法をすでに手に入れている」。この方法による成功率はまだ低いが，しかしその欠点は，この方法がより道徳的に人々に受け入れられるものであるという利点によって埋め合わされることであろう（Schockenhoff前掲書, 254頁）。

余剰胚の養子縁組＊

　余剰胚を死なせてしまう代わりに，余剰胚を養子縁組することが超法規的な緊急措置として議論されている。この養子縁組は，実際に凍結保存されている胚に制限されるべきである。このような緊急的な措置が「代理母出産や借り腹による出産のさらなる受容への扉を開くことのない」（Schockenhoff 2001, 255頁）ように，法的な規制が講じられるべきである。

＊　余剰胚の養子縁組とは，不妊治療の際に余った受精卵が廃棄されるのを避けるために，他の不妊の夫婦に「養子」として譲渡することを指す。とくにアメリカにおいて，キリスト教の保守派の人々がこのような措置を支持しているとされる。

第10章　生命の保護をめぐる論争

1　方法上の前置き

(1)私たちが胚の道徳的な地位を規定しようとする際には，たんに自然科学的事実だけに基づいてそれを規定することはできない。なぜならば，そのような自然科学的事実をどのように解釈するかが問題となっているからである。自然科学的事実というものは，その前後の文脈を方法的，意図的に捨象することによってはじめて発見することができるのだが，それを解釈するときには，それを再び元の文脈のなかに置き戻す必要がある。しかしながら，もし自然科学的な事実を発見することが，人間を一つの人体へと方法的に還元することによって可能になるのであれば，そのような自然科学的事実を元の文脈へと置き戻すために必要とされる視点は，これもまた自然科学から得られるのではない。むしろそうした視点は，以上のような人間の自然科学的な対象化をそもそも可能にするような経験を方法的－批判的に反省することによって見出されるに違いない。そのような経験とは生活世界的な経験であり，生活世界的な経験に属する人間学的な先行理解である。だが，このような先行理解を方法的－批判的に吟味するのは，哲学的－人間学的な反省の仕事なのである。

(2)生活世界的な経験は，いかなる理論構築に対しても意味のうえで優位をもっている。私たちの実践的な交流を導いている人間としての自己理解や，

他者との経験の枠内において言語を通じて互いに意思疎通しあうといった経験は，わざわざその正しさを立証する必要のないものである。むしろ反対に，立証責任を負う必要があるのは，もはや自己自身を人間として見出すことができないほどにまで自己理解のあり方に変更を加える理論や，私たちの根本的な諸経験を幻想であると説明し，私たちを異なる仕方で理解するように要求する理論である。

(3) 私たちが他者とともにもつ経験は，中立的に距離をとった理論的な観察という地位をもつのではなく，むしろそれは道徳的な洞察を含む実践的な経験である。人間はさまざまな道徳的権利の源泉であるとともに，その受け取り手なのである。

(4) 哲学的－人間学的反省は〈得られる成果からは自由に〉，すなわち，いかなる実利的な目的にも左右されずに行われなければならない。なぜならば，さもなくばそのような反省は，真偽の基準という観点から見れば意味をなさなくなるからである。つまりその場合には，反省の結果はすでにあらかじめ望ましい目的に見合ったかたちで構想されることになってしまうのである。そのつどの目的にかなう人間学的データを証拠としてもちだす倫理学は，たんに循環的であるのみならず，イデオロギー的でもある。もちろん哲学的－人間学的反省は，〈ある行為を正当化するためには，どのような根拠を引き合いに出すことが許されないか〉[52]ということを指摘し，それによってもっぱら否定的な規範を作り上げるという側面がある。だが道徳的な判断を形成するためには，それだけではまだ十分ではない。というのも第一に，人間の自然本性はただ枠組みとしての基準を提供するだけであって，それだけで行為の具体的な規範を与えてくれるわけではないからである。そして第二に，一般的に殺人を禁止することは，いかなる条件の下でも殺人を禁じるという意味での絶対的な禁止を意味するわけではないからである。

---

[52] たとえば，妊娠中絶を倫理学的に擁護しうるためのいくつかの根拠が存在するかもしれない。しかし，この中絶という行為は，〈そこで問題になっているのはたんなる細胞の塊にすぎない〉といった主張によっては根拠づけられることはない。

生命の保護をめぐって論争がなされるときには，全体として見るならば，次の二つの立場が重要な役割を果たしている。(1)生命の保護をいわゆる道徳的に重要な諸特性の存在と結びつけ，それに応じて段階的に生命の保護を考える立場（利益の保護としての生命の保護），(2)生命の保護を人間存在そのものに結びつけ，それを基本的な人権とみなすという全般的な生命保護の立場。全般的な生命の保護という表現は，一般的な殺人の禁止を意味している。だが，このことは絶対的な禁止を内容として含んでいるわけではない。すなわち，どんなことがあっても殺人が禁止されるというわけではない。殺人の一般的禁止に例外があるということは（典型的な例としては正当防衛がある），そのような禁止を疑わしいものにするわけでも，それを制限するわけでもなく，むしろ殺人の一般的禁止が正しいことを示し，例外に関してことさらに正当化を必要とするということなのである。

2　利益の保護としての生命の保護

1　生物学的事実が道徳的に重要でないこと——〈種差別〉であるとの批判

　消費的胚研究が功利主義的な立場から支持される場合，生命の保護という概念のもとで理解されているのは利益の保護である。このような見解によれば，人間存在が保護に値するのは，それが人間という存在だからではない。むしろそれは，その者が未来に関わるさまざまな願望や自己の生存に対する利益をすでに形成しているか，もしくは，そうした願望や利益をその者のうちに想定することができるという条件のもとにおいてのみである。未来への希望をもっている者の生命が保護に値するのは，彼がそうした希望を実現するためには，「彼自身生き続けることが，そのために必要な条件」だからである（Hoerster 1991, 73頁）。（生き続けることの）利益が侵害されない場合や，殺すことが本人の利益にかなう場合には，生命の保護は存在しない。すなわち，妊娠中絶禁止も積極的かつ直接的な安楽死の禁止も存在しないのである。それゆえ，生き続けることの利益をまったくもたない人間の個体が属するような「人間個体の下部集団」が，通常の人間個体とは別に考えられるかもしれない（Hoerster

1993, 69頁)。こうした下部集団を導入する際に, 彼らに「生きる権利を認めようとすること」には,「十分な根拠は存在しない」(Hoerster 1993, 70頁)。生命の尊重からは,「すべての人間個体がそれぞれ, 生存への固有の権利を保持しなければならない」ということは決して導かれない。「というのも, 人間の生命が普遍的価値をもつというまさにこの前提においては, 個別的な人間存在Ｍ１は, 他の事情が同じであれば, 個別的な人間存在Ｍ２と同一の価値をもつ」(Hoerster 1993, 68頁) のであり, それゆえ「人間存在Ｍ２の代わりに人間存在Ｍ１の方を選ぶからといって, それは個別的な生きる権利を侵害することには決してならない」(Hoerster 1993, 68頁) からである。〈人間〉ないし〈人間個体〉は, このような文脈では「ホモ・サピエンスという種の成員」とまったく同じことを意味している (Singer 1984, 106頁)。利益の保護としての生命保護という立場に従えば, ある特定の種の成員であることがその生命を保護する根拠となるわけではない。利益の保護を主張する者たちにとって, 種の成員であることを引き合いに出すことは, たんなる生物学的な事実に訴えることとみなされる。そして, それはいっそうひどい人種差別主義の一種であり, 自らの種の成員を別の種に属する生物より根拠もなく優先させることとして, すなわち〈種差別〉として批判されることになるだろう。

「人種差別主義者が平等原則に違反するのは, 自分たちの利益と他の人種の利益とが衝突する場合に, 自分たちの人種の成員の利益に, より大きな重要性を認めるからである。白人の人種差別主義者は, 黒人の感じる痛みが, 白人の感じる痛みとまったく同様にひどいものだということを受け入れようとはしない。同様に, 私が〈種差別主義者〉と呼びたいのは, 自分が属する種の利益と別の種に属する成員の利益とが衝突する場合に, 自らが属する種の利益により大きな重要性を認める人々である。人間優先の種差別主義者は, ブタやネズミの感じている痛みが, 人間の感じる痛みとまったく同様にひどいものだということを認めようとはしない」(Singer 1984, 73頁以下)。ヘルスターも, 種への帰属性に訴えることは, たんに恣意的なものにすぎないと考えている。「これがまったく恣意的であるのは, 生きる権利を認めるかどうかを, 何らかの生物学的カテゴリーへのたんなる帰属性に結びつけることがまったく恣意的なことだからである」(Hoerster 1991, 57頁)。

以上のような種差別に対する批判の根拠をなしているのは、〈生物学的諸事実はそれ自身としては道徳的に重要ではない〉という考え方である。

> 「人間という私たちの種に結びついている生物学的な諸事実は、道徳的に見れば重要ではない。ある生物が私たちの種に属しているという理由だけで、その存在の生命を優先するならば、私たちは自らが属している人種に優位を与える人種差別主義者と同一の立場へと至ってしまう」（Singer 1984, 107頁）。

　このような意味で、クーゼは次のように述べている。「人間的－生物学的な生命は、たんに外在的、もしくは道具的な価値を〈もつ〉にすぎない。それはたんに、それ以外の善や価値を実現するための前提にすぎないのである」（Kuhse 1991, 59頁）。

2　諸特性の道徳的な重要性

　功利主義的な観点から見れば、生きる権利をもつのは人格だけである。その際、この人格理解にとって標準となるのは、人間の尊厳を表現するような存在論的な人格概念ではない。むしろここで標準とされるのは、ジョン・ロック（『人間知性論』）に由来する意識論的な人格概念、すなわち、人格と人間とを分離し、人格であることの基盤をある特定の性質ないし能力の存在のうちに据えるような人格概念である。このように人格と人間とを分離することは、人格的な人間の生命と生物学的な人間の生命を区別する基礎にもなっている。人格性とは、理性と自己意識を所有している点を特徴としており、それらの所有に基づいてこそ、生き続けることに対する利益を形成することも可能となる[53]。それゆえ、生きる権利とは人間の権利ではなく、人格の権利である[54]。すべての人間個体が理性という特性をもつわけではなく、理性という特性が人間個体

---

[53] 「いずれにせよ、私は〈人格〉という言葉を、理性的で自己意識をもつ存在という意味で用いることを提案する」（Singer 1984, 106頁）。

に限られるわけでもない。むしろ理性という特性は，このような考え方に従えば，高度な統合性能力をもっている動物にもまた認められる（たとえば類人猿）。「サルに手話を教えようとする最近行なわれた実験は，高度な統合性能力をもっている動物の少なくともいくらかは，自己意識をもつことを証明している」（Singer 1984，134頁）。

　このような実験による証明の効力は，その根底にある還元主義的な自己意識の概念に依拠している，という批判的なコメントをすることができる。つまり，このような証明が有効に機能するのは，私たちの世界への関わりを構成している諸契機——それゆえ，たとえば私たちが問いを立てることができ，また立てざるをえないということや，私たちがみずからの誕生と来るべき死について知っているといったこと——を自己意識から除外し，自己意識をもっぱら合理的な行動へと還元するということを前提する場合に限られるのである。

　したがって，人格ではない若干の人間存在（たとえば胎児，新生児，昏睡状態の人）と，人間存在ではない若干の人格が存在することになる[55]。人格ではない人間個体に対しては，殺人の禁止は妥当しない。もちろんその場合でも，そうした人間個体を殺さない別の根拠は存在するかもしれない（たとえば，人格ではない一人の人間存在を殺すことがその近親者に及ぼすであろう影響などである）[56]。シンガーにとって，若干の動物は人格である以上，「たとえば，あ

---

[54] 「それにもかかわらず，自分の未来を眼差しのうちに捉える能力が，生きることへの正当な権利をもつために必要な条件であるということは，もっともなことであるように思われる」（Singer 1984，115頁）。
[55] 「他の種の成員のなかにも人格が多くいるし，私たち自身の種の成員のなかにも人格でないものが多くいる。客観的に判断するならば，私たちの種の成員であるが人格ではないものと，他の種の成員であるが人格であるものを比較するとき，前者により多くの価値を与えることはできない」（Singer 1984，134頁）。
[56] 「私たちは，もちろんきわめて厳格な条件のもとでのみ，乳児を殺すことを許容すべきである。しかしそのような制限は，乳児を殺すことが道徳的に好ましくないというよりも，乳児を殺すことが他の人々へ及ぼす影響に負っているのかもしれない」（Singer 1984，173頁）。

るチンパンジーを殺すことは，人格とは言えないある重度の精神障害者を殺すことより悪いことである」(Singer 1984, 135頁) と主張することは，そこからの首尾一貫した帰結であるにすぎない。だが，かりに相互に殺し合うことを許容するならば，それは幸福の最大化と不幸の最小化という原則に反するだろう。いかなる人格も，やがて自らが犠牲者になることを恐れるに違いない。それゆえ，一般的な殺人の禁止という原則は，人間の尊厳への尊重から導かれるわけではなく，相互主観的な利益から導かれるのであり，それは人格の保護に寄与するものである。

3 潜在性が道徳的に重要でないこと

潜在性を考慮するならば，ホモ・サピエンスという種に属しているということによって，人間の胚は，動物の胚から明確に区別されることになる。「胎児が一人の潜在的な人間存在であるということは否定できない」(Singer 1984, 164頁)[57]。個体に固有の遺伝子をもつ胚は，たしかに潜在的人格である。しかしそのことはまだ，彼らに対して，現実の人格としての人間がもっているのと同じ道徳的な地位を付与する理由とはならない。将来，人格として活動する潜在性があるからといって，「胎児の方が生きることを要求する権利を他の動物よりも多くもつということを導き出すことはできない」(Singer 1984, 165頁)。その理由は，潜在的権利と現実の権利との間には差異がある，というものである。「一般に，潜在的なXは，現にXであるものがもつすべての権利をもつわけではない」(Singer 1984, 165頁)。というのも，潜在的な国王である王位継承権者が現実の国王とまったく同一の権利をもつわけではないし，また潜在的に選挙権をもつ人が現実の選挙権保有者と同一の権利をもつわけでもないからである[58]。

これらの前提に基づくと，生まれていない者を殺すことは非難すべきことで

---

[57] ある胎児が「ホモ・サピエンスという種に属していることが重要になるのは，その胎児を成熟した人間存在の潜在的なあり方とみなす場合である。そのときには，胎児は鶏や豚や仔牛よりはるかに優れていることになる」(Singer 1984, 164頁)。

はないことになる。というのも，潜在的な人格はまだ生き続けることに対する利益をもっていないからであり，それゆえ彼らを殺すことは，彼らのそうした利益を侵害しているわけではなく，そのような利益が発生することをあらかじめ阻止することでしかないからである。そのような利益が将来に発生することを要求する権利というのは存在しない。このことは，たとえば法律上の遺産相続の例によって説明することができる。マイアー氏の遺産に対してミュラー氏が権利をもつことができるための条件は，マイアー氏によってミュラー氏の相続権が奪われていないことである。しかし，そのような相続権が剝奪されないことを要求する権利というものは存在しない。それゆえ，たとえ胎児が生きる権利を潜在的にもっているということを前提したとしても，その胎児自身が人格性という特性を獲得する権利をもっているわけではない。すなわち，胎児は現実に生きる権利を所有するという状態に達することを要求する権利をもたないのである（Hoerster 1989a, 177頁）。

3 適切な問題設定のための示唆

では，利益の保護という意味で生命の保護に賛成する立場を擁護しようとする以上の議論を，どのように評価すべきだろうか。以下では，私たちが他者と交流する経験に基づいて，哲学的－人間学的な問題設定を適切に立てるためのいくつかの示唆を与えることにしたい。およそ人間についてのいかなる言明も明らかにされるべき存在論的含意を含んでいるという事実を考慮するならば，ここでなされる示唆もより詳細になされることだろう。この示唆というのは，利益の保護という立場の背後にある，いまだ反省されていない存在論的な諸前提についての問題，生命の主体についてのいまだ解明されていない問題，そして人間の存在の始まりについての問題の三つである。

---

[58] 「ある現実の人格に，たとえば生きる権利のような特定の権利を認めることができるからといって，そこから，潜在的な人格にも同一の権利を認めうるということが自動的に結論されるわけではない」（Hoerster 1989a, 176頁）。

1 利益の保護という考えの背後にある未解明の存在論的前提

(1)種差別であるとの批判は，生物学的な諸事実が実際には道徳的な重要性をもたないという点で正当である。しかしそれは，たんに生物学が方法的な還元主義をとったことの帰結にすぎない。生物学は道徳的な現象をあらかじめ捨象することによって成立している。とはいえ，この批判は首尾一貫性を欠いたものである。もしかりに「人間の生命はそれ自身として」生物学的に規定されており，それゆえそれは「それ自身としては内在的な道徳的価値をもたず」(Kuhse 1991, 58頁)，「価値の担い手としてふさわしいものではない」(Kuhse 1991, 60頁) と十分な根拠をもって言えるのであれば，そのときにはこの主張は首尾一貫したものでなければならず，その場合には，ある人間個体の特性や能力もまた生物学的に規定されたものでなければならない。しかし，このような生物学的に規定された人間の諸特性も同様に道徳的な意味をもたないこととなり，それらは人間以外の他の生物がもつ諸特性からいかなる点においても区別されないことになる。なぜならば，方法的な還元主義のために，道徳性は最初から生物学的なデータとはならないからである。生物学的に見るならば，道徳的な現象というものは存在せず，あるのはせいぜいのところ自然選択において有利か否かということである。

功利主義的立場からなされる種差別であるとの批判は，首尾一貫していないだけではなく，それ自身がいっそうひどい差別主義の一種でもある。すなわち，ここでホモ・サピエンスという生物学的な種に代わって登場してくるのが自己意識をもつ者からなる種であり，これら自己意識を有する者たちは，他のいかなる個体に自分たちの種への帰属性を認め，いかなる個体にそれを認めないかを判定しようとする。このことは人間個体のさまざまな集団の間に価値の序列化を設けることにつながるが，利益の保護の立場は，このような序列化を阻止できるような理論的可能性を提供することはない。

種への帰属性が道徳的に重要であるかどうかを議論する際には，いくつかの異なる種概念が使用されている。種差別であるとの批判が種の概念のもとで理解しているのは，実利的な観点から形成された集合体，しかも類似の特徴をもつ成員からなる集合

体にほかならない。このような特徴をもつた集合体に帰属するためには，それらの成員がいかなる仕方で存在しているかは問題とされないのみならず，それらの成員が存在しているかどうかすら問題とされない。これに対して，種への帰属性の道徳的な重要性が引き合いに出される場合には，生物学的な種概念が想定されているわけではなく，種のもとで理解されているのは，ある道徳的に重要な存在様式が互いに類似しているということである。このような前提のもとでは，種差別であるとの批判は意味をなさない。

(2) さらに先の議論においては，〈人間ないし人格であることは一つの特性である〉ということが前提されている[59]。〈潜在的な人間〉や〈潜在的な人格〉という語り方も，このような存在論的主張に基づいているのだが，こうした存在論的主張は私たちの経験と矛盾している。私は人格であるという特性をもつのではなく，端的に私は人格である。このことは，私は人間であるという特性をもつのではなくて，端的に私は人間であるということと同じである。一人の人間はさまざまな特性を獲得したり失ったりするが，そうした特性の変化のうちで，その人間であり続ける。諸特性の変化とは，あくまである自立的に存在するものについての変化である。もしかりに，ある者がもはや人間でないのであれば，その場合，ある自立的に存在している個体が〈人間〉ないし〈人格〉という特性を失ってしまったのではなく，その個体が端的に存在することを止めてしまったのである。人間であることを喪失することは，この人間自身に，その存在に関わっているのであり，その人間に具わる何かに関わっているのではない。存在へと入り込み，存在を止めること（生成と消滅）は，ある存在者における変化とは区別されなければならない。〈人間〉を特性とみなす者はこのような区別を否定し，生成と消滅という出来事を，ある存在者に生じるたんなる変化へと還元してしまう。その際，こうした変

---

[59] 「ある者に生きる権利を認めるための決定的な根拠」とは「人間という種へ属していること」ではなく，「人格であるという特性」をもっていることである，というのがシンガーの見解であるとヘクゼルマンとメルケルは述べる（Hegselmann/Merkel 1991, 7頁）。ライストは「〈人間存在〉であるという特性」について語っている（Leist 1990b, 23頁）。クーゼにとって，「人間であること」は一つの「価値があるとみなされる特性」である（Kuhse 1991, 59頁）。

化を担う当の主体を規定することはできない。そうすると，たとえば私は〈私の母が死んだ〉と言ってはならず，せいぜい〈私の知らないある一つの主体が〈私の母〉と呼ばれる一つの特性を変化させた〉と言うことだけが許されることになろう。およそ人間であることを一つの特性とみなす者は，その特性が誰に帰属するのかということをもはや述べることはできない。そのような者は一つの存在論を想定している。その存在論とは，発生の過程を性質の変化へと還元するような存在論であり，私たち人間を自立した存在として理解するのではなく，私たち自身ではない何ものか——すなわち未知のX——の特性，もしくは状態として理解することを私たちに求めるような存在論である。このような存在論に従えば，何かが緑色になるのと同じような仕方で，何かが人間になるのである。

(3) 功利主義的な立場からは，まだ生まれていない胎児は，潜在的な国王ではあるが現実の国王がもつ権利をまだ手にしていない王位継承権者に喩えられるが，それは次のような前提に基づいている。すなわち，生きることは国を治めることと同じように，人々がそれを行使する権利をもったりもたなかったりする一種の職能や活動のようなものであるという前提である。このような存在論的前提に根拠がないことは明らかである。人は生きていくうちに生きる能力を獲得することができるというものではない。なぜなら，そのためには人はすでに生きていなければならないからである。生きることや存在することは，獲得することのできる能力でも何らかの活動でもなく，むしろそうした能力や活動を獲得したり遂行したりすることを可能にする根拠なのである（私がある活動を遂行するから，私は生きているのではなくて，反対に，私が生きているからこそ，私は活動を遂行することができる）。同じことは相続請求の比喩についてもあてはまる。たしかに私は自らの生命を他者に負っている。しかしそのことは，私の両親が私に，その権利をめぐって両親と私が争うことができるような，何らかの財産を残したということを意味しない。生命は誰かが私に遺産として残すことができ，それに対して誰かが権利要求することのできるような所有物ではないのである。

(4) それだけではない。このような喩えは潜在性の概念を不明瞭な仕方で使用

しており，それは類似性が存在しないところに類似性を認めている。王位継承権者が国王になるという可能性は，胎児が成長して一人の人間になるという可能性と決して同一のレベルにあるわけではない。王位継承権者にとって国王になることは，彼の存在の途上で生じてくる選択可能性である。彼は王位を断念し別の活動に専念することもできる。国王になるということは，自由意志に基づいて職分を変えることであって，おのずから経過する自然のプロセスではない[60]。これに対して，胎児がもつ可能性とは胎児の存在によってすでに与えられている可能性，すなわち原理的な可能性であり，それは適切な条件さえ整えばおのずから実現される可能性である。成人になり年をとることは選択可能な事柄でもなければ，生きていく途上で獲得される能力（つまり事実的な可能性）でもなく，当の主体の自由にならない出来事である。そのような可能性を実現することが，生きることそのものである。この可能性において問題とされているのは（主格・所有格の両方の意味における）存在そのものの潜在性であって，潜在的な存在が問題とされているのではない。

存在論的に見て，人格であるということはピアノ演奏者であることとは区別されなければならない。私が人格であるということが意味するのは，私が私自身を遂行することができる，私にあらかじめ与えられている私の存在を実現することができるということである。しかし自己自身であることはいかなる活動でもないのだから，自己自身である能力というものは存在しない。自らを遂行すること，それを私はなすことができる。しかし，この〈なすことができること〉は獲得可能な能力ではなく，適切な条件と結びついて獲得される一つの原理的な可能性である。たしかにまだ生まれていない者は，存在遂行に自己責任をもつような状況に事実的には置かれていないが，しかし彼らはそのための原理的な可能性のうちに置かれている。そしてかれらが責任

---

[60] 国王の喩えをどうしても使いたいのであれば，ある年少者がすでに国王であり，さしあたり別の人が彼の代わりに統治の仕事を引き受けている，といった事例を引き合いに出さなければならないだろう。

を自覚した成人となったならば，彼らの原理的な可能性が顕在化したのである。その場合，彼らのこうした原理的可能性が現実化したのであり，ある道徳的に重要な意味をもたない生物学的な主体が，ある道徳的に重要な意味をもつ能力を獲得するようになったわけではない。原理的な可能性を実現することは，ある能力を獲得することではない。自己意識と自由が一つの能力であるという主張は，原理的可能性を事実的可能性と取り違えている。自己自身を遂行することは，他の諸活動と並ぶいかなる活動でもなく，むしろそれらすべての活動のうちにおいて生起していることなのである。それとは反対に，人格であることを何らかの特性ないし権能として理解しようとする見方は，人間を，ピアノを演奏する人，トランプをする人，自己を遂行する人というように区分することができると考える一つの存在論を含んでいる。

2　生命の主体

〈胚の道徳的地位〉が問題となる場合，潜在性の概念と同様に明らかにしなければならないのは，生命と発生の主体についての問いである（以下で生命という場合には，人間の生命を問題とし，動物の生命については扱わないことにする）。

　よく行われる問題の定式化の例が，ここでは重要な手がかりとなる。それは「発生しつつある人間の生命の発達」「始まりつつある人間の生命の道徳的地位」「特定の遺伝子プログラムがもつ，一定の状態へと達成できる潜在能力（たとえば道徳的に行為できる潜在能力）」といった言葉の使い方である（Irrgang 1995, 223頁）。ここで問題となるのは，「私は（…中略…）先行していた胚と時間・空間的な連続性において同一である」（Rager編 1997, 235頁）という規定である。これらの日常的に使われている表現は，多くの場合，簡略化されたものである。それらはしかるべき文脈のなかでより正確な意味を獲得するのであり，それゆえむやみに使用されてはならないものである。さらにこれらの表現は，人間存在の始まりを問う際に，私たちが直面している理論的な困難を反映している。にもかかわらず，それらは本来の問題点がどこにあるかについて見通しを与えてくれる。

〈発生しつつある人間の生命〉という通常の言い方について，まず最初に提起されるのは，生命の主体に関する問いである。何が，あるいはより正確には，誰が生きるのか。さらにこの場合，〈発生する〉とは，正確には何を意味しているのか。

　たしかに私たちは，ある人が子供の生命を救ったと言うことがある。しかしこの場合，それが正確に何を意味しているのかは明白である。すなわち，ある子供の生命を救うことは，その子供自身を救うこと——つまりは，しかじかの両親の娘であり，しかじかの名前で呼ぶことのできるその少女を，しかじかの両親の息子であるこの少年を救うこと——である。生命を救うことは誰かを救うことなのである。たしかに医者がある患者を治療する場合には，一時的にはその患者を方法的に人体とみなすことが必要である。しかしそのことは，それ以後も引き続き一つの人体が治療されるということを意味するわけではなく，むしろそれ以前もそれ以降も，いまここにいる一人の病いを患う同胞が治療されるのである。もし一時的に必要とされるこうした人間の対象化が，治療行為の基本的態度となるならば，それは結果として，しばしば嘆かれているように患者を匿名化して取り扱うことになってしまう。

　〈人間〉〈男〉〈女〉〈人体〉という表現の意味的な相違は，私たちに一つの重要な区別を喚起してくれる。たしかに一人の男は一つの人体へと対象化することができる。だがらこそ，医学研究が存在するのである。しかしだからといって，〈本来の人間的なもの〉もまた，そのような観点において見出されるということにはならない。この点は現代の科学の時代において，いくら思い起こしても十分すぎることはない。すなわち，ここでは存在論的に見て重要な，一つの不可逆的な非対称性が支配している。私はおそらく，私の娘を一つの人体として診察することはできるだろうが，ある一つの人体を私の娘として診察することはできない。人体を私の娘として診察することができないのは，そもそも〈人体〉という概念は，人間がもつ一つの部分的な側面を指しているからである。それに対して，〈娘〉という概念は（〈人間〉〈男〉〈女〉という概念と同様に），そうした側面がそもそも誰の側面であるか，それらの側面において現れてくるのが誰であるかを記述している。部分的な側面を通じて示される当の者

は，それ自身が再び他の諸側面のうちの一側面になるわけではなく，それはさまざまな側面を通じて呈示される全体的存在であり，多様な側面をもつ単一者の全体性なのである。私という存在は，私がもっているさまざまな側面のうちの一側面なのではなく，そうしたさまざまな側面のうちで顕わになる存在なのである。

　ある人間の〈生物学的生命〉とか〈生物学的な人間の生命〉といった表現についても同じことが言える。〈生物学的生命〉ないし〈生物学的な人間の生命〉は，生物学的な対象化という部分的な観点から見られた人間の生命である。このような対象化によって得られたものを，存在論的に短絡視して，人格的な人間の生命とは異なる一つの固有の層をなすもの（たとえば〈生物学的基体〉）とみなしたり，一つの固有の生命（＝〈生物学的な人間の生命〉）とみなしたりしてはならない。私がもつ生命は二つではなく，一つなのだ。私たちが，ある人間の生命とかある人格の生命という言葉を用いるとき，〈生きる〉とは〈存在する〉という意味での〈ある〉ということと同じ意味である。私の娘が生きるということは，彼女が存在するということである。誰かがもはや生きていないならば，その者は存在することを止めたのであり，もはや存在していないのである。

　まず何よりも，生きたり死んだりするのは，人体や有機的システムではなく，そのつどの誰か——あなたのこの娘であったり，私のこの父であったりする——である。そして両親がもうけるのは人体や胚ではなく，彼らの子供であり，この彼らの子供が生まれるのである。諸々の事象的な根拠からすれば，このような語り方を，方法論的な還元主義に由来する専門用語で置き換えたりすることは不可能であるし，また主題的に短絡化されていない具体的な他者経験の代わりに，方法論的に還元された経験を哲学的反省の基礎としたりすることも不可能である。生命とは，そのつどある名前で呼ぶことのできるような，一人の共に生きる人間の生命なのである。そのように見るならば，私たちは一つの具体的－個別的な生命について語ることができる。けれども，そうした一つの具体的－個別的な生命が生まれて死んでいくのではない。生命が生きるのではなく，誰かが生きるのである。走っている人を走ることと混同してはならな

いのと同様に，生きている人を生命と混同してはならない。
　私たちが生きている細胞とか生きている器官について語り，それと同じような意味で〈人間の生命〉の存在について語る場合，こうした語り方がもつ類比的な意味を忘れてはならない。これらの表現は部分の全体への構成的な関わりを表すものであり，言い換えれば，それらの表現はあくまで部分の相対的な自立性を表すものであって，全体の独立性を表すものではない。たとえば，眼が生きているのは，それが一人の生きている人間の眼だからなのであって，眼がその眼をもつ人間と同じように生きているわけではない。同様に，眼が物を見るのではなく，人間が物を見るのである。
　また，もし私たちがしばらくの間，一つの臓器を人工的に生かしたままに維持しようとするならば，私たちはその器官がはめ込まれている器官のつながりの全体，もしくは当の有機体全体が機能するために必要な条件をも人工的に作り出さねばならないだろう。
　このような類比が忘れられて，部分の相対的自立性が全体の独立性と混同されるならば，一人の人間の同一性は解体してしまう。細胞の集まりやいくつかの器官から，知らないうちに，生きた個体の集まりが生じる。そのときには，私たちはもはや一人の人間ではなく，個々のものの集合体である。つまり，時間的に形成されてゆく一人の人間の人格的－身体的統一が，個々のものからなる一種の連合体であるかのように考えられてしまう。
　このような理由からしても，私に前もって与えられ，その遂行が私に課されている私の生命を，生物学的な人間の生命と人格的な人間の生命という二つの生命からなるものとして解釈することは誤りである。私は二つの生命をもつわけではない。たしかに私は，私に前もって与えられている生命を意識的・人格的な仕方では遂行しないことがある。それは私が眠っていたり，怪我のためにそうした遂行が妨げられているからである。だがこのことは，私の人格的な人間の生命がたんなる生物学的な人間の生命の段階へと低下したということを意味していない。自らの生命を遂行する者は，（生物学的な人間の生命から人格的な人間の生命へと）生き方を変えるわけではなく，自己の生命に宿る可能性をつかむのであり，それゆえ自己自身の可能性をつかむのである。このように

述べたからといって、〈人間の生命〉とか〈あなたや私の生命〉について語ることの意味が否定されるべきではない。むしろ逆である。ただ、ここで私たちが慎重に注意を払わなければならないのは、はたしてそれらの表現が何を意味しうるのかということである。私の生命は私に前もって与えられ、それを遂行することが私に課されている。そのかぎりでは、私が生きるのは、私が自己の生命をもつという仕方においてである。しかしそのなかで表現されている〈私が生きること〉と〈私が生命をもつこと〉との差異は、一つの時間的な継起関係へと、たとえば次のような一つの発達過程へと歪曲されてはならない。すなわち、私がまずはじめに〈人間の生命〉と呼ばれる私自身の先行者を獲得し、次いでその先行者が私へと成長してきた、という仕方で理解されてはならないのである。私の両親は、〈人間の生命〉を（そしてまた成長する能力をもった遺伝的プログラムを）産み出したのではなく、私自身をもうけたのである。

　生命はそのつどあなたの生命であり、私の生命である。このことはいくつかの観点において、きわめて重要な事柄である。一方で、生命の保護と言われる場合、そこで問題とされるのは、厳密に考えるならば、主体と何らの関係ももたない〈人間の生命〉を保護することではなく、ともに生きている具体的な人間をその生命のすべての段階において保護することなのである。他方で、私たちは〈人間の生命〉の始まりを一般的な仕方で問うことはできないのであり、むしろ私たちは事象に即して次のように問わねばならない。——いったい、あなたの生命や私の生命はいつ始まったのか。いつ私自身は存在し始め、あなた自身は存在し始めたのか。

　困難は明白である。そこには〈何か〉が存在している。そしてそれは、場合によっては後になって、大人の人間がもつ外見的な特徴を示すかもしれないが、観察している今の時点では、決して大人の人間のようには見えないものである。完全に成長した大人は責任能力をもって行為することができる。だがいまここで存在しているものは、明らかにそうではない。容易に理解できるように、ここでは〈そこにあるそれ〉がどのようにして時間の経過とともに大人の人間になっていくかについて問うことから問題が始まるのではなく、〈そこにあるそれ〉を事象に即してどのように呼び表すべきかについて問うことから問題が始

まるのである。ここで私たちが直面しているのは、取るに足らないたんなる呼称の問題ではなく、私たちの実践にとってきわめて重要な意義をもつ事象的問題なのである。何と言おうとやはり、私たちが人間と関わる仕方は、身の回りの事物に関わる仕方とは異なっている。だがそれは、明らかに言語的な慣例によってではなく、事象的な根拠に基づいている。あるものがいかなる仕方で存在しているかは、私たちがそれといかなる仕方で実践的に関わるかを決めるに際しての基準になる。これをたんに呼称の問題として考える場合には、発生の主体に関する問いは背後に隠れてしまう。誰が、あるいは何が発生するのか。ここで〈発生する〉とは何を意味してるのか。たとえば、〈ある特定の遺伝子プログラムが道徳的に行為できる状態に達する〉（Irrgang 1995, 223頁）という表現を文字通りに受け取ろうとする者はいないことは明らかである。そうでなければ、私は遺伝子プログラムのある一つの状態であるということになってしまうだろう。あるいは、私たちが二つの行為主体、すなわち私自身と、それに加えて〈行為できる〉という状態にある遺伝子プログラムをもつことになってしまう。医師が治療するのは、〈倫理的に行為できる〉という状態に置かれた一つの遺伝子プログラムではなく、病気で助けを求めている一人の人間である。発生の問題に対しては、方法論的に還元主義的なアプローチをすることはできないのである。

　方法上、還元主義的に規定された発生の主体としては、これ以外にも、たとえば大人の人間へと発達する受精卵や、一つの人格へと発達する胎児がある。

　厳密に考えるならば、一人の子供が一人の大人になるのではない。むしろ事情は次のようでなければならない。すなわち、いま一人の子供（一人の少年）であるあなた自身が、いずれ（すべてが順調にいけば）一人の大人の男性になり、いま一人の大人の女性であるあなたは、かつて一人の子供（少女）だった、と。子供が大人になったのではなく、あなた自身が変わったのであり、その変化のうちで、あなた自身は同一のままである。そして子供時代の一時期について言えることは、私の存在のより初期の段階についても言える。発生の主体は

つねに〈誰か〉なのであって, 後に〈誰か〉になるような〈何ものか〉なのでは決してない。私がまだ母の胎内にいたとき, 私自身はすでにそこに存在していたのである。そうでなければ, いったい誰が存在していたと言うのか。かつて胎児であった私が成人になったのであり, 私が人間になったわけではない。〈私がかつて存在していた〉という場合に, この〈私〉という人称代名詞でもって念頭に置かれているのは, 私の生命の諸々の段階のうちの（私が自己を〈私〉と呼ぶことのできるような自己意識的な）一段階ではなく, 身体をもって時間的に存在する全体存在のうちに置かれた私なのである（これと同じことは〈主体〉という非人称的な表現についても言える。この表現でもって念頭に置かれているのは, 人間のうちの何かあるものではなく, 全体としての人間それ自身なのである）。

　事象に即して語ることの難しさは, 私たちの日常の言語使用においては, 〈人間〉という表現が形態の類似性を表すために用いられているという点にある。この意味において〈人間〉とは, 第一に大人の人間の形態と, それに類似した姿を指している。すなわち（外見が類似した形態へと徐々に変化していくという想定されたプロセスにおいて）人間の形に似ているか, 似ていないか, それとして識別できるかどうかといった観点こそが, 〈人間〉〈人間存在〉〈人間の生命〉といった言語使用を規定しているのである[61]。けれども, そのような言葉の使い方においては, 私たちの時間的な同一性が問題とされなくなってしまう。誰かであることはつねに, その外見が大人の人間に似ていない誰かであったことを意味している。それゆえ人間存在を成人の形態との類似性に関連づけることはできず, それが人間との類似性でもって始まるとみなすこともできないのである。

　〈胚〉が意味しているのは, 私とは異なる一つの個体ではないし, ましてやたんなる何ものかでは決してない。そうではなく, それは私自身がかつてそう

---

[61] 外見が類似していない場合には, 〈人間存在〉という言葉が用いられる。外見上, それと識別できない場合には, 日常の話し方では, 〈発生しつつある生命〉とか〈人間の種に特有の生命〉といった表現で間に合わせている。

であった生命の一つの段階を意味しているのである。胚が一人の成人になったのではなく，私自身が成人になったのだ。そうでなければ，私自身の時間的－歴史的統一性は，（牛の群れと同種の）集合的な統一体として解釈されてしまうことになる。生命の諸々の段階を発生の主体とみなしてはならない。まさにこのような見せかけを作り出すのが，物事を素朴に名詞的に語る語り方であり，それに加えて，（胚，胚芽，胎児といった）物事をもっぱら専門用語的に語る語り方である。さまざまな存在段階に呼び名を与えるために名詞的な言葉を用いることは，存在する者の同一性をすでに捨象しており，それをいくつかの独立に存在する生物へと分割しようとする誘因を与えている。そのような言語を用いることは，諸々の生命の段階がつねに誰かの生命の段階であることを忘却させてしまうのだ。

　　私たち人間において問題とされる人格的な同一性は，決して非人称的な名辞によって表されることはない。やがて一人の成人になるであろう者は，ただ人称代名詞によってのみ呼ぶことができるのである。もし私たちが言語批判的な素朴さにおいて，非人称的な用語から非人称的な存在様式を想定することを望まないのであれば，以上のことは強調されなければならない。

それゆえ〈私は時間・空間的な連続性において，私に先行していた胚と同一である〉と言うこともできない。それはちょうど，〈私が私に先行していた子供と同一である〉と言うのと同じ程度の意味しかない。私の生命の段階が私自身に先行するものでもなければ，私の後に続くのでもない。

3　存在の始まりへの問い

　これまでの考察で，専門用語的な語り方というものは最初から発生の主体を捨象して考えているために，こうした語り方では，懸案の問題が事象に即した仕方では定式化することができないという点が明らかになったはずである。専門的な諸科学は方法的に主体を忘却することによって成立している。これに対して，もし私自身がかつて胚であり，私たちの誰もがかつては胚であったのな

らば，このことは逆に未来へと目を向けるときにも，言語表現上，適切な仕方で表現されなければならない。すなわち，誰かは——それが誰であるか，いまはまだ知ることができない——，すべてが順調にいけば一人の成人になるのであり，そのときになれば，彼は自分自身がかつて胚であったと言うことができるだろう。しかしこの場合，発生するとは誰かになることを意味するのではな̇く̇——何ものかが誰かになるのではない——，誰かとして顕わになることを意味している。発生するとは，ここでは存在することの反対物をなしているわけではない。——たとえば，発生するものはいまだ存在せず，存在するものはすでに発生してしており，発生をその背後にもっている，というわけではない。むしろ発生するとは，発生することのうちで存在することを意味しているのである。

　誰かが自己自身の隠れから自己自身へと到来する。それゆえ，私たちはここですでに存在し始めた者が己れを示すまで待たなければならない。こうした顕わになることこそが，私たちの存在の歴史なのである。身体の初期の段階とは誰かの存在の段階であり，しかもそこでいう誰かとは，自己自身にも他者にもいまだ隠されたものなのである。

　隠れているということが意味しているのは，何かのうちに隠れた仕方で存在することではない。ここでもまた私たちは人格的な身体経験を手がかりとしなければならない。すなわち，ある一つの身体を見る者は，誰かを見ているのであって，決してある謎めいた〈自己〉（もしくは自我）を隠れた仕方で宿している一つの肉体を見ているのではない。隠れているということが意味するのは，目に見える仕方では身を引いているということである。この自らが身を引いているという事態は，初期段階の身体がその後に現れる形態と類似性を有していない，ということからも明瞭に見てとることができる。

　胚の発達に関する自然科学的な記述というものは，以上のような実践的に重要な事柄を捨象することによって成り立っている。そのように捨象することは，方法論的に見た場合には正当なことである。ただそのことを，一人の生命の始まりを問う際の出発点としてはならないのである。もし私たちが最も初期の段

階にある生命を方法論的に還元主義的な仕方で記述し，たとえばそれを細胞の集合体であるかのように語ったりするならば，その場合，私たちは存在の歴史全体についても首尾一貫して同じように記述しなければならないだろう。さもないと，カテゴリーの錯誤を犯すことになる。もちろん自然科学的に見るならば，胚について研究する発生学者もまた細胞の集まりにほかならず，ただそれがより複雑な形態をとっているにすぎない。もしかすると，ある一人の人間のすでに開始された存在の歴史を，もはやそれ以上許容しないでおくための十分責任ある根拠といったもの（たとえば生命どうしが衝突する場合）が存在するかもしれない。だが（〈たんなる細胞の集まり〉といった）生物学的なデータは，そのような根拠としては問題になりえない。

　しかし，その〈誰か〉はいつ存在し始めたのか。その際，その日付の報告を求めることはいかなる意味をもち，いかなる時間概念によって密かに導かれているのか。もし私たちが時間を点としての今の連続体としてイメージするならば（クロノメーター的な時間概念），私たちは存在の始まりを厳密に規定することはできない。そもそも人間学的に重要な所与は，時間的に厳密な仕方で確定することはできない。しかしそれは現象のせいではなく，現象に対して間違ってもち込まれた時間概念のせいである。たとえば，私たちは，ある一つの友情がいつ始まったかについての正確な時点を有意味な仕方で問うことはできないし，またそれがいつ始まるだろうか——12時27分か，12時27分23秒だろうか——と問うこともできない。私たちはその開始点を報告することはできないが，しかし，ある時点より前でないことを示すことはできる。すなわち，ある報告された時点よりも以前には，ある人はまだ存在し始めていなかったと確実に言うことができる。精子や卵子でもっては，私たちはいまだある人間の身体の第一の存在段階に関わっているとは言えない。だがしかし，この両者のいずれもがすでに一つの身体になる可能性をもっているのではないか，と反論することもできるだろう。もしその可能性をたんなる形式的な可能性という意味で理解するのであれば，その反論は正しいものであるが，それを実在的な可能性という意味で理解するならば，その反論は誤りであることになる。しかも，いま問題になっているのは後者の可能性なのである。

形式的な可能性とは，たんなる思考上の可能性であり，諸々の特徴が互いに矛盾なく調和していることである。このような意味では，まだ実際には存在しないものも現実に可能なものとして思い浮かべることができる。これに対して，実在的可能性とは一つの存在可能性であり，すでに存在しているものがもつ可能性である。したがって〈胚には潜在性を認めるべきであり，精子と卵子にはそれを認めるべきでない，といった区別をするための判断規準は存在しない，なぜならば，結局のところ一つの精子や卵子からも一人の人間が生じてくるからである〉とする反論は，このような形式的な可能性と実在的可能性の違いを考慮していない。それだけでなく，この反論は，生まれてきて死んでいくことを，変化の過程と混同している。たんなる変化のレベルにおいてならば，私は精子や卵子からさらに遡って，ビッグバンや何であれ，そうしたものにまで私の起源をたどることができる。しかし私が私の生命を負っているのは，そのような事柄に対してではなく，私の両親に対してなのである。

　はたして精子と卵子が融合することは，誰かが存在することの基礎となるだろうか。この問題に関して，生物学的な言明であれば，次のように述べるだろう。〈受精卵は最初から，人間に特有の連続的で完全な発展を遂げていく能動的な潜勢力をもっている〉と。だが，このような言明はどのように解釈されるべきだろうか。もし私たちが人間を構成する関係的な存在様式を真摯に考慮に入れるならば，問題は別の仕方で立てられなければならないだろう。ここで生じてくる困難は，多胎妊娠の可能性がなくなる時期に関係するのではなく（第9章第3節170頁以下を参照のこと），関係性を構成要素として含んでいる人格性に関わっている。多胎妊娠の可能性がなくなる時期という場合，問題とされるのは胚の個体性であるが，先の説明においては，この個体性と人格性とが混同されている[62]。個体はまず関係性を欠いたものとして始まる。すなわち，関係は個体性を構成するのではなく，あとから個体性に付け加わる。しかし，もし私たちが最初に人間であって，それに付け加えて子供であるというのでなく，人間としていつもすでに息子であり娘であるならば，そしてこのような関

---

[62] このような混同は，受精以降の個体性を否認したり証明したりする際の共通の前提となっている。

係が私たちの人間存在を構成しているのであるならば，私たちの存在の始まりへの問いは，いつ私たちの両親が両親であることを始めたかということについての問いとならなければならない。私は，私の母が母であることを始めたときに存在し始めたのだ。両者は同時に生じる事態である。そして私が私自身について言いうることは，誰でも自分自身について言うことができる。およそ誰かの存在というものは，その者の母親への関係によって支えられている。しかし，それは心理学的な態度や受容に関する事柄ではなく，人間の自然本性に関わる出来事なのである。およそ誰かが存在し始めるのは，妊婦が自己の妊娠を事実的に受容することによってではない（私は私の母の人格的な愛情によってはじめて誰かになるのではない。むしろその人格的な愛情は，実際の愛情が注がれる以前に私がすでにそうであった者に——つまり他の何者でもなく，その誰かに——事実的になることを可能にしてくれるものにすぎない）。受容というものは，すでにその根底にある身体的-人格的な存在を前提している。存在論的に重要な人格的関係は，心理学的な関係に解消されてはならない。

　以上のことで，言語にまつわる困難はもちろんまだ取り除かれたわけではなく，たんに問題が移し替えられただけである。事態を慎重に定式化するならば，受精によって，私たちは人格化の方へと開かれた新しい人間の生命と関わっているのであり，そのような生命は人間の身体性[63]の先行形態と呼ぶことのできるものである。ここで〈人間の生命〉という表現が一つの手がかりとなる。先行的な形態として，この新しい人間の生命は，完全に主体を欠いた生命なのではない。なぜなら，それは主体性に向かって開かれており，ただ主体性の方からのみ理解できるものだからである。だからこそ，ここで個体性について語ることが正当であるように思われる。というのも，この言葉によって，いまやその完全に新しいものが表現へともたらされるからである。しかしここでは，この語の十全な意味において，一つのすでに自立した存在者が問題とされているのではなく——自立性は関係性によってはじめて支えられているのだか

---

[63] ここで〈身体性〉という抽象名詞をあえて使用しているのは，将来，一人以上の子供が生まれることになるかどうかという点を未決定なままにしておくためである。

ら——，むしろ一つの相対的に独立した存在者が問題とされている。なぜならば，この新たな存在者は人格化に向かって開かれているにすぎず，それゆえそれはいまだ身体の最初の存在段階と呼ぶことはできないからである[64]。

　自立していることを，他に依存していないことと同一視してはならない。自立性は依存性を排除するのではなく，むしろそれを包含している。ある者を不自由にする依存性と，ある者を自由にし解放する依存性とを区別しなければならない。まだ生まれていない子供がその母親に依存しているということは，その子供が自立していく過程なのである。

　だが，このような考察は次のような反論にさらされている。すなわち，妊娠においては受精と比較できるような質的な飛躍が存在せず，相対的な独立性と自立性との区別によって，たしかに概念の明瞭さは得られるかもしれないが，事象の明確さは達成されない，という反論である。それに対しては，事象そのものがもつ曖昧さという仕方で答えるしかないだろう。私たちが保護に値する人間存在と関わっていると確実に言えるのはいつからか，という問いに対しては，私たちの存在の始まりを確定することが不可能であることを考えるならば，一義的に答えることはできない。このことは，誕生としての始まり，つまり生成という出来事が，直接的な観察によっては基本的に捉えることができないということと関係している。およそ観察されるものとは，つねに変化するものだけである。たしかに生成と消滅は変化の流れのなかで起こるものであるから，生成や消滅は変化と同一のものであるとする考えも生じるかもしれない。しかし，〈誰か〉でないものから〈誰か〉への移行がなされるのではなく，ただ飛躍が存在するだけである。物事の始まりは，端緒から区別されねばならない。何ものかが端緒となることによって，それはすでに全体としては始まっているのである。端緒は時間の進行のうちにその痕跡をとどめるが，それに対して，始まりとは時間的に構造化された全体の基礎をなすものであり，あとに残されることはない。

---

[64] これと同じような方向で考察を進めているものとしては，以下の著作を参照せよ。Irrgang 1991; Hepp 1994; Wucherer-Huldenfeld 1994, 95頁以下，107頁以下，129頁以下。

生命の始まりをクロノメーター的な時間によっては確定できないからといって，そこから消費的胚研究が道徳的に問題のないものであるという結論が導かれるわけではむろんない。〈～であるかどうか分からない〉ということからは，〈～でないことが分かる〉ということは導かれないからである。倫理的に見るならば，このような種類の研究に関しては，安全採用主義のやり方が考えられる（第9章176頁を見よ）。すなわち，もしある時点より前でないことについてのみ確実性が存在し，その正確な開始点については確実でない場合には，あたかもこれら二つの時点が一致するかのように取り扱われねばならないだろう。つまり，私たちはあたかも生命保護の必要性があるかのように振る舞わねばならず，したがって，消費的胚研究は排除されることになる。

　いわゆる蓋然論に従うならば，ある行為が許されているか，許されていないかについて疑わしさがある場合には，たとえ対立する見解の方がより蓋然的な根拠を有しているとしても，それに従うことなく，たんに一定の蓋然的な根拠に支えられているにすぎない，より不確実な見解の方に従っても構わないとされる。このような場合，私たちは何らかの指示に従うように義務づけられているわけではない，と想定してもよい（《疑わしき法は拘束せず》）。消費的胚研究を支持するために，このような蓋然論を引き合いに出すことはもちろんできないだろう。というのも，継続される妊娠の場合とは違って，消費的胚研究においては，諸々の権利や要求の衝突というものが存在していないからである。

　消費的胚研究が許されるかどうかは，次の二つの倫理学的な観点から吟味されなければならない。すなわち，(a)消費的胚研究の背後にある態度と，医療行為の分野におけるそれ以外の態度との間に首尾一貫性をもたせるという観点，(b)研究の優先順位，という二つの観点である。はたして，はっきりと目に見える主体は保護するが，自ら身を引いている主体は保護しないということのうちに見られる態度の使い分けは，どのようにして正当化できるだろうか。人間存在の最初期の段階の生命は利用に供するが，それより後の生命段階にある人間存在は利用しないということを，いったい何によって根拠づけることが

できるのだろうか。これに対してよくなされる反論は，現に私たちは樫の木の実であるドングリを成長した樫の木とは違ったふうに扱っているではないか，というものである。たしかにその通りである。樫の木は家具へと加工されるが，その実であるドングリは家具を作るのにはふさわしくない。私たちは樫の木とドングリを異なる仕方で扱っている。しかしその場合でも，両者はまったく同一の技術的な態度で扱われている。すなわち，私たちはそれらを私たちの目的に応じて利用している。私たちは私たち自身に対しても，そのような技術的な態度を固持すべきなのだろうか。先の喩えは，そうしたことを伝えようとしているのだろうか。消費的胚研究を行うことで，私たちの生命に対する技術的態度は強化されていく。問題は，はたして私たちがそれを望むべきかどうかである。この問題は一連の重大な影響を及ぼす社会倫理学的な問題を私たちに投げかけるが，そこで私たちが問わなければならないのは，はたしてこれらの問題が個人倫理的な議論でもって解決できるかどうかということである。いったい何によって，消費的胚研究が貢献しようとする研究目標は正当化されるのだろうか。ここにおいて何が正当な仕方で約束され，何が不当な仕方で約束されているのか。病気と闘うことによって，病気の数は減少するだろうか。ある病気を克服するために消費的胚研究がどうしても必要であると思われる場合でも，その病気のもつ価値は，いかなる観点から評価されるのだろうか。それ以外の研究の選択肢はどうなのだろうか。稀にしか起こらない病気は，頻繁に起こる病気よりも重要なのだろうか，それとも逆なのだろうか。あるいは，経済的な利害が研究目的の優先順位を決定するのだろうか。

第11章　臓器移植

　臓器移植——身体の諸部分を移し替えること——は，成功率の上昇とともに，現代の医療行為の確固たる構成要素の一つとなってきている。臓器移植によって，多くのケースで生命が救われ，苦痛が軽減され，障害を改善することができる。これに関連して以下のような諸問題が生じてくる。

(1) 人間の身体や臓器との道徳的な関わり方を人間学的に基礎づけるという問題（臓器や臓器の諸部分，組織のもつ価値に関する問題）
(2) 臓器の確保に関する問題（生体からの提供，遺体からの提供）
(3) 専門個別的な問題（胎児の組織を採取し移植すること，人間以外の培養組織を人間に移植することの問題）
(4) 臓器配分の問題

　人間の臓器に対する道徳的な関わり方は，〈人格が活動するための本質媒体〉としての人間の身体の位置づけから規定することができる。一方では，〈私は私の身体である〉ということができ，他方では〈私は私の身体をもっている〉ということができる。両者の命題は同等の仕方で妥当する。そこから，人間の身体とは恣意的に利用できるものではなく，かといって絶対に不可侵なものでもない，ということが導かれる。それゆえ，1）前者の立場からすれば，ある人間の身体もしくは臓器を要求する権利（個人の権利にせよ，社会の権利にせ

よ）などは存在しないということになる。たとえ，ある人々に臓器の必要性があるとしても，そのことが他の人々を道具として利用することを許容するわけではない。

　ここでは，価値あるものの間の比較考量がなされているのではない。たとえば，〈二人の重病人を救うために，別の一人の人間を殺すことにしよう，もしそうしなければ，社会は二人の死に対して責任を負うことになるから〉といった考え方がなされることもあるかもしれない。だが，罪のないものを殺すことは，いかにしても正当化することができない。一人の命を二人の命でもって相殺するという考え方は存在しない。また，一般に社会はいかなる行為の主体でもない。責任の主体はそのつど個々の人間である。

　人間の臓器は，ただ合理的にのみ考えて利用することが許されるような任意に交換可能な対象ではない。それは一つの固有の価値を有しており，そのおかげで，臓器はさまざまな目的——たとえそれが移植医療のような治療的な目的であろうとも——を実現するためのたんなる手段とされることがないのである。だが，2）他方の立場からすれば，そこから臓器提供の禁止という結論が導き出されるわけではない。——むろん，その提供が本人による提供であるという前提のもとにおいてではあるが。というのも，各人が自己の身体であるのは，自己の身体を所有するという仕方においてに他ならないからである。
　臓器移植という行為に関しては，基本的には道徳的に許容されるという点については，大方の合意が形成されている。
　臓器を提供する行為は，他人の幸福のために人間どうしが連帯しあう道徳的に高く評価されるべき行為なのである。

1　臓器の確保

　臓器の確保に際しては，生体からの提供と，死体からの臓器摘出（〈死体からの提供〉）を区別する必要がある（異種移植については第11章232頁以下を参照）。

1　生体からの提供

(1) 提供はあくまでも本人による提供でなければならないため，本人の自発的な同意が不可欠である。だがそのためには，医学的介入（臓器の摘出）に伴う健康上のリスク（手術の結果や残った臓器の機能に関するもの）について，ドナー候補者に対して適切な説明をすることが前提とされる。

(2) 提供という性質からすると，純粋に経済上の動機に基づく提供を除外する必要がある。そうでなければ，臓器提供は売買行為になってしまう。もしかりに他者の尊厳だけでなく，自己自身の尊厳をも尊重することが重要であるならば，そうした売買行為は自己を道具として扱うことに等しい。

提供される臓器は，そのドナーにとって生命維持に不可欠なものであってはならない。つまり，たとえ臓器提供という行為であっても，本人の要請に基づいて臓器を摘出した結果，本人を殺すことになってはならない。これと同様に，自己自身を傷つけるような結果を伴う臓器提供も，倫理学的な観点から，ほとんど考慮の対象にはならないだろう。自己を犠牲にする行為も自己に傷害をもたらす行為も，第三者の協力を必要とするものであり，それらは医療行為の本来の目的とは相容れないからである。臓器提供は，ドナーの健康を後々まで害するような結果を招いてはならない（医学的介入のリスクは，通常の手術のリスクに相当するものでなければならない）。医師による医学的介入（臓器の摘出）は，危害回避の原則という立場からすれば，正当化を必要とするものである（それゆえ，生体からの臓器提供が唯一の可能性かどうかが検討されねばならない）。生体からの臓器提供は，一組になった臓器，臓器の一部分（たとえば肝臓），再生可能な臓器組織（たとえば骨髄）だけが対象となる。生体からの提供の場合，腎臓が提供されるのは例外的な場合であり，骨髄提供がなされるのが通例である。

圧力がかかるおそれがあるため，生体からの臓器提供を制限的に取り扱うこと
　ドナーは近親者（血縁上の親類，もしくは親しい人々）でも他人でもよい（ただし他人の場合には，臓器の商品化，買収，恐喝につながる危険性が潜ん

でいる)。親族から提供を受けることの利点は，拒絶反応のリスクが低くなることである[65]。だが生体からの臓器提供は，〔潜在的なドナーに〕圧力がかけられる危険性——特に親族間の場合には，その結果として人間関係がこじれてしまうかもしれない——があるため，とりわけ制限的に用いられなければならない。倫理的に見るならば，以上のような圧力が行使される危険性は，たとえば私たちが〈生体からの提供か，死体からの提供か〉という二者択一を迫られた場合に，後者の方を選び取ることの一つの根拠をなしている。たとえ前者の方が医学上の理由からより高い効果が期待できると思われる場合でも，である(『生命倫理学事典』第2巻815頁)。

同意能力のないドナー

　倫理学的な意味でとりわけ問題となるのは，同意能力のない潜在的な〈ドナー〉のグループである。ここでは，ちょうど〈保護下に置かれた集団〉のメンバーに対して行われる人体実験の場合と同じような倫理的制限が課されることが通例である。未成年者の場合には，提供の自発性や起こりうる帰結についての理解力が保証されることはほとんどなく，また同意能力のない人々の場合には，濫用を防ぐことがほとんど不可能なため，このような集団に関しては，生体からの提供は倫理学的に見て一般的に正当化することができない。
　しかし個々のケースにおいては可能な場合もある。たとえば血縁関係があるために，臓器のかなり高い適合性を期待することができ，他にドナーがいないような場合には，そのようなドナーからの生体移植はまったく容認できないというわけではない(たとえば，兄弟の生命を救うために，ある子供から骨髄の提供を受けるといった仕方での家族間での助け合いがなされる場合には，認められるかもしれない)。

　「生物医学に関する人権協約」の第20条は，同意能力のないドナーからの生体提供を，

---

[65] 免疫抑制剤の登場によって，臓器の適合性は患者の予後に関する一つの要素にまで相対化されるようになった (Schöne-Seifert 1996, 618頁)。

兄弟の生命を救うための再生可能な臓器の提供の場合に限って，次の前提のもとで認めている。すなわち，同意能力のあるドナーを得ることができないこと，潜在的なドナーの候補者が異議を唱えていないこと，しかるべき承諾が文書によって示されており，それが法的な諸規定にも合致していること，さらに当該の委員会からも同意を得ていること，以上の前提である。

純粋に経済的な動機を除外すること

倫理的に見るならば，臓器売買と臓器取引を禁止することは正当なことである[66]。にもかかわらず，それらの行為がなお存在しているということは，たんに犯罪的な企図に関係しているだけではなく，世界的な規模で医療資源が不公平に配分されていることにも関係している（Schöne-Seifert 1996, 622頁）。しかしながら，金銭による謝礼行為については，倫理的に見て一概に否定することはできない。

　シュヴェマーは「直接に商業的なかたちではないような，個人向けの謝礼金給付を行うこと」を提案している。「たとえばそれは特定の保険制度によって，ドナーの候補者になった者やドナーの〈団体〉に属する会員全員を金銭的に保護するといったかたちでなされうる。その場合，彼らの家族に対しても，適切な説明がなされ，他のさまざまなサービスが提供される」（Schwemmer 1996, 378頁）。

2　死体からの提供
遺体の地位——遺体に対する敬意と隣人への奉仕との間にある対立関係

死者からの臓器摘出が許容されることを倫理学的に根拠づける際には，遺体の地位を考慮に入れなければならない。遺体はたんなる物体ではなく，ある特別な象徴的価値をもっている。——遺体を目にしている者は，存在していた誰かを見ている。それゆえ，遺体と関わる際には，遺体に敬意を払うことが求め

---

[66]　「生物医学に関する人権協約の」第21条では，次のように述べられている。「人間の身体およびその部分は，それら自体が金銭上の利益を得るために利用されてはならない」。

られる[67]。しかしながら，敬意を払うことを絶対的な要求として掲げることはできない。というのも，敬意は共に生きる者どうしの連帯性と対立することがあるからである。場合によっては，相互扶助の原則，したがって臓器摘出の可能性の方が優先されることもある。

死亡した人の臓器の処遇に関する諸規定

　臓器の処遇に関する諸規定を論じるための前提となるのは，ドナーの死がはっきりと確認されていることである。そのうえで，臓器の摘出が許容されるための法的・倫理学的な根拠は，それぞれの社会によって異なる所に力点が置かれている。異議規定〔＝反対意思表示方式〕によれば――この規定はオーストリア国内で有効なものであり，国内のオーストリア人以外の市民にもまた適用されるものである――，臓器は亡くなった人が生前に反対の意思を表明していないかぎり，摘出されてもよいことになっている。この規定は，いわゆる〈遺体が果たすべき社会的義務〉を引き合いに出しているのではなく，むしろ亡くなった人が生存中に，同じ人間としての連帯性の表れとして，死後の臓器摘出に同意していたであろうことを推定している。

　倫理学的に見て，異議規定は慎重に取り扱われるべきものであり，たんに〔反対の意思がなければ〕法的に許容されるものと割り切って考えるべきではない。たしかに，この規定は死亡した人の家族から〔摘出の可否についての〕通知を受けることを想定していないが，臓器摘出について事情をよく知る医師と家族との間に良好な関係がある場合には，これについて家族と話し合うことが推奨されるだろう。もし医師がこれからなされる臓器摘出について黙っていると，両者の信頼関係はまったく壊れてしまわないまでも，重苦しいものになるかもしれない。むろん，純粋に法的な面から見るならば，両者

---

[67] 「遺体は誰に属しているのだろうか。遺体は医師のものではないが，かといって家族のものでもない。それは社会に属するものでも，何らかの施設に属するものでもない。（…中略…）所有権の範疇からすれば，遺体は誰にも属していない。（…中略…）私たちが死者に対してもっている畏敬の念を護るために，最終的には，遺体は大地のものであると言うことができるだろう」（Virt 1998a, 85頁以下）。

が話し合う義務があるわけでもなく，話し合いがうまく進むかどうかに臓器摘出の可否が左右されるわけでもない。

ドナーが生存中に，自らの死後の臓器摘出について反対の意思を表明した場合は，遺言に相当するものとして尊重されるべきである。狭義の同意規定〔＝承諾意思表示方式〕によれば，臓器を摘出するためには，ドナーの事前の承諾が必要とされる。通知規定（拡張された同意規定）によれば，それは親族の同意であってもかまわない。

これらの諸規定のうち，〈理想的なもの〉は一つとしてない（Virt 1998a，86頁以下を参照）。異議規定による解決は，レシピエントを優遇しすぎている。この考え方は，あまりにも多くのことを推定している怖れがあり——とりわけ，関連する法律が人々にまったく知られていない場合がそうである——，また人間の遺体を物体であるかのようにみなす危険性を含んでいる。他方で狭義の同意規定は，死後にもなお効力をもつ〈ドナー〉の自律を尊重するあまり，潜在的なレシピエントが援助を必要としているという基本的な事実をなおざりにしている。その結果，臓器不足が生じると，臓器売買のような危険を引き起こしてしまう。通知規定（拡張された同意規定）による解決は，家族や親族が死者の意思を知っていて，それを正しく伝えることができるということを前提している。また，それは死の悲しみにくれる家族たちに，非常に短時間で，亡くなったばかりの家族の処遇について決断するように求めようとするものである。

もし臓器を摘出することが生体解剖でも殺人行為でもあるべきでないならば，ドナーに死が訪れたことは確実でなければならない。ドナーに死が訪れた時期が，実際上の理由から不正に操作されてはならない。治療的な措置や一般的な生命維持のための措置は，移植にまつわる利害から独立に施されなければならない。言い換えれば，臓器摘出をより早く行うために治療措置を控えてはならないし，逆に，臓器摘出を早く行うために何らかの積極的措置がなされてもいけない。もし治療措置を継続することに決めたのであれば，臓器を摘出するための準備的措置をそれと同時に開始することは，倫理的に正当化されない。倫理的な理由からしても，利害の対立（臓器摘出によって得られる利益と，死

にゆく者を護(まも)るという意味での生命を保護することとの対立）を避けるためには，死亡確認の作業と臓器を摘出する作業とは，それぞれ別の人によって行われなければならない。

　ドナーの死をもたらすような臓器摘出は，倫理的に正当化することができない。たとえドナーの死が目前に迫っており，ドナーの臓器を摘出することによって第三者の命が救われるというような場合でも，事情に変わりはない。というのも，こうした行為は，（二人の人間の生命は一人の生命より価値があるといった）価値あるものの間の許されざる比較考量の一例であり，それは人間の自己目的的な性格に違反しているからである。同様に，こうした臓器摘出は，手術の際に患者の生と死を天秤にかけること——その場合，手術を受けた患者の死は，他に選択肢がないという理由から容認されることになる——によっても正当化されることはない。

2　死の基準の問題——人間の死としての全脳死

1　人間の死としての全脳死の基礎づけ

　医療倫理学の文脈において重要なのは，死が訪れつつあることを確認することではなく，死がすでに訪れたことを確認することである。この問題は，一つのコンテクストのうちに，三つのレベルの問題を含んでいる。その三つのレベルとは，死の定義のレベル，死の基準のレベル，死の判定のレベルである。これら三つの問題領域は，それぞれ別のものとして区別されなければならないが，にもかかわらず，それらは互いに交差しあうものである。たとえば，死を判定するためにいかなる方法を採用するべきかは，いかなる死の基準を採用するかにかかっており，この死の基準の方は，学際的な規模で作成された死の定義に照らし合わせることによってのみ確定することができる。死を判定するための方法は，医学的な専門知識に関わるものである。これに対して，死の基準を定めることは，医学的であると同時に哲学的－人間学的でもあるような問題領域に関わっている。というのも，およそ死の基準を定めようとするいかなる試みも，私たちが人間の生や死についてあらかじめ抱いている先行理解を，多かれ

少なかれ反省的に熟慮することを通してなされるものだからである。この生や死に関する先行理解は医学に由来するものではなく，むしろ医学を導く観念として，医学の根底にあるものである。したがって，私たちが死の基準を討議的な仕方で確定するためには，まずはこうした先行理解を方法的−批判的に検討することが必要である。そしてそのためには，私たちが医学的データの意味を解釈する際に，その枠組みとして機能している哲学的−人間学的な死の定義に言及しなければならない。

　死を定義するという場合，もしそれが現実の死を定義することとして理解されるならば，そのような死の定義は問題とはなりえない。そうした定義は明らかに不可能である。死はそのつど私のものである。そしておのれの死を遂げた者は，その死をもはや定義することができない。死とは神秘的な出来事である。死はおのれを隠すという仕方で姿を現す。病気，別れのつらさ，満ち足りた過去の瞬間が二度と戻ってこないこと，そしてむろん時間のかけがえのなさ，これらすべては私たちに自己が死すべき存在であることを想起させ，自己がいずれは存在しなくなることについての知を想起させる。まさにこうした知においてこそ，死が私たちの生のただなかに現れる。「我々ハ，生ノ真中ニオイテ，死ニ囲マレテアル（media in vita in morte sumus.）」*。死はこのような仕方でのみ，私たちに〈把握できる〉ものなのである。死それ自体については，私たちは何も知ることはできない。

　1968年以来，心停止の基準と並んで，全脳死[68]が特定の状況におけるもう一つの死の基準として認められている（人間の死の基準としての全脳死）。この全脳死とは，脳の個々の部分の機能が停止した状態（いわゆる〈部分脳死〉）ではなく，脳のすべての機能が不可逆的に停止した状態として理解されている。ただしその際，心肺機能は人工呼吸器によって維持されている。

---

* 作者不詳の聖歌のタイトル。
[68] 全脳死の基準はハーバード大学医学部の委員会による報告にまで遡る。この報告は，1968年8月にアメリカ医学会の会誌に発表された。

ドイツ連邦医師会による定義は以下の通りである。「脳死とは，大脳，小脳および脳幹の全機能を不可逆的に喪失した状態として定義される。その際，人工呼吸器によって，心臓および循環機能はなお人工的に維持されている」。

脳のすべての機能が不可逆的に停止した時点をもって，医師の治療義務はすべての範囲において終了する。

「脳死と診断されるには，さまざまな前提を満たすことが必要となる。その前提とは，意識の消失（昏睡），脳幹反射の消失，自発呼吸の停止（無呼吸）などの臨床的症状が確認されること，およびそうした機能停止の臨床的症状が不可逆的であることの証明である」「脳機能の不可逆的な停止とそれに伴う脳死が証明されるのは，大人と3歳以上の子供の場合，第一次性脳障害*のケースでは少なくとも最初の確認から12時間後，第二次性脳障害**の場合には少なくとも3日後に，機能停止の臨床的症状が再度同じ仕方で確認された場合に限られる」（ドイツ連邦医師会の公示）（*Deutsches Ärzteblatt* 94, 1997）。

こうした脳死基準に対しては，医学の方面からも，哲学の方面からも，さまざまな動機に基づく批判がなされている[69]。一方では（おもに医学の方面からは），脳死の定義があまりにも狭すぎると批判されており，部分脳死の基準へと緩和することが求められている。その場合，大脳機能の不可逆的停止や，持続的植物状態，無脳症も脳死とみなされることになる（Sass 1989, 165頁以下を参照）。他方では（おもに哲学の方面からは），脳死の基準は，その外部にある実用的な利害――臓器移植という利害――によって生み出されたものであり，それは死の定義を倫理的に問題のある仕方で矮小化している，といった批判がなされる。この批判によれば，そうした死の定義の矮小化は，生と死の境

---

* 脳挫傷，頭蓋内出血，髄膜炎，脳腫瘍などによる脳障害を指す。
** 心停止，窒息などによる脳障害を指す。
[69] 詳しい議論は，Hoff; in der Schmitten編 1994のなかに見られる。

目を客観的に規定することができないという事実を無視しており、その結果、生体解剖と死者からの臓器摘出との区別をも曖昧にしている。さらにそれはデカルト的な心身二元論を脳と身体の二元論というかたちで復活させたものに他ならないとされる[70]。

人間の死としての全脳死は、〈人格が世界へと開かれて活動するための本質媒体〉としての身体を引き合いに出すことによって基礎づけられる。その際、以下の三つの点に留意しなければならない。それは(1)生きる主体と死にゆく主体、(2)身体の統一性と臓器の多様性との関係、(3)時間の要因の三点である。

生きる主体と死にゆく主体

〈脳死〉という表現は誤解を招きやすいものである。というのも、それは生きる主体や死にゆく主体に対して名づけられた名称ではなく、それゆえ、全体の独立性と部分のもつ相対的な自立性との違いを考慮に入れていないからである。生きているのはあくまでも誰かであり、その誰かが死を迎え、そして死ぬ。上記のような誤解を避けるために、〈脳死〉という表現は〈脳機能の不可逆的な喪失〉という表現に置きかえてもよいかもしれない。生きるということは、人間の特性などではなく、人間の存在のあり方である。命を失うことは、存在する人間に一つの変化をもたらすのではなく、存在する人間の死を意味する。変化するということは、存在するのを止めるということから区別しなければならない。

身体の統一性と臓器の多様性

人間の臓器が〈身体の部分〉であるのは、〈主語を表す属格〉と〈目的語を表す属格〉*の二つの意味においてである。一方では、身体のダイナミックな

---

[70] この批判はヨナスによるものである。Jonas 1987, 219頁以下を参照。

* ラテン語の genetivus subiectivus と genetivus obiectivus の訳語である。genetivus subiectivus はラテン語文法で、「主体の属格」（たとえば「イエスの愛＝イエスが愛する」）を表しており、genetivus obiectivus は「客体の属格」（たとえば「イエスの愛＝イエスを愛する」）を表している。

統一性〈を〉可能にするのが臓器であり，その際，これらの臓器には，この身体のダイナミズムを構成し維持するためのさまざまな機能が具わっている。他方では，身体のダイナミックな統一性〈が〉，それぞれの臓器の正常な働きを可能にする。身体は，個々の臓器を集めて作り上げられた統一体なのではない。なぜなら，個々の臓器は最初から身体の統一のために働いているのであり，それらは身体の全体にはじめから組み込まれたものだからである。脳という器官についても同じことが言える。私の全体としての身体は，私が世界へ開かれていることの本質的な媒体であり，個々の臓器の集合体といったものでは決してない。

〈臓器である〉ということは，一つの構成的な関係を含んでいる。すなわち，臓器とはつねに〈～の臓器〉であることを意味している。このような構成的な関係は，時間的な継起の関係へと解消されてはならない。もしそのように考えるならば，全体の統一性がすでに全体の生成を規定している，という点が見過ごされてしまう。したがって，全体の部分がその徴候を最初に示した時点において，すでに全体が存在し始めていたのである[71]。それゆえ身体は，脳細胞や脳組織の徴候が現れた時点ではじめて存在し始める（＝「脳生Ⅰ」「脳生Ⅱ」）わけではない。すでに生成のなかで捉えられている全体が，いつ始まりの時点（＝脳生）に達するか，ということを問うことはできないのである。

身体と臓器の間には，全体と部分（＝個々の臓器）との相互的な基礎づけ関係が成立しており，それは一方的な基礎づけ関係に解消できるものではない。言い換えれば，全体のダイナミックな統一が個々の部分の独自の働きをはじめて可能にするのであり，逆に，個々の臓器の独自の働きが全体のダイナミックな統一を可能にするのである。この相関的な基礎づけの関係という基盤の上にこそ，全脳死の概念についての，たんなる実利的な利害に導かれたものではない，理論的にも支持することができる基礎づけが与えられる。ここでの主要な

---

[71] 臓器はある製品の部品ではない。この点に関して，もし時間が一次元的な直線としてイメージされるならば，一体どれだけの部分が集まれば，全体が存在するようになり，どれだけの部分に分解されれば，全体が存在しなくなるか，という周知のアポリアが生じる。

観点は，身体の統合機能が個々の臓器の正常な働きに依存しているという事実である。

　一つもしくは複数の臓器が正常に機能しないことは，身体の統合機能そのものに影響を及ぼさない場合もあるが，影響を及ぼす場合もある。もし影響を及ぼす場合には，その臓器の機能が不可逆的に停止することによって，身体そのもののダイナミックな統一性は破壊されてしまう。この場合，身体はもはや身体として存在することを止めたのである。およそ，すべての人間は自己の身体であるから，そうした身体を喪失することによって，この人はもはや生きることを止めたのである。つまり，この人は死んでいるのである。医学的な所見に従って，もしある人の脳機能が不可逆的に停止しており，身体の統合性が失われていることが確認されるならば，その場合，〈脳死〉がこの人の死となる。このような前提の下では，人工呼吸器のスイッチを切ることは，当人を死にゆくにまかせることではない。なぜなら，およそ死にゆくことができるのは，生きている者だけだからである。〈脳死〉の場合，人工呼吸器や医師の活動は，厳密に考えれば，臓器の機能を補助するものではなく——補助というのは，身体のダイナミックな統一性があることを前提としている——，それらは脳の一部の機能を代替するものにすぎない。それは，個々の臓器や臓器連関[72]のもつ正常な機能が，一定の期間だけ維持されるという帰結をもたらすにすぎない。

時間の要因

　脳死患者の臓器が正常に機能しているという場合，厳密に言うならば，たんなる機能の正常さが問題とされているわけではない。むしろここでは，身体全体の統合性がすでに不可逆的に失われているという枠組みのうちで，まだなお臓器が正常に機能しているということが重要なのである。こうした時間的な差異というものが，臓器と身体の構成的な関係にも関わってくるのであり，つまり，それは部分のもつ相対的な独立性と全体のもつ自立性との差異に影響を与

---

[72] 全脳死の概念は，従来の死の定義を保持しつつ，死の基準を変えることを可能にする。

える。

　私たちは，生きている人間の眼について，〈それは正常に機能している〉とは言うが，〈それはまだ正しく機能している〉とは言わない。もし眼が〈まだ〉正常に機能していると言うならば，その眼はすでに機能を失いつつあることになる。

　脳の機能が不可逆的に停止したときに，それを機械に代替させ，そうすることで臓器の機能をまだ正常に保とうとすることは，〔臓器の〕壊死を人工的に引き延ばすことである。（人間は死ぬが，臓器は壊死するものである）。ある脳死患者の臓器がまだ機能しているという場合，その人の死はすでに生じており，その死が時間的な仕方で姿を現している。

2　全脳死基準に対する批判

　脳死基準に対して，よくなされる批判として〈全脳死の基準を受け入れることは，部分脳死の基準を認めることを論理的な帰結としてもたらす〉という批判がある。しかし，部分脳死は首尾一貫して考え抜かれた脳死概念から導き出されたものではなく，それは脳死に関する「誤った基礎づけから」（Wolbert 1996，9頁）導き出されたものにすぎない。あくまでも死に関して決定的であるのは，有機体全体の統合性が失われることである。

　脳死の基礎づけは，――先の批判をする人々が前提しているように――，〈人間の特徴である（自己）意識が宿る場所としての脳〉という考え方に立脚しているわけではない。このような仕方での基礎づけは，たしかに部分脳死の概念へとつながってしまう。こうした考え方の背後には，意識理論における人格概念と，人間の本質に関する再解釈された古典的定義――〈理性をもつ動物（zoon logon echon, animal rationale）[73]としての人間〉という定義――との結びつきがある。すなわち，まず理性をもつことが人間の属性の一つとして再解釈され，次に人間存在を人格たらしめるこの属性が宿っている臓器の場所が問われ

---

[73]　ザスはこのような定義を拠り所にしている（Sass, 1989, 165頁以下）。この定義については，『医学・倫理学・法学事典』1190段のTodesfeststellungの項目も参照のこと。

るようになる。もしその場所が大脳であるならば，大脳の機能が不可逆的に失われることによって，人格もまた存在しなくなる。

全脳死の基準を拒否しながら，同時に脳死患者からの臓器摘出を支持すること——しかもこの場合，先に想定された前提からすると，脳死患者は〈死にゆく者〉であり，それゆえ彼らはいまだ死者ではなく，まだ生きている者であることになる——は，生体解剖を認めること，場合によっては，相手の要請に基づいて殺すことを認めることを含意している。そこでは，なぜ臓器の摘出による殺人だけが，患者を直接的・積極的に殺すことの許される唯一の例外ケースでなければならないのか，ということが問われることになるだろう（Wolbert 1996, 16頁）。

3 臓器移植に関する専門個別的な問題

1 植物状態の患者と無脳症児

全脳死の基準に従うならば，植物状態[74]の患者も無脳症児も死者ではない（無脳症児は脳幹機能の活動を頻繁に示し，それゆえ全脳死の条件を満たしていない）。したがって，これらの患者から臓器を摘出することは，それが彼らに死をもたらすか否かにかかわらず，禁止される。無脳症児は実験の対象物ではない。無脳症児は人間以外の存在でもなければ，中間的な存在でもなく，生きた人間存在である。——もちろん，彼らは非常に重大な身体的障害をもった人間であり，わずか数日の人生しかもたず，自己の存在を自律的に遂行するようには決してなれないのであるが。この場合，臓器の摘出は死亡した無脳症児の場合にのみ考慮の対象となるが，それでも全脳死の基準を無脳症の新生児に適用することが困難であることは一向に変わりない。無脳症の新生児の死は，

---

[74]〈植物状態〉という概念は，「個別ケースにおいては変動があるものの，大脳とその他の脳の部位との間の指令系統が機能的に遮断されている状態」に由来するものである。この状態がこうした名称で呼ばれるのは，「視床下部と脳幹に関して，自律的な機能を果たす能力が，完全にせよあるいは部分的にせよ，まだ存続している」（『生命倫理学事典』第1巻184頁）ことを言い表そうとしているからにすぎない。

移植する臓器の摘出を始める前に，妥当な医学的基準に沿って確認されなければならない。感覚も痛みも感じることのできない無脳症児に対して，簡略化した脳死判定の手続きで済ませてしまうことは，倫理的に議論の余地があると考える者もいる（Irrgang 1995, 132頁）。臓器摘出の目的で無脳症の胎児を妊娠させ続け，その後，集中治療的なケアを受けさせることは，倫理的に正当化されないように思われる。というのも，それは一人の人間存在を完全に道具として扱うことを意味するからである。人間を他の目的のための一機能とみなすことが正当な仕方で支持されるとすれば，それは無脳症児が自己目的をもった存在者ではないということを根拠にする場合である。

「自己目的性に関するカントの定式に従うなら，こうした道具化の形式は，まったく正当なもののように思われる。というのも，ここで問題になっている存在は，基本的に，道徳的－人格的な行為を行うための能力を獲得することが決してできず，したがって，彼らに自己目的性を認める必要はないからである。そしてこのことは，無脳症の場合には完全にあてはまるように思える」（Irrgang 1995, 132頁）。

2　心停止状態のドナー

心停止状態のドナー（Virt 1998b; Pöltner 1998を参照）に関して問題となるのは，心停止状態の患者から，彼らが全脳死であることの独立した証明をせずに臓器を摘出することが許されるかどうかという問題である。これに関する倫理学的な問題は，次の二点に関わる。すなわち，まずその問題は，

(1)患者が全脳死となっていることの確実性に関わる。この確実性を得るためにいかなる方法を採用するかという問題は，医学的な専門知識に関わる問題である。全脳死であることが確実でないかぎりは，患者は死にゆく者として扱われるべきであり，したがって，その患者からの臓器摘出は倫理的に禁じられる（それは臓器摘出による殺人行為，もしくは無危害原則の違反に該当する）。患者が死を迎える段階において自らの臓器の摘出に同意することは，要請に基づいて殺すことと同じことになろう。もう一つの問題は，

(2)蘇生措置の中止に関する問題である。助かる見込みのない状況の場合には，治療を中止することは積極的に殺すことにはならず，患者を死にゆくにまかせることとして，倫理的に容認されうる。というのもこの場合，死の原因が患者の病気それ自体にあるからである。ただし，治療中止は義務に反するような不作為であってはならず，また臓器摘出という利益を目当てにして行われてはならない。蘇生措置が不成功に終わった場合，不可逆的な心停止だけが確実な死の基準であるか否かは，倫理学的な問題ではなく医学上の実践的な問題である。

　ドイツ連邦医師会によれば，「これまでのところ，平常体温で，心機能および循環機能が10分間停止したとしても，(…中略…) それが確実に〈脳死に相当する状態〉であるとは証明されておらず，したがって，そうした状態が，死の確実な徴候を証明することによる死の判定に取って代わることはできない」(*Deutsches Ärzteblatt* 95, Heft 50, A 3235頁)。

3　胚と胎児の組織からの移植
組織の入手先

　(たとえばパーキンソン病の治療のように) 胚や胎児の組織を移植目的で摘出すること (Birnbacher 1998a; Kliegel 1999) は，より多くの問題を投げかけている。

(1)移植に最も適した組織を獲得するために，胎児の命を奪う方法に関して，どの方法が好ましいかを比較考量することは，許容されるのだろうか。〔胎児の〕組織を摘出することと妊娠中絶とを行為の動因として分離すべきかどうかに関しては，さまざまな立場がある。

　「胎児の組織を望ましい仕方で手に入れるためには，より多くの組織がほとんど同時に分離されなければならない。その場合，胎児がまだ生きている間に中脳の組織が分離され (死んだ細胞を移植することは生物学的に意味をなさない)，その後に，本来の

妊娠中絶が行われる」(Wagner 2000, 119頁)。クリーゲルはグスタフィの議論に立脚しながら，このような記述に対して異論を唱えている (*Ethik in der Medizin* 12, 2000, 120頁)。

(2) 妊娠中絶に関する倫理的責任，消費的胚研究に相当する特定の治療的クローニングにおける倫理的責任の問題とならんで，妊娠中絶と組織摘出を組み合わせることによって生じる問題もある。一方では，最も適した組織を獲得するために (多いときには10体もの胎児の組織が必要なこともある)，妊婦の利益にはつながらないような仕方で，中絶の時期と方法が変更されるかもしれない (たとえば妊娠中絶の日取りを臓器移植の手術に合わせようとする場合)。他方では，適合する組織を手に入れようとすることが，中絶した胎児の組織を引き渡すように迫る道徳的，社会的，経済的な圧力へとつながるかもしれない。〈胎児組織を摘出することは，それによって妊娠中絶の道具化が生じるがゆえに正当化することができない〉という議論に対しては，さまざまな評価がなされている。実験に関する現在の状況を見るかぎり，NECTOR[75]のガイドラインで定められているような中絶と組織摘出とを分離する規定は遵守されているように思われる。しかし，もしかすると今後，そのような手続きが形骸化することによって，〔組織摘出に見合ったかたちでの〕妊娠スケジュールが立てられ，その結果，〈ドナー〉がたんなる臓器の貯蔵庫へと道具化されてしまう，といった危険性も否定することはできない[76]。

組織のレシピエント

ある人の脳に組織を移植する場合には，その脳の部位が，人間の人格的な自

---

[75] Network of European CNS (= central nervous system) Transplantation and Restorationの略。欧州中枢神経系移植・修復ネットワーク。
[76] たとえばビルンバッハーは，自発的に中絶の時期や方法を変更することは，妊婦にとって十分耐えられることであり，それゆえ倫理的に支持することができると考えている (Birnbacher, 1998a, 95頁)。

己同一性にとって，いかなる機能を果たしているかが問われなければならない。すなわち，移植先となる脳の部位が，どの程度，自我の中心に近い場所にあるのかということが問われなければならない。この問いに対する答えは，その時々の医学的知識の水準によって左右される。〈～であることを知らない〉ことから，〈～でないことを知っている〉ことが必ずしも導かれるわけではないのだから，もし上記の点について確証がないのであれば，脳への医学的介入は差し控えるべきであろう。むろん，身体は人格的な活動をするための本質媒体でしかないので，脳に対する医学的介入が，そのまますぐに人間の尊厳を傷つけるというわけではない。しかしながら，人格と身体との間には解消しがたい同一性が存在している以上，脳への医学的介入がその人の自己活動に対して深刻な影響をもたらす可能性も排除できない。こうした場合，レシピエントにいかなる影響がもたらされるかという点は，いまだ十分解明されていない。脳への組織移植の是非は，移植先となる脳の部位に応じて，また当の部位が患者の人格性にとっていかなる機能を果たしているかに応じて，さまざまな仕方で評価されねばならないだろう。さらにそこから，はたして治療という目的によって当人の人格性に変更が加えられることは正当化されるかどうか，またどの程度正当化されるか，ということも判断されなければならないだろう。

　ドイツ連邦医師会の中央倫理委員会は，〔脳への組織移植に代わる〕代替療法（たとえば培養した細胞を利用したり，投薬治療の分野をさらに発展させることが，こうした代替療法として期待される）の研究を行うようにと注意を促しており，「現時点（2001年3月）では，胎児の神経細胞を移植する分野での治療的実験を行ったり，とりわけ臨床研究を行うこと」を認めていない。そして，基礎研究に基づいた十分信頼に足る知識が得られないかぎりは，そうした治療的実験や臨床研究を中止するよう勧告している。

4　異種移植

　異種移植（Beckmann 1998a; Engels 1999）とは，異種の個体間で行われる臓器，組織，細胞の移植である。異種移植は人間から提供される臓器数の不足を補い，移植臓器・組織・細胞などの移植体の数を増やすことにつながる。

異種移植がかかえる医学上の専門的な問題としては，提供臓器とレシピエントの生体との組織適合性の問題が挙げられる（異種移植は，同種移植に比べてより激しくかつ急速な拒絶反応がある）。この問題に対しては，遺伝子を転換した臓器提供用の動物[77]を無菌状態の環境で育てることによって対処しようとする試みがなされている（第一候補は家畜用のブタである）。さらには，〔異種移植によって〕病原体が人体に移される危険性もある。しかも，それによる感染の危険性はレシピエントだけでなく，第三者にも存在している（伝染病の蔓延による公衆衛生上の危険性）。異種移植に関する倫理学的な問題は，以下の点に関わっている。――そもそも異種移植は原則的に許容されるか否かという問題，臓器提供用の動物の選択に関する問題，異種移植がレシピエントや第三者に対して及ぼしうる影響の問題，そして臓器の公平な分配に関する問題（誰が動物の臓器をもらい，誰が人間の臓器をもらうのか），以上の四点に関わる。
　異種移植が原則的に許容されるか否かという問題は，人間の命を救うために動物を殺すことが許されるかという問題，それゆえ，人間と動物との関係についての問題と連関している。人間と動物の間には，共通性と差異性が存している。
(a) 感覚中心主義のモデルは，（両者の差異性を薄めていくことによって）両者の共通性を強調しており，苦痛を感じる能力に焦点を当てている。苦痛を感じる能力に関しては，動物と人間とは等価である。それが意味するのは，動物を人間の目的のために利用することは，類似の特性を具えた人間を他の人間のために利用することと同等の行為として評価されねばならないということである。

　この見地からは，次のことが言える。すなわち，「およそ私たちがそうした動物に対してなされる介入を正当なものとみなしてよいのは，同じ目的で，類似の能力と特性を具えた人間の生命をも利用するだけの覚悟がある場合だけである。言い換えるなら

---

[77] 遺伝子導入動物（トランスジェニック動物）とは，遺伝子伝達によって組みこまれた異種の遺伝子をもつ動物のことである。

ば，およそ感覚能力をもつ動物を人間の目的のための〈生きた資源〉とみなすことができる人は，同様に，他の人間の生命をも，人間の目的のための〈資源〉とみなす覚悟ができていなければならないのである」(Ach 1999, 307頁以下)。

(b) これに対して人間中心主義のモデルは，（人間と動物との共通性を薄めることによって）両者の間の差異性を強調しようとする。この考え方に従えば，人間以外の自然は，人間が設定する諸目的の観点からみた道具的な価値をもつにすぎない。このような見方は，純粋に資源として利用するような動物への関わり方を，あたかも最初から問題がないかのように見せかけるものである。

(c) これらの極端な立場に対しては，動物と人間の共通性は差異性を排除するのではなく，むしろ差異性を包含するものである，という点を喚起するべきであろう。つまりここでは，差異性における共通性が成立しているのである。動物は痛みを感じるが，その痛みの意味について問うことはできない。動物は周囲の世界に関係しているが，しかしその関係そのものに関係することはない。もし利害というものが苦痛を感じる能力に結びつけられるならば，たしかに動物は痛みを回避することに対して利害をもっていると想定することができる。しかし動物は行為の責任を負うことができるような道徳的主体ではない。そこから生じてくる帰結は，動物との実践的な関わりについて，〈あれでもなく，これでもない〉といった関わり方である。すなわち，動物とは人間が意のままに扱うことのできる物ではないし，かといって，全般的な生命の保護に値するような自己目的を具えた存在でもない。むしろ，動物はそれに固有の内在的価値をもっており，それに配慮すること——動物の福利を維持・促進すること，たとえば，それぞれの種にふさわしい仕方で動物を飼育すること——が人間にとっての倫理的な義務なのである。たしかに人間は動物を自分たちの目的に従属させることができるが，むろんそれは，しかるべき一定の仕方においてである。すなわちその際には，こうした人間の諸目的は倫理的に正当化されたものでなければならず，またこれらの目的を達成するための手段も，それぞれの動物のもつ固有の価値に応じたものでな

ければならない。またその際に、彼らに不相応な苦痛や危害が与えられてはならない。

　人間の命を救うという目的だけで、臓器を提供する動物を殺すことが自動的に正当化されるのではなく、それは異種移植が唯一の選択肢である場合に限って正当化される。これはつまり、私たちには異種移植に取って代わる有効な可能性を同時に模索しなければならない義務があるということを意味している。目的を達成するための手段に関しては、臓器を提供する動物の種、それらの動物の飼育・育成といったことが問題になる。霊長類は進化論的に言って人間に近いものであるが、その数は限られており、それらを飼育するためには多額の費用と時間がかかる。またそうした動物を飼育する場合には、無菌状態の環境で飼育しなければならないだろうが、そのような飼育がその種にふさわしいものであるか、その種にとって耐えられるものであるかということも問題になる。加えて、動物の臓器に対する需要が増加していくと、その動物種を絶滅の危険にさらすという問題も生じてくるだろう。以上のような事情がさほど問題とならない他の動物たち（たとえばブタ）が適切であると判明した場合には、それらの動物が提供動物として優先的に利用されなければならないだろう。さらにまた、臓器の提供元とされている動物の種に遺伝的な変更を加えることが、個々の動物にどのような帰結をもたらすのか、についても問われなければならないだろう。

　もし異種移植によってもたらされる感染のリスクがレシピエントだけに限定されるならば、関連する効果とリスクを、個々のケースに応じて比較考量することが有効である。しかし移植すると効果があるかもしれないという場合に、レシピエントにとってのリスク（拒絶反応や感染）を冷静に評価することはできるのだろうか。リスクがレシピエントに限定されておらず、第三者にも関係する場合には、社会医療的な問題、それゆえ社会倫理学的な問題が生じる。移植に関与する人々への危険性はどうなのだろうか。彼らが移植に関与する際には、彼らから同意をとらなければならないだろう。この場合、社会の健康上の福利と個人の健康上の福利とは、どのような関係にあるのか。社会の健康上の

福利を脅かしたり，それどころか，それを危険にさらすような試みに対して，人々は責任を負うことができるのだろうか。「第一に，感染可能性や免疫による拒絶反応といった深刻で未だ解決されていない諸困難を考慮するならば，異種移植のために現在なされている臨床実験は，責任のもてる行為なのだろうか。第二に，第三者に対するリスクというものは，一人の人間を救うために私たちが引き受けてもよいものなのだろうか」(Beckmann 1998a, 110頁)。

当然のことながら，異種移植はレシピエントの将来の生活様式にさまざまな影響を及ぼす（たとえば，彼らは健康管理のための定期的な検診が必要であり，それに伴って活動の自由が制限される）。そのような生活様式に従う意志があるかどうかは，本人が適切な説明を受けた上で自分で決めなければならない。この点に関する倫理学的な問題状況は，基本的な点では，同種移植の場合と異なるものではない。データの保護に関しても事情は同じである（第三者の保護のために健康状態のデータを公表することの是非に関する問題）。はたして異種移植がレシピエントのアイデンティティを変更したり，その人の尊厳に抵触することがあるのか，といった問いに対しては，次の点を指摘することによって答えることができるだろう。すなわち，個人のアイデンティティも尊厳も人間の身体的な構造から生じるものではない，という指摘である。人間が自らのアイデンティティを形成するのは，共に生きる者としての他者がその人を承認し，受け入れることを通じてであり，また，そのなかで彼が自己自身に関わることを通じてであり，さらにまた，彼がこの自己自身との一致を他者との一致として（その逆も同様）実行することを通じてである。人間が尊厳をもつのは，人間が独自の遺伝子の組成を示しているからではなく，人間が原理的にそれ自体で意義のある善を成し遂げる力を与えられており，また，そうした善を成し遂げるように召喚されているからである。すべてのケースにおいて，異種移植を受けた患者は心理的なケアを受けねばならないだろう（手術の前にも，臓器を受け入れる準備という観点から，このようなケアは必要である）。

最後に，異種移植もまた資源配分の問題を投げかけている。高度の医療サービスに予算配分を当てたり，医学研究の領域に優先権を設定することについてはどうだろうか。研究に費やされる金銭的な出費は，期待される成果を勘案し

た場合に，はたして正当化されるだろうか。とりわけ拒絶反応のために同種移植が必要とされる場合には，レシピエントはどのような基準に従って選ばれるのだろうか。

4　臓器配分の問題

　臓器移植は患者のために行われる。それゆえ，患者を選ぶ際の最終的な基準は，科学の進歩のためや移植医師の出世のためであってはならない。明らかにここでは，患者の福利と科学の進歩との区別，患者への説明と患者への説得とを慎重に区別するという一般的な問題が再び浮上する。

　配分に関する倫理学的な問題は，臓器を分配する際にはじめて生じるのではなく，患者を待機者リストに登録する段階ですでに生じている。患者（やその家族）に誤った期待を抱かせないためにも，本当に臓器移植の可能性がある場合にかぎって，リストへの登録が考慮に入れられるべきである。倫理的な理由からしても，待機リストへ患者を登録する際には，〈専門の医師だけ〉が関与するのでないことが望ましいだろうし，また配分における規範的，配分政治的な考量が，医学的－実践的な考量と明瞭に区別されたかたちで公開されることが望ましいだろう。患者にもたらされる利益と移植によって予測される結果とを比較考量する際には，すべての比較考量に付随する倫理学的な問題が，共同の対話のなかで明確な仕方で正当化されるべきであろう。

　臓器の配分の際には，さまざまな観点が考慮に入れられなければならない。一般的には，臓器の適合性（移植が成功する見込み），緊急性，待機期間が考慮に入れられる。さらにまた――オランダのライデンにあるユーロ・トランスプラントの臓器配分センターが腎臓移植のために立てた指針に即するならば――，臓器の不適合の可能性（レシピエントの生体への不利益を少なくするため），臓器提供施設と移植施設との距離（臓器への酸素の供給不足を最小にするため），国内での臓器移植のバランスをとる（ドナーの数とレシピエントの数の不均衡を最小限にするため）といった観点も入ってくる。これらの観点は純粋に医学的－実践的な性質をもつものではなく，規範的な諸原則をそのう

ちに含んでいる。たとえば適合性は，臓器を必要としている人々の要求を平等に扱うという原則と，個々の患者の効用を重視するという原則を考慮に入れている。また緊急性の観点は，危害回避の原則を考慮に入れている（たとえば，子供が最優先に治療されるのは，子供の場合，度重なる人工透析によって発育障害が生じるからである）。そして（同じ適合性の下での）待機期間の観点は，これもまた機会の公平性を考慮している。具体的な決定の場面では，これらすべての関連する観点を均等に考慮することが重要である。

　意図的に不公平な扱いをすることを避けるために，また個人を社会のなかの一機能として見たり，ある特定のグループを不当に扱うことを避けるために，原則のレベルにおいては，ただ患者の〈属性〉だけによって評価を行うことは排除されなければならない。というのも，さまざまな倫理学的問題は，効率性という基準だけでは解決することができないものだからである。広い意味においては，こうした属性には，たとえば社会的－医学的基準（年齢，社会環境，家庭環境，法令遵守）が含まれ，また個人的な基準（生活様式，支払い能力）や社会的な基準（社会的地位）も含まれる。

　こうした患者のさまざまな〈属性〉を，臓器配分を決定するための原則にまで高めてしまうことは，以下の考察で示されるように，倫理学的に見て問題が多い（Luf 1997）。

(1) たとえば，患者の予後だけを考慮に入れた臓器の配分は，たしかに最も多くの命を救うかもしれないが，それが原則にまで高められてしまうならば，病弱の人々よりも健康な人々の方が優先されることになり，また慢性病の患者よりも急性疾患の患者の方が，寿命の短い高齢者よりも寿命の長い若者の方が優先されることになるだろう。

(2) 費用対効果の計算による分配は，患者を意図的に不公平な仕方で扱うことにつながり，それは平等の原則に反してしまう。このように述べたからといって，費用を正当な仕方で考量することを批判しているわけではなく，むしろそうした費用の考量を道徳的な原則の地位にまで高めることを批判しているにすぎない。現在では，臓器移植による効用を〈質に換算された生存年

数(QUALYs)〉[78]というかたちで算出する試みが、よく知られるようになった。このような試みに対しては、「希少な医療資源を配分するために、生命の質の基準をお役所的に定めている」(Sass 1990, 235頁)といった批判がなされた。

　ここでは、〈生命の質〉という言葉のもつ二つの意味に注意する必要がある。生命の質という概念は、〈病気が治癒されるのではなく、一人の病いを患う同胞こそが治癒されるのだ〉という考え方に基づいて、健康概念の機能的な捉え方を修正するべく医療に取り入れられたものである。この生命の質という概念によって、患者が治療法を選択する際に、個々の患者の個人的エートスや人生観が考慮に入れられるようになった(倫理学的−人間学的な生命の質)。このように理解された生命の質は決して数量化できるものではなく、ただ個々のケースごとに、個々の患者の既往歴を参照することでのみ確認できるものである。しかしながら、〈生命の質の調査〉と言われるものは、生命の質を数量化し、そこから一般的な評価の尺度を作り上げようとするものである(健康経済学的な生命の質)。そうした尺度を一連の手続き(質問用紙、インタビュー、医療社会学的・医療経済学的な計算)へと標準化することによって、いくつかの医学的介入の間での比較検討を可能にするような判断基準を見出すことができる。その際、これらの医学的介入の優先順位は、それぞれの医学的介入にかかる費用を〈質に換算された生存年数(予想される効用×効用の持続期間)〉で割ることによって算出される[79]。たしかにこのような計算によって、〈生命の質〉の操作可能な概念は得られるが、それによって同時に、各人の人生観といった個人的な契機は消し去られてしまい、一人の人間の人生を他者が外部から評価するという危険性がもたらされる[80]。

(3)およそ〈自らの責任で不健康になった者〉の自律を尊重するためには、彼らへの社会連帯的な資金援助を制限する必要がある、というような議論をも

---

[78] QUALY = quality-adjusted-life-years. 質に換算された生存年数のこと。
[79] この方法は、オレゴン州が患者の優先順位を定める際に用いられた(Gütert 1998, 180頁を参照)。「このような計算は部分的には非常に驚くべき効果をもたらしたが、それによって、たとえば虫歯の治療は、(…中略…)虫垂炎の手術よりも(…中略…)わずかに上位のランクに位置づけられた。虫垂炎は患者の死をもたらすにもかかわらずである」(前掲書)。

ち出して，臓器移植の対象を患者の生活様式のあり方に応じて決定するとすれば，その場合，〈健康を害する生活様式〉というものの基準が一体どこから生じてくるのか，という問題に直面してしまう。しかもこの場合，〔移植されるにふさわしくない〕生活形態をチェックするという事態が引き起こされるが，その際，そうした生活様式のどこまでが因果的な要因によるものであり，どこからが個人によって自発的に選び取られたものなのかを見出さねばならないという困難がつきまとう。さらに，経済的なインセンティブがどこまで道徳的な態度を変えることができるかも問題になる。

(4) クラブモデル（Kliemt, 1993）の観点に従えば，すでに提供の意思表明を提示した行為能力のある成人だけが，レシピエントの候補者集団に登録されるべきである。ルーフ（1990）が述べるように，もしこのような提案に従うならば，資源の配分に際して，患者の事前の態度表明のあり方が医学的な必要性の基準に取って代わることになるが，それは「いかなる留保条件もない平等な扱い」（Schöne-Seifert 1996, 623頁）という考え方に反するものとなる。

あくまでここで問題とされているのは，以上のような〈属性〉による評価を原則のレベルで行うことを排除することであり，それは，これらの観点が個々の比較考量の場面で一定の役割を果たしうること，またときには果たさねばならないことまで否定しているわけではない。シェーネ＝ザイフェルト（1996, 623頁）は，これに関連して，次の三つの点を指摘している。(1) 適合性の要因——この要因は免疫抑制剤の成功のおかげで，いまや患者の予後に関する一つの要因にまで相対化されているようである——とあわせて，予後に関するそれ以外の要因（患者の年齢，患者の置かれている一般的な状況，合併症など）

---

[80] 「生命の質のこのような捉え方によって，生命そのもの——それは本来，自由に操作しえない価値をもつ——が自由に操作できるものとなる。それによって副次的に，生命の質をめぐる議論のなかに，生命の価値をめぐる議論がまたしてももち込まれることになる。というのも，もしある人が生命の質をまったく，もしくはほとんどもたないのであれば，そのような人の生命は，もはや生きるに値しないものとなるであろうし，そのような人に金銭的な出費をすることは，もはや正当化できないことになるだろうからである」（Lanzerath 2000, 237頁）。

も考慮に入れること，(2)手術の緊急性が高いが，成功の見込みが少ないといった場合に，これら二つの要素の間で比較考量をすることが困難であること，そして(3)待機期間に関しては，諸々の医学的な要因をそれにつき合わせて考慮する必要があること。

もしトリアージに似たような状況になった場合には，患者にとって有利な決定をするか，それとも不利な決定をするかの基準は，「もっぱら医学的な予後の観点だけに限定されるべきだろう。ただし，この観点は社会的な効用の計算からは遠ざけなければならない」(Luf 1997, 103頁，またIllhardt 1985, 66頁も参照のこと)。むろんここでは，こうした〈純粋に医学的な〉基準を引き合いに出すことが，その背後ですでに規範的な先行決定を下していることの口実として利用されているわけではないと，どれだけ言い切れるのかについては，自己批判的に吟味する必要がある。

トリアージという言葉（Wuermeling 2001）（フランス語のtrier＝選別する）は，治療の優先順位に従って，患者をいくつかの段階にふり分けることとして理解されている。通常，患者は次の四つの段階に区別される。第一段階：比較的わずかな時間と人員で行なわなければならない救命措置，第二段階：先延ばしすることができ，より適した場所で施すことのできる救命措置，第三段階：自力で，もしくは一般の人々の援助でなんとかできる患者，第四段階：「婉曲的に言うなら，ただ待機する治療だけが問題となる」（Wuermeling 2001, 134頁）ような患者[81]。治療を止めれば死に至ってしまう場合には，他の人の命を救うために，その治療が中断されてはならない（一方の側に緊急性があるからといって，他方の側をなおざりにすることが許されるわけではない）。一人の患者

---

[81] トリアージにおいては，場合によっては〈医学からかけ離れた〉観点が働く可能性がある。たとえば，ヴュルメリングは手に怪我をした外科医の例を挙げている。この医者の腕に添え木をすることは，たとえ怪我をしていても，もう一人の新たな援助者を手に入れるという効果があるだろう。また別の例として，ある人質犯がある警官の頭を撃ち，次いで自分自身も撃ったという例が挙げられる。犯人が自殺者であるという状況下では，この場合，まずその警察官を治療するのは正しいことではないだろうか。これらの例が明らかにしているのは，「トリアージの決定において，公平性や効用性といった観点は頭から無条件に排除できるわけではないということ，医師も一人の生きた人間である以上，意思決定の場面において，多かれ少なかれ，医学以外の観点も考慮に入れざるをえない場合があるということ」（Wuermeling 2001, 137頁）である。

を最善のかたちで治療するために，別の患者を犠牲にすることは許されないのである（それは社会連帯性に基づく配慮に反することだからである）。あくまでもトリアージは緊急事態における選別方法であり，通常の選別方法ではない。

　もちろん移植患者の選別は，互いに等価値の基本的権利が衝突しあうような状況下においてなされる場合もある。というのも，最悪の場合には，ある患者を優先することが別の患者の死を意味することもあるからである。ここには，いかなる一般的な規則も存在しておらず，それでもなお，そうした規則を立てようとするならば，その試みはどうしても抽象的なものになってしまう。したがって，このような場合には，ただ個々のケースを慎重に吟味していくしかない。その際，いくつかの考察が問題の解決に役立つに違いないだろうが，それらの考察も具体的なコンテクストから切り離して，それ自体として取り上げた場合には，十分なものではないだろう。責任者である医師は，不正を回避することができず，また道徳的な理由によってそこから逃れることもできないような状況に陥ってしまうかもしれない。たとえ後になって，自分の下した決定が正しくないことが判明したとしても，その決定があらかじめ最良の知と最善の良心に即してなされていたのであれば，その道徳的な性質は何ら変わることがない。

5　移植医療への問い

　移植医療の目的とされているのは，患者の苦痛を緩和すること，もしくは患者の生命の質という概念を改善することである。これは〈質に換算された生存年数〉という意味での〈生命の質〉の概念と一致するわけではなく，またそれは生命の価値からも区別されねばならない。生命の価値という概念は，生命に対する経済学的な考察から生じた概念であり，それは一つの収支決算的な価値である。生命の価値という言い方は，人間の生命を機能の観点から捉えており，生命の意味を使用価値と取り違えている。しかし生命の質は決して数量化されることがない。なぜならば，それは自己自身の受容に関わる事柄として，決し

て差引勘定することのできないものだからであり，またそれは人生が課してくるさまざまな挑戦にその人がどのように応答するか，人生の課題をその人がどのように克服するかということに関わる事柄だからである。それゆえ，私たちの経験が教えてくれるように，命を永らえることがただちに生命の質の増大と一致するわけではない。いつも（もしくは長期間）病院に入院していて，厳重な監視下におかれ，高額の薬を投与されて数ヵ月生き永らえることと，より早くに死を迎えることのどちらが良いのかという問題は，本人以外が答えを出すことのできない問題である。生命の質に関する問題は，距離をおいた客観的な視点からは解決することができず，本人との個人的な対話のなかでのみ解明されていくものなのである。

　以上のような差し迫った諸問題は，現代の医療全般に関わる一つの根本問題，しかも，とりわけ移植医療において私たちに突きつけられる一つの倫理学的な根本問題へと行き着く。その根本問題とは，自己の生命の有限性に私たちがどのように関わるかという問題である。およそいかなる〈～ない〉もさしあたりの〈～ない〉にすぎず，〈いまだ～ない〉ということを意味しているにすぎないという私たちの思い込みが，生活実践における決定的な一歩――自己自身を受容すること――を私たちが踏み出すのを妨げている。自己を受容するとは，あらゆる執着を捨て去ることである。それは自己の避けられない運命に従順に従うことでもなければ，そうした事柄を巧みに心の底に抑圧することでもない。むろん，自己の意のままにならないものが，そのようなものとして示されるためには，自分に可能なものの限界にまで行き当たらなければならない。――そして，不安だからといってその限界から尻込みしてはならない。だが，むろんその場合には，自己の行為の可能性には限界があるということを受け入れる心の準備が必要である。ある古い格言によれば，真の人間の生は，自己自身の受容ができるかどうかにかかっている。そして自己自身を受容することは，自己の死や誕生のもつ神秘〔を受容すること〕をも含んでいるのである。

第12章　死にゆくことと死

1　概念上の区別——評価のための一般的な観点

1　通常の概念上の区別

　以前，人々はあまりにも早く死ぬかもしれないことを心配していたが，集中治療などの延命措置が可能になった今日では，人々はしばしばあまりにも遅く死ななければならないことを気に懸けている。そこで人々が本人の要請に基づいて殺すことの合法化について議論をしたり，ヘルスケアのあり方を経済的な観点から議論したりすることは，かえってそれとは反対の傾向〔＝人々の死を早めるようにする傾向〕を引き起こすのではないかという点については，もう少し後になってみないと分からない。だがもしそのような事態が生じた場合には，過剰治療（苦痛の引き延ばしや遅すぎる死など）に対する人々の不安は，過少治療に対する不安に変わってしまうことだろう。

　死の看取りや死の手助けをめぐる現在の議論では，〈死の手助け〉〈積極的－消極的〉〈直接的－間接的〉〈適切な措置－不適切な措置〉といった一連の概念が登場するが，これらの概念は必ずしも統一的ではない仕方で使用されている。

　〈死の手助け（Sterbehilfe）〉という表現は，死に際しての手助け（＝死に寄り添うこと，死の看取り）を意味する場合があり，また死への手助け（＝死を目指してそれを引き起こすこと）を意味する場合もある。この表現は〈安楽死〉

の概念に代わるものとして，後者の意味でますます頻繁に用いられるようになっている。〈安楽死〉（ギリシア語のeuthanatos）とは本来，よき死，つまり無理に強いられたものではない死を意味しており，苦しまず穏やかに死にゆくことを意味している。だが20世紀の初め以降，一般的となった現在の意味では，この概念は，ある人の苦痛や重度の障害に終止符を打つために，その人の死を意図的にもたらすこと（死への手助け）を意味している。この安楽死は，自発的安楽死，非自発的安楽死，反自発的安楽死の三種類に分けられる。安楽死が自発的であるのは，本人が殺されることを望んでいる場合である（＝要請に基づいて殺されること）。非自発的というのは，新生児や昏睡状態の患者のように，本人に死の要請を表明する能力が事実上欠けている場合に行われる安楽死を指す（その場合，その能力はいまだ与えられていないか，もはや与えられていないか，はじめから与えられていないか，のいずれかである）。また反自発的な安楽死とは，本人の意思に反して，もしくは可能であったはずの本人の意思表明を求めることなく，本人の命を断つことを意味している。

　〈積極的－消極的〉という概念は，一連の行為の原因に関わるものである。これはしばしば作為－不作為の区別と同じものとみなされている。また〈直接的－間接的〉という区別は，ある行為の意図に関するものである（死を意図する場合と死を容認する場合）。〈消極的な死の手助け〉という表現で通常理解されているのは，死にゆく患者の生命維持に必要な措置を差し控えたり，中止する行為である。〈間接的かつ消極的な死の手助け〉とは，苦痛の緩和措置を行うとともに，それによる副次的な結果として，死がより早くもたらされることを容認する行為である。これに対して〈積極的な死の手助け〉（積極的・直接的安楽死）とは，第三者が患者の命を断つことである。

　適切な措置と不適切な措置との区別は，とりわけ医学上の専門的な事柄に関わるものである。この区別は流動的で相対的なものである。というのも，およそある措置が適切かどうかの判断は，そのつどの状況に依存したものであり，その時点で実施できる医学的措置，患者の状態，その時々の社会文化的な評価などに依存しているからである。

　上記の諸概念は人々に誤解を与えやすいものであり，それらの適用範囲や用

法は人によって異なる仕方で判断されている。このことがとりわけあてはまるのは，〈積極的＝作為〉,〈消極的＝不作為〉という対応づけに関してである。この対応づけは，あたかも殺すことと死にゆくにまかせることが，ある行為の現存と欠如によって区別されるかのような誤った考えを助長する。

2　評価のための一般的な観点

　患者の終末期や死の場面においてなされる行為を医療倫理学的に評価する際には，とりわけ次の三つの一般的な観点が注目に値する。第一の観点は哲学的－人間学的な観点であり，これは人間存在の本質媒体としての身体という考え方に関わっている。この本質媒体としての身体は，人格としての私と単純に一致するわけではない。したがって，人格の尊厳に対して敬意を払うことは，いかなる犠牲を払ってでも，その人の生命を引き延ばすことを命じるわけではない（もちろん，このような人間の身体的－人格的統一のうちに暗に含まれている〔身体と人格との〕差異は，道具主義的な仕方で解釈されてはならず，私の生命が何かを体験するためのたんなる手段であるかのようにみなされてはならない）。だが身体と人格とは，（差異のうちにおいて）互いに同一のものでもあり，それゆえ先とは逆に，身体を殺すことは，その人自身を殺すことでもある。——身体を殺すことは，たんにある人格を身体から解放することなのではない。第二の観点は，医療行為の主たる目標に関わるものである。医療行為の主たる目標は，死と闘うことではなく（そうした闘いは，つねに最終的には敗北に終わる），患者を治療し，患者の苦痛を少なくすることであり，死にゆく患者の場合には，彼らの死を看取ることである。そして最後に第三の観点として挙げられるのは，人間学的に基礎づけられた優先規則である。この優先規則に従えば，基本的な財はその上位にある財よりも優先される。およそ取り戻しのきく害悪を容認することは，取り戻しのきかない害悪を引き起こすことよりも優先される。それゆえ特に慎重な吟味を要するケースでは，人間の生命は，それがまだ基本的に人格的な活動に貢献できるかぎりは維持されるべきだろう。およそ〈～かどうか分からない〉ことが，〈～でないことが分かる〉ことと同一視されてならないのであれば，疑わしい場合には，安全採用主義の意味

で生の方が選ばれるべきであろう。

2 死の看取り

　死にゆくこと（Sterben）は死（Tod）と同じではない。死にゆくことは，あくまでも人生の一つの段階である。死にゆく者はまだ生きているからである。ある人の人生のこうした最終段階においてなされる援助（死に際しての援助）は，その人の生に対する援助である。ここで〈死の手助け〉という言葉は曖昧さをもっているため，死に寄り添うこと，死の看取りという言い方のほうが望ましい。積極的安楽死に関する問題は，むろん非常に重要な問題であるが，死の看取りをめぐる問題は，そのような方面でだけ考察されるべきではない。さもなければ，私たちは〈理論的な〉議論に没頭するあまり，死に寄り添うことが私たちに投げかける〈日常の〉人間的な問題を見落としてしまう怖れがあるからである。死の看取りに立ち会うことは，私たちを道徳的に特有の課題に直面させる。というのも，それは各人をして，自己自身の死すべき運命，自己の存在の起源や死に秘められた神秘の問題に直面させることになるからである。

　死にゆく患者に対するケアには，医学的に有益な措置（基本的ケア）を施すことと，患者を一人の共に生きる同胞として配慮することの両方が含まれている。その際，この基本的ケア以外にどのような措置が患者にとって有益であり，どれがそうでないのかということは，医学的な専門知識に関わる問題であり，個々のケースに即してのみ解決することのできる問題である。それゆえ，患者にとって，今ここで何が有益な措置かという問いは，医学的に可能な措置を考慮せずには答えることのできないものであるが，しかし，たんにそのことを考慮するだけで答えられるものでもない。というのも，こうした場面では，人間の存在全体の意味についての問いにも焦点が当てられるからであり，患者に対する医療措置も，この問いの光のもとでのみ決めることができるからである。ある人にとっては，こうした自らが死にゆく場面でこそ，人生の究極的で，おそらくは決定的な課題に焦点が当てられるかもしれず，またこうした場面でこそ，自分自身を受け入れることが問題とされるかもしれない。およそこうした

ことが可能である以上，私たちは，死にゆく患者が人格的な活動を行い，自分の意見を自由に表明できるような環境を整えるように努力しなければならないだろう。死にゆく患者の尊厳を尊重するということは，彼らを子供のように扱わないこと，彼らを配慮のたんなる対象にしないことを含んでおり，また彼らに〈自分たちは孤独のうちに放置されているわけではない〉という感情をもたせること，〈あなたが存在することは良いことだ〉ということを伝えてあげることを含んでいる。「現代のような慌しい時代にあって，多くの人々にとっては，しばしば長期間にわたる，まさにこの死への自覚的な道のりの途上でこそ，これまでの人生全体の意味を発見する可能性がはじめて与えられる。このような発見に至るまでには，それなりの時間が必要であるが，そうした時間を人々から奪ったり縮めたりすることは，倫理的に支持することができない」（Virt 1998a, 63頁）。それゆえ，ここで意図されているのは，患者の苦しみを無意味に引き延ばすことではなく，人生の最終段階を自覚的に送りたいという患者の願望を考慮に入れることである。その際，患者との間に個人的な人間関係を作り上げることは，患者が孤独にならないための第一の前提である。患者が人間らしく死にゆくことができるかどうかは，彼がどこで死を迎えるか（病院か，それとも自宅か）によるのではなく，むしろ彼が人間的な思いやりの関係のなかに置かれているかどうかによる。このような人間関係のなかに置かれるならば，患者は，たとえ自宅で死を迎えるのではないにせよ，〈我が家にいるがごとく〉死を迎えることができる。――ただし自宅で死を迎えることが，諸般の理由から多くの場合不可能であり，またそれが望ましくもないという事情（たとえば家で介護をする人々の精神的・経済的な負担がきわめて大きい場合や親類がいない場合，病院での医学的なケアが必要な場合など）は，別に考察すべき事柄である。ここで大切なのは，ホスピス運動や終末期患者のための慈善的な施設のなかで得られてきた多面的な経験を考慮に入れることである。

　死の看取りは，基本的には，死にゆく者のケアにあたるすべての人々に課せられた課題である。そこで必要とされるのは，経験，熟練，そして死の病いにある患者が伝えようとすることを察知できる能力である。同じ人間としての配慮は，当然のことながら，知覚能力を十分にもたない，きわめて重症の患者に

も向けられねばならない。また知覚能力を完全に欠いていることが十分に想定される昏睡状態の患者に対しても，同様の配慮が向けられてしかるべきである。たとえば，彼らのいる前で配慮の欠いた発言をしたりすることは許されない。たとえ彼らが事実上，返答する能力をもたないとしても，彼らに言葉で話しかけること（〈語りによるケア〉）は，彼らを一人の人格として思いやることの一部をなしている。場合によっては，私たちは彼らの知覚能力について何も知ることができないかもしれない。だがその場合でも，いやむしろそうだからこそ，私たちは彼らに話しかけるのである。最終的に，この死の看取りを誰が行うべきか（医師か，看護師か，親戚か，それとも牧師か）については，死にゆく患者自身が伝えてくれることだろう。

1　治療の変更・制限・差し控え

　死にゆく者は尊厳をもって死にゆくことができなければならない。尊厳をもって死にゆくことには，治療の中止や差し控え（たとえば集中治療的な措置の差し控え）という行為が含まれている（Bauer 2001を参照）。基本的ケアを維持しつつなされる，これらの医療措置の目標は，患者の死そのものではなく，患者が死にゆくことができることである。基本的ケアには，栄養補給，身体の介護，緩和医療的な措置（苦痛や呼吸困難，吐き気などの緩和措置）が含まれる。

　ここで難しいのは，治療の中止や差し控えをどの時点で行うかについて判断を下すことである（死を迎える段階はいつ始まるのか，集中治療的な措置を止めてもよいと思えるほどに，死が直接に迫っていると言えるのはいつか）。同様に困難なのは，もはや飲食することのできない死にゆく患者に対して，人工的な栄養補給をすることが適切な処置と言えるかどうかという問題である。患者が確実に不可逆的な死のプロセスに入っており，補給をしたとしても，せいぜいわずかな時間だけ苦痛に満ちた終末期が引き延ばされるにすぎないといった極限的な状況では，高カロリー輸液やタンパク質の補給を中止することもありうる。もし終末期段階における脱水症状（Virt 1991）が患者の苦痛の緩和を意味するのであれば（＝自然的な感覚消失に至る手段としての脱水症状），極

限的なケースでは，水分補給というかたちでの基本的な看護をやめることはできないか，という問題が生じる（この場合の対処法としては，口を濡らすことで喉の乾きをなくす，尿量を減らす，胃腸管内の流動物を制限するなどの方法がある。場合によっては，嘔吐を防ぐ，喉の気管分泌物を除去する，窒息の不安や呼吸困難をなくす，肺水腫や腫瘍による圧迫感を取り除くなどの措置も必要になる）。人工的な水分補給が手段として適切かどうかは，その患者が死に至るまでのどの段階にあるかによって違ってくる。この問題は医学的な専門領域に関わる問題として，今後もさらに議論されなければならない。

　治療の中止や差し控えについての問題は，患者が（まだ）意思決定能力をもっているか，それとも代理的な意思決定を行う必要があるかによっても事情が異なってくる。

　(1)道徳的な自己決定は，患者に延命治療を拒否する権利を与える。それゆえ患者の死にゆく過程を，患者の意思に反して，もしくは患者の意思なしに引き延ばしたり縮めたりすることは，こうした患者の権利に反することになるだろう。(2)しかしこの延命治療を拒否する権利からは，ある特定の医療行為を医師に命じる権利は生じない。というのも，そのような権利は，医師のもつ責任と両立しえないからである。(3)さらに問題となるのは，患者の願望の自発性であり，また患者が治療の中止を願望するに至った理由である（患者が治療の中止を求めるのは，患者が生きることに疲れたからか，見捨てられて孤独感をもっているからか，それとも自分が無益で周囲に負担をかけていると感じているからか）。患者の願望は解釈を必要とする。患者は本当に自分の死を願っているのか，それとも周囲からの配慮を求めているにすぎないのか。たとえ他者の自由と自発性が尊重されるとしても，患者の願望を安易に満たすことは禁じられる。だが，もし患者が十分に熟慮した上で治療の中止を求めるのであれば，そうした患者の願望を尊重することもまた，先の〔自由と自発性に対する〕尊重から要請されてくる（たとえば，ある治療による副作用が患者にとって耐えられるものかどうか，という点を考慮する必要がある）。患者が自分の病気や苦痛の意味を心のなかでうまく整理できたとき，はじめて患者の心のなかに，治療を中止しようとする決意や，死を受け入れようとする決意が生まれてくる。

そうした患者の尊厳を尊重することのうちには，次の二つの事柄が含まれている。第一は，患者自身に向かって真実に即した説明を共感をもった仕方で行うことである。第二は，たとえ患者の意思決定が医学的に見て優先すべき措置と一致しない場合でも，そのような患者の意思決定を尊重することである。

　患者の意思を尋ねることができない場合には，その患者が以前に表明した意思に従うか，それとも知りうるかぎりの患者個人のエートスに従う可能性だけが残されている。もし相手が子供であれば，彼らの年齢や成熟度に応じて，彼らを意思決定のプロセスに参加させなければならない。個々のケースにおいては事情がどうであれ，代理的な意思決定は配慮のエートスに沿ったものでなければならず，それは患者にとって最善のものでなければならない。患者の推定的な意思を見出す際には，近親者——患者の意思を熟知しており，その意思を適切に代弁することのできる近親者——が重要な役割を果たすことができる。その際，この近親者には，患者の親族以外にも，患者ときわめて親しい関係にある人々も含まれる。法的な代理人や近親者による意思表明は，それが濫用的なものであったり，誤った考えに導かれたものであることを医師が確信するのでないかぎりは，尊重されるべきである。もし医師がそのような確信をもった場合，そこで彼が置かれている状況は，患者の意思表明がまったく存在しない状況や，患者の意思を適切に知ることができない状況とよく似ている。そうした場合，医師は自己の最良の知と良心に従って，患者にとって最善と思われる事柄を（看護チームと協議しながら）探し求め，それに基づいて行動する必要がある。

　ここで特有の問題をなしているのが，予後不良であるが（いまだ）終末期の段階にはない患者，脳に重度の損傷を受けた患者，失外套症候群（しつがいとう）の患者などに対して施される生命維持のための措置の是非に関する問題である。これらの患者に対して特定の可能な治療措置を用いるべきかどうか，またどの程度まで用いるべきかという問題については議論が紛糾している。1995年に提出されたスイス医科学アカデミーの医学的・倫理的ガイドラインでは，「不可逆的で巣状，かつ瀰漫性（びまん）の脳損傷をもち，やがては失外套症候群に至るであろう，きわめて重度の脳疾患患者」に対しては，「人工的な水分・栄養補給，酸素吸入，

人工呼吸，投薬，輸血，透析」などの生命維持のための措置を差し控える方針がとられている[82]。これに対しては，次のような反論がなされるだろう。——このようなグループの患者は，終末期患者には該当しない。終末期の特徴とは，生命の機能が不可逆的に失われていること，ごく短期間のうちに死の到来が予想されることである。(いまだ)終末期の段階にない患者を，終末期の患者と同じように扱ったり，ましてや彼らの栄養補給を止めたりすることは，倫理的に問題がある。——これとは別の側面から指摘されるのは，使用される手段とそれが寄与すべき目的との間にあるギャップである。ドイツ連邦医師会の諸原則（1998）[83]によると，予後不良の患者に対する生命維持のための措置の差し控えは，以下の場合にのみ許される。(a)患者の病気がさらに進行する場合，(b)延命が苦痛の引き延ばしを意味している場合，(c)治療の差し控えが患者の推定的な意思に従っているか，もしくは両親との合意のもとでなされる場合（たとえば治療や改善の見込みがない，きわめて重度の障害をもつ新生児の場合）。失外套症候群の患者については，「病気が進行したときには，治療の目標を変更したり，生命維持のための措置を差し控えることも考慮される」(Holderegger編 2000，386頁)。

2 患者による事前指示

患者による事前指示[84]とは，患者が自分の死に至るまでの措置や死が間近に迫ったときの生命維持措置を拒否する意思の有無について，あらかじめその内

---

[82] Schweizerische Akademie der Medizinischen Wissenschaften, Medizinisch-ethische Richtlinien für die ärztliche Betreuung sterbender und zerebral schwerst geschädigter Patienten（スイス医科学アカデミー「死にゆく患者および大脳に重篤な損傷を受けた患者に対する医師の世話についての医療倫理学的ガイドライン」), in: *Schweizerische Ärztezeitung* 76, 1995, 1223-1226頁。なお引用は，ホルダーレッガーの著作（Holderegger 2000, 370, 372頁）からとられたものである。
[83] Grundsätze der Bundesärztekammer zur ärztlichen Sterbebegleitung（「医師による〈死に寄り添うこと〉についての連邦医師会の諸原則」), in: *Deutsches Ärzteblatt* 95, 1998, Heft 39, A2366-2367頁。この会則は，Wiesing編 2000, 203-208頁；Holderegger編 2000, 385-387頁にも掲載されている。
[84] Gründel 1987; Virt 1998a, 56頁以下を参照。なお，〈患者の遺言書〉という表現は適切ではない。というのも，遺言書とは死後にはじめて執行されるものであり，それに対して，患者による事前指示は生存中に効力をもつはずのものだからである。

容を指定したものであり，それは患者の個人的な願望の証しとなるものである。この事前指示は患者の意思決定に対する重要な援助をなすものである。患者による事前指示を尊重するにあたっては，以下の点に注意する必要があるだろう。

(a) その内容は道徳的に正当化できるものでなければならない。およそ倫理学的に正当化することのできない要求は，それを履行することも正当化できない。患者の自律は，それが他者の自律に抵触する地点において限界に行き当たる。もし患者が倫理学的に十分根拠づけられた権利に抵触するような要求をしたり，他人の良心に反するような要求をしたりするならば，そうした患者の要求は，道徳的に正当化できないものとなろう。

(b) 事前指示書は医師からの適切な情報に基づいて，周囲からの圧力なしに自発的に作成されなければならない。また，それは一定の期間ごとに更新されるべきである。信頼できる人物（なるべく医療の事情に詳しい人物）を代理人として指名しておくことも検討に値するだろう。

(c) 患者による事前指示は，患者以外の人の利益を実現するための手段として濫用されてはならない。

(d) 未来の予測を伴う事前指示に特有の問題をなしているのは，事実的な観点と実存的な観点における時間の要因である。事実的な観点における時間的要因とは，〈適切〉と言われるものの時間的変化に関するものであり，使用される手段と見込まれる効果との釣り合いに関するものである。たとえ，ある医療措置が死に至る初期の過程においては適切であったとしても，それが末期においてもそうであるとはかぎらない。これに対して，実存的な観点における時間的要因とは，予想された状況と現実の状況とのずれに関わるものである。事前指示は，いつでも変更可能なものでなければならない。それに応じて，患者の意思が変化する兆候にも注意が払われなければならない。以前に患者が事前指示書を作成したからといって，現在の患者の意思を探し出す責任がなくなるわけではない（たとえば患者が治療内容の変更を希望しているが，その希望を表明できないとすればどうだろうか）。健康な人々，とりわけ若い人々は，将来自分が不治の病いにかかったり重大な事故に遭ったときには，治療の拒否を望む傾向がある。しかしいざとなると，事態はしば

しばこれとは別の形をとる。一命を取り留めた人がときに示す感謝の念というものは，患者による事前指示というものが，いかに不確定な要素を含んでいるかを示唆する一例であると言えよう[85]。

(e) 患者が事前指示書を作成したとしても，それによって医師は医療行為に関する専門的技能を行使することを免除されるわけではない。たしかに治療の目標を決定する際には，患者の選好が考慮されなければならない。医師は自分の選好を意思決定の尺度にしてはならないし，〈生きるに値する生命〉についての社会一般の通念を意思決定の尺度にしてもならない。だがこれに対して，治療の手段をどうするかについての決定（臨床における決定）は，最良の知と最善の良心に従って行動する医師の側に委ねられている。もしある医師が自分の良心に従って吟味し，その結果，患者による事前指示に反する行動をとるべきだ確信したならば，その事情を文書で記録しておくことが望ましい。総じて見るならば，患者による事前指示は，治療の中止や差し控えが問題となるような場面では，患者の意思決定に対する重要な援助をなすものであるが，それにはあくまで相対的な価値が与えられるにすぎない[86]。

3　殺すことと死にゆくにまかせること

1　要請に基づいて殺すことを支持する論拠

　本人の要請に基づいて殺すこと（自発的安楽死）を支持する立場は，主として次の三つの議論に依拠している（これら互いに重複しあう議論は，その中心的な論点において繰り返し提示される）。(1)安楽死を望む患者の自律，もしくはその患者の利益を尊重することに依拠するもの，(2)苦痛の耐え難さ（同情から殺すこと，人道的な慈悲による死）と死に対する権利に依拠するもの，(3)

---

[85] いったい死は，どの時点において目前に迫ったと言えるのか。それは〈治療できない〉という診断がなされた時点か。

[86] 患者の自律に一方的に従おうとする人々は，患者による事前指示を，いかなる状況においても最終的な拘束力をもつものとみなしがちである。

作為と不作為の区別が道徳的な重要性をもたないことに依拠するもの。

(1) 道徳的な自己決定は，自分の死を自分で決める権利，つまり自分の生命をいつ，どのようなかたちで終焉させるかを自分の思い通りに決められる権利を含んでいる。これには，尊厳のない，もしくは価値のないと感じられる自分の生命を終焉させる権利も含まれている。他人の意思を尊重することは，私たちに，死を望む人が自発的に殺されようとするのを妨げないようにと命令する。自律尊重の原理からは，要請に基づいて殺してもらう権利が生ずる。他人の自律を尊重することに根ざした殺人行為は，そうした行為を，価値のない命を奪うといった人種差別的な思想に根ざした殺人行為から明確に区別するものである[87]。これと同様のことは，利害に関する議論についてもあてはまる (Hoerster 1989b)。およそある生命に価値があるかないかは，「その生命が属している当人自身の価値評価の観点からのみ決定することができる。その担い手にとって，この上もなく生きるに値する生命が存在しうるのと同様に，その担い手にとって，この上もなく生きるに価しない生命も存在しうる」(Hoerster 1989b, 293頁，強調は原著者による)。このことは，ある生命に価値があるかないかについての相互主観的な評価が存在することを必ずしも否定しない。というのも，ほとんどの人にとって，健康は肯定的なもの，病気は否定的なものとみなされているからである。もしある人にとって，自分の生命が不治の病いのために全体として価値がないことが示されたのであれば，そのような人を殺すことは「悪行ではなく，むしろ善行を意味して」

---

[87] 「およそ生きる意思をもち，自己の生命の意味を見出すことができる者は，他者により，生命の外的な評価に基づいて殺されてはならない。それゆえ生命の内的な評価こそが，唯一信頼できるものとして承認されなければならない。これによって，ナチスの人種主義的集団虐殺のような人間の生死に関する中央集権的な政治的決定を正当化しようとするいかなる試みも拒絶される。個人の意思を尊重することからは，自殺を決意した者が自殺をするのを妨げられてはならないことが帰結し，また自殺ができない場合には，彼が他人によって自発的に殺されるのを妨げられてはならないことが帰結する。したがって，個人のもつ安楽死の権利は，先と同様の原理，つまり自律尊重の原理に由来するものであり，この原理は集団的な〈安楽死〉を禁ずるものである」(Wolf in Wiesing 2000, 224頁)。

おり，そうした善行は「全般的な意味において，彼自身の利益にかなったものである」(Hoerster 1989b, 293頁)。このようなケースでは，殺人の一般的な禁止の例外を適用することが認められるべきである (Hoerster 1989b, 293頁)。
(2) 同情に基づく議論が指摘しようとするのは，ある人が耐えがたい苦痛のために，十分に熟考した上で殺されることを要求した場合に，その要求を拒絶することがいかに残酷であるかという点である[88]。
(3) 殺すことと死にゆくにまかせることの間には，いかなる道徳的に重要な違いも存在しない。いずれの場合でも，患者の死という同じ結果がもたらされるからである[89]。患者の死は，ある場合は作為によって，ある場合は不作為によって引き起こされる。いずれの場合でも，「死は苦痛を緩和するための手段」(Birnbacher 1995, 345頁) である。ここにおいて「意図における違い」(Birnbacher 1995, 346頁)――一方では患者の死が明確に意図されており，他方では患者の死が容認されているにすぎない――をもち出すことは，ほとんど支持することができない。なぜなら，いずれの場合も故意になされている点に変わりはないからである[90]。

---

[88] 「もしある人が死にゆくことを望み，つらい苦痛から解放されることを望むのであれば，そのような人を，医師が自らの義務や『生命の神聖さ』をもち出して，パターナリズム的に保護しようとすることは，彼にとっては耐えがたい屈辱以外の何ものでもない。このような場合，その人には自分のまったく共有していない理想が押しつけられることになる。この屈辱感が，患者の苦痛の上にさらに付け加えられるのである」(Wolf in Wiesing 2000, 224頁)。
[89] シンガーは次のように結論づけている。「殺すことと死にゆくにまかせることの間には，いかなる道徳的に重要な違いもそれ自体としては存在していない」(Singer 1984, 207頁)。
[90] 「さらに刑法において妥当する事柄に従えば，死の間接的な手助けも，死の積極的な手助けと同じ程度に意図的な行為であり，両者は原則的に同じ扱いを受けるべきである」(Birnbacher 1995, 346頁)。ジープとクヴァンテも，ほぼ同様の議論をしている。「やむをえず死を招く措置によって患者を助けることと，意図的に死をもたらす措置によって患者を助けることの間には，倫理的な評価を決定的に左右するほどの原理的区別は存在しない。いずれの場合でも，患者の死はそれ自体が目的なのではなく，むしろそれは，耐えがたい生を終焉させるという患者によって正当な仕方で望まれた目的を実現するための手段である。この点こそが両者の倫理的な評価にとって決定的な点である。自己防衛や第三者への救助行為の例が示すように，他人の死を直接に意図することは，それ自体として無条件に誤っているわけではない」(Siep; Quante 2000, 54頁)。

以下で考察するのは，本人の要請に基づいて殺すことの原則的な正当性に関する倫理学的な問いである。本人の要請に基づいて殺すことは，第三者の物理的な介助なしには不可能な行為であり，それゆえ第三者の同意や責任なしでは不可能な行為である。またそれを制度化することも，広範な社会的承認がなければ不可能である。むろん，社会がそれを実際に承認するかどうかは，マスメディアによる自主的な評価や世論調査をもとにしては判定できない。ある行為の正当性を問うことは，当然のことながら，その行為の帰結を吟味することを含んでいる。行為は個人倫理的な次元を有しているとともに，社会倫理的な次元をも有しており，両者の次元が等しく考慮に入れられなければならない。

2　要請に基づいて殺すことに対する個人倫理的な次元での反対論
死の要請と他者の自律の尊重
(1)患者の死の願望はそのつどの状況に依存したものであり，解釈を必要とするものである。はたして患者が実際に表明した事柄は，患者が暗に伝えようとしていた事柄と一致しているのだろうか。殺されたいという患者の願望は，多くの場合，患者の孤独感を表明したものであり，それは共に生きる人間として配慮されることを求める患者の暗示的な呼びかけである。死の要請は解釈を必要とするものであるという指摘は，たしかにこれまでも繰り返しなされてきたのだが，私の考えでは，この点を指摘することの重要さは，それによっていささかも減じられるものではない。というのも，この指摘は，問題の奥に潜んでいるただならぬ状況に対する私たちの眼差しを研ぎ澄ましてくれるからである。終末期患者の全般的なケアに携わる人々の経験が依然として私たちに教えてくれるところによれば，殺されたいという患者の願望は，患者の近くに誰かがいて，患者が安心感を得られるような状況では，ほとんどの場合，消え去ってしまうものである。

(2)他者の自律を尊重することのうちには，その人の自律が制限されている可能性を考慮することが含まれている。患者の病気や苦痛は，患者の自律の能力にどのような影響を及ぼしているのだろうか。「殺されたいという患者の願望は，まさにある一つの極限状況から発せられたものではないだろうか。

こうした極限状況は，個人の自主独立性・冷静な熟慮・誰からの影響も受けない自己決定といった〔個人の自律を構成する〕要素とは別の方向にあるすべての要素に有利に働くものである」(Fuchs 1997a, 55頁)。そもそも終末期のように患者が極度に衰弱している状況において，患者の自主独立的な自己決定といったものを想定することは，「人間存在の事実的な依存性にそぐわない抽象的な構築」(Schockenhoff 2000b, 466頁)に基づいているのではないだろうか。これにさらに付け加わるのが，健康な時期に書かれた患者の意思表明書が抱える問題である。この健康な時期に示された意思表明書は，死を間近に控えた患者の本当の願望に一致しているとはかぎらない。

それでは患者が十分に熟慮し，自発的に死を要請した場合はどうだろうか。その場合には，自律の尊重から個人の安楽死の権利が導かれるのだろうか。まず第一に，自律は自律的に表明された願望から区別されなければならない。たしかにさまざまな願望は，自律に基づいて表明されることがある。しかしそのような場合でも，それらの願望は，自律そのものと単純に重なり合うわけではない。それゆえ相手の自律を尊重することは，相手が自律的に表明した願望をかなえる義務があるということと同じではない。相手の自律を尊重することは，相手が自己の願望を表明するための前提を尊重することを意味しうるにすぎない。第二に，およそ宙を漂うような匿名の自律というものは存在しておらず，存在しているのは，つねに誰かの自律，つまり自律的な人間だけである。自律を尊重しようとする者は，つねに誰かを尊重することができるにすぎず，言い換えれば，つねにある人間の生命を尊重できるにすぎない。——ただし，それは，自律を尊重しようとするその者が〈相手を殺すことは，自律の生物学的な基盤を消去しているにすぎず，自律そのものを消去しているわけではない〉という考えに捕われていないかぎりにおいてであるが[91]。したがって誰かの自律

---

[91] その場合，身体を傷つけることは，もはや誰かを傷つけることではなくなり，ある生物学的な基盤を損傷することでしかなくなるだろう。

を尊重するということは、その人の要請に基づいてその人を殺すこと含んでいるわけでは決してない。もし要請に基づいて相手を殺すとすれば、それは相手を尊重しているのではなく、それとはちょうど正反対のことをしていることになるだろう。すなわち、それは相手の自律を消去することであり、それゆえ相手を尊重すること自体を放棄することなのである。他者の自律を尊重することは、他者の殺される権利（ここでいう権利とは、つねに道徳的な権利として理解されている）を根拠づけはしない。他者の良心的な決定を尊重することのうちには、その内容を吟味することが含まれている。そうした内容を吟味する際には、他者の良心はもはや拘束力をもたず、自分の良心だけが拘束力をもつ。ここでは患者の自律的な要求が医師の決定を拘束することはできず、むしろ逆に医師の方が、患者の要求の内容をそのつど承認しなければならない。——かりにも医師が、自分の良心に反した行動をするつもりがなく、またそうしたことをする義務も負わされていないのであれば。さもなければ、医師の行為は自己自身の決定に基づくものではなくなり、もっぱら他者の決定に依存したものになるだろう。その場合には、医師は患者の死の要請を（それがいかなる動機に基づき、いかなる時点に表明されようとも）かなえなければならない責務をもつ、という不合理な帰結が生じるだろう。およそ〔ある要求を〕尊重してもかまわないということは、それを尊重しなければならないということではない。患者の自己決定の無条件な尊重を要求することは、医師が（自分自身を）道具のように扱うという許容できない事態を認めるに等しい。本人の要請に基づいて殺すことは、他者の自律の尊重をもち出すことによっては、倫理学的に根拠づけられることはない。

同情から殺すこと——人道的な慈悲による死

　現代の緩和医療は、「患者の致命的な病気に伴う激痛や身体的症状」をできるかぎりコントロールするか、もしくはそれらを「患者から意識を奪うことなく、患者の耐えられる程度にまで」緩和するためのさまざまな技術をもっている（Fuchs 1997a, 99頁）。たとえば進行性の麻痺疾患の場合でも、死の間際に起こる呼吸困難は、適量の薬剤を投与することで緩和することができ、その結

果,「患者は痙攣発作を起こすことなく,二酸化炭素の増大により,いわば自己麻酔によって眠りながら安らかに死を迎えることができる」(Fuchs 1997a, 99頁)。もちろん,すべての苦痛をコントロールすることは不可能であり,麻酔科医によれば,約5％の苦痛は残ると言われている。こうした痛みのコントロールができない少数のケースについては,どのようにすればいいのだろうか。

　同情に基づく議論(〈人道的な慈悲による死〉)を吟味するにあたっては,相手に対する真の同情と,自己の哀れみという意味でのいわゆる〈安っぽい〉同情とを区別しなければならない。真の同情とは,相手と苦しみを分かち合うこと,「共感をもちつつ,苦しんでいる者につき従うという意味で,相手に心から同情すること」(Virt 1998a, 19頁)を意味している。だが同情することは,拒否反応を引き起こすかもしれない。すなわち,相手の苦しみに対する自分の不安は,苦しんでいる患者本人へと投影されてしまう。このような不安から解放されたいという気持ちは,やがて苦しむ患者の眼差しから解放されたいという気持ちへと変わり,最終的には彼の生命を終わらせようとする決断へと行き着く。同情はすべての感情と同様に多義的である。同情は私たちに倫理学的な問題の所在を教えてくれるが,それ自体が何らかの答えを用意してくれるわけではない。同情は私たちに道徳的に振る舞うことを要求するが,それ自体が道徳的な行為の根拠となるわけではない。同情のさまざまな理由に従うことが正しいかどうかは,たんに同情を引き合いに出すだけでは答えられない。

自己の死に対する権利と人間らしい死を迎える権利

(1)〈自己の死に対する権利〉〈人間らしく〔人間としての尊厳をもって〕死ぬ権利〉〈人間らしい死を迎える権利〉という言い方がなされるとき,前もって注意しなければならないのは,これらの言い方がその本来の意味を歪曲しているということである。自己の死について,リルケ(Rilke, Rainer Maria, 1875-1926)は『時祷書』(WW Insel-Verlag I, 103頁以下)のなかで次のように語っている。

ああ，主よ，ひとりひとりに自己の死を与えたまえ。
かれの愛と意味と苦悩とがそこにあった，ひとりひとりの
あの生から出てゆく死去を。

　ここで問題にされているのは，人間の生を有機的に閉じるものとしての死，生の真摯さを告げるものとしての死である。つまりここで述べられているのは，私たちが自己の生の一回性を理解し，生が死という一つの源泉——私たちが生きているかぎり，まさにこの源泉から，善きものの可能性がそのつど開かれる——からその養分を汲み取っているということを自覚しながら，そのような自己の生を全体として形成していくことの大切さである。ここで言われる自己の死とは，匿名の死とは正反対のものであり，一回性と無制約性のなかで遂行される生のいわば裏面でしかないものである。大切なのは〈生かされる〉ことではなく，自分で生きること，その意味で，死に向かって〈成熟していく〉ことである。このような意味での自己の死には，私がいつどこで，誰の手で死を迎えるのかを自分で指定することは含まれていない。とはいえ，こうした死の解釈についての問題は，ここでの主要な問題ではない。

　〈自己の死に対する権利〉とは一つの道徳的な権利を示唆しており，それは場合によっては，自殺をする権利や他人によって殺される権利を意味している。そもそも自殺をする道徳的な権利について語ることに意味があるのか，という問題は差し置くとしても，はたして他人によって殺される道徳的な権利というものが存在しうるかどうか，については疑問が残る。もしそのような権利が存在するのであれば，それには一つの道徳的な義務が対応するはずであるし，その義務に従わないとすれば，責任を問われることにもなるだろう。殺人の道徳的な義務を支持する者は，人に義務に反したことをなすように義務づけているのである。いったい誰が，相手の要求をかなえるために相手を殺さなければならない義務を負っていると言うのだろうか。それは医師か，看護職のメンバーか，それとも安楽死を望む患者に最も近い立場にある人だろうか。

(2) 人間らしく〔人間としての尊厳をもって〕死にゆくことのうちには，要請に基づいて殺されることも含まれているのだろうか。死の要請を拒まれた者は，はたして人間らしくない仕方で死にゆくのだろうか。これらの問いに対しては，直接的な仕方では答えることができない。というのも，たしかに〈人間らしく〔人間としての尊厳をもって〕死ぬ権利〉は，人権の根底にある尊厳という私たちの基本了解に訴えかけているのだが，それは同時に，人間学的な二元論に基づく道具主義的な価値概念（ここでは尊厳とは〈生きるに値すること〉であると考えられている）を用いて議論しているからである。この二元論においては，人間の生命は，道徳的に重要でない生命と道徳的に重要な生命とに分けられる。前者は生物学的なヒトとしての生命であり，後者は人格としての人間の生命である。前者の道徳的に重要でない生命は，人格的な体験のための手段として道具主義的に理解されており，生命の価値もまた，一種の使用価値，収支決算的な価値として，やはり道具主義的な仕方で理解されている。

　たとえばクーゼは，シンガーと同様に「人間の生命は，それ自体としてはいかなる内在的な道徳的価値も」（Kuhse 1991, 58頁）もっておらず，「ただ外在的，ないし道具的な価値」をもっているにすぎない（Kuhse 1991, 59頁）という見解を示している。およそ人間の生命は，それが望ましい状態を提供してくれるか，もしくはその望ましい状態が望ましくない状態を上回っている場合には有益なものである。——そのような生命は〈生きるに値する〉。だがもし望ましくない状態が増大していくのであれば，そのような生命は〈生きるに値しない〉。「現実的な観点から見るならば，ある人間の生命が有している価値とは，その生命の進行に結びついている価値評価や見積もりの総計以外の何ものでもない」（Hoerster 1995, 117頁）。殺すという行為の道徳的な性質もまた，その生命の担い手が生き続けることに対してどのような主観的評価[92]を下しているかによって決められる。もし生き続けることがも

---

[92] もちろん，主観的な評価だけで決まるわけではない。ある状態が望ましいか望ましくないかについては，相互主観的な了解も存在しているからである（Hoerster 1989b, 293頁）。

はや本人の利益にならないのであれば、彼を殺すことは決して非難されるべきことではない。なぜなら、それは彼の利益にかなうことだからである。それゆえ、ここで誰がその殺害を実行するか——本人が自殺するのか、それとも要請に基づいて他人が殺すのか——は、基本的に重要な問題ではない。

　尊厳という言葉は、直接的・積極的安楽死が選択される場合にも使用される。要請に基づいて患者を殺すことは、患者の尊厳に対して敬意を示す行為であるはずである。つまりその行為は、患者の尊厳のない状態（耐えがたい苦痛に苛まれた状態、生きるに値する生命を継続する見込みがない状態）に対する正当な応答をなしているはずである。〈その患者はもはや生きるに値する生命を取り戻すことができない。そのような尊厳のない状態を終わらせるためには、その生命の主体を殺す以外に手段がない〉。——患者の尊厳のない状態を患者の要請に基づいて終わらせる行為は、ただこのような説明をするだけで、その必要性が強調されている。このような選択がなされるとき、尊厳という言葉でもって理解されているのは、生きるに値すること、十分価値があるとみなされる状態である。そこでは、人間は原理的に尊厳を失うこともありうるということが前提されている。

　だが、生きるに値する〔＝生命の価値〕という概念は、人権の根底にある尊厳という概念と同じではない。たしかに私たちは、人間がそこへと陥り、人間がそのなかで生きなければならないような〈人間らしくない〔＝人間としての尊厳が傷つけられた〕状態〉について語ることがある。しかしその場合でも、そこで人間らしくないとされるのは、人間の存在そのものではなく、場合によっては、その存在を取り巻く状況である。

　病気であることや死にゆくことは、生の何らかの状況（Umstände）ではなく、生の特定の状態（Zustände）である。私はそこで何らかの状態にある。状態とは情態性（Befindlichkeit）のことであり、人間の世界に対する開かれ方である。それゆえ私たちは、これを一人称のかたちで語ることができる。——私が病気の状態にあるということは、私は病気であるということである。だが私は病気という状況にあるのではない。私は病気という状況のもとで生きているのではなく、端的に私は病気なのである。同

様に，人は死にゆくという状況のもとで生きているのではなく，端的に人は死にゆくのである。

　人間らしくない〔人間としての尊厳が傷つけられている〕ということは，尊厳を失っていることではない。たとえある人が一定の状態に置かれていたり，特定の性質を失っているとしても，それによってその人から尊厳が奪われることはない。ある人が耐えがたい苦しみの状態に置かれているとしても，それによって，その人から尊厳が取り去られるわけではない。むしろ逆に，〈その通りである〔＝たしかに苦痛によって尊厳が奪われている〕〉というような確信を表明する思考や行為こそが，その人から尊厳を奪い取っているのである。このような態度は，すでに尊厳を軽視することの一つの形態をなしている。このことがいかに正しいかは，ホスピス運動における積極的な経験が私たちに逆の方面から教えてくれる。たしかに苦痛に満ちた状況に置かれていたり，非人間的な治療を受けている場合，患者は自分自身を尊重したり，受け入れたりすることが困難になるかもしれない。またその場合，周囲の人々からの尊重や承認を受けることも困難になるかもしれない（これら二つの出来事は互いに影響しあっている）。そしてその場合には，患者の尊厳はいっそう軽視されることになるだろう。しかしだからこそ，ここで大切なことは，彼らの置かれている状況をできるかぎり改善し，彼らが他者と共に生きるなかで，少しでも自己自身を受け入れられるように援助することなのである。そしてそれによって，彼らがより安らかな仕方で死を迎えられるようにすることである。人は人間らしくないような状況で死を迎えなければならないこともある。だがそこで人間らしくない〔＝人間としての尊厳が傷つけられている〕のは，その人が死にゆく際の状況なのであり，死にゆくことそのものではない。およそ人間の生命が尊厳をもつのであれば，〈安楽死を望む者は生きるに値しない〉との指摘でもってしては，殺すという行為は根拠づけられない。

　人間らしい仕方で〔人間としての尊厳をもって〕死にゆくことは，殺されることを決して意味しえない。死にゆく者の尊厳を尊重するということは，

彼が死にゆくことに敬意を払うことである。この場合,〈尊厳をもつ〉ということは,死の看取りに与(あずか)っていることを意味する。他方,人間らしくない仕方で〔人間としての尊厳を傷つけられた仕方で〕死を迎えるのは,死の要請を拒否された者ではない。むしろそれは,緩和医療のさまざまな処置を受けつつ仲間との豊かな交流のなかで死を看取られることを拒絶された者なのだ。もし死にゆくことが人生の一つの段階であるとすれば,生命を保護することは,それ自身,死にゆくことを護ることである。それゆえ,ある人が死を迎えようとするときに大切なことは,その人を援助するという仕方で,その人が死にゆくことに敬意を払うことである。これとは対照的に,死にゆく者を殺すことは,その人の尊厳に反することとなろう。殺すことは,死にゆく人々に当然与えられるべき保護とは相反するものである。むろん,生命の保護と生命に対する権利からは,いかなる犠牲を払ってでも生命を引き延ばすことは導き出されない。むしろそこから導かれるのは,いかなる場合であれ,ある人が死を迎えようとする際に,それを誰からも妨げられないでいる権利である。この権利は〈終わるがままにする権利〉である。この〈終わるがままにする〉ことには,場合によっては,治療の中止や差し控えに対する患者の願望をかなえることも含まれる。それは患者が死にゆくことを許すことであり,その意味で,それは患者の死を意図した消極的安楽死とは明確に区別されなければならない。

　人間らしい仕方で死にゆくのは,尊厳をもって死にゆくがままにされた者である。以上のような〈殺すこと〉と〈死にゆくにまかせること〉との区別に対しては,次のような反論がなされる。──これら両者の区別は,道徳的に重要なものではない。というのも,いずれの場合でも患者の死という同じ結果がもたらされるからである。それゆえ,死にゆくにまかせることを倫理的に正当なことと考える者は,要請に基づいて殺すことも正当なことと考えなければならない。「殺すことと死にゆくにまかせることの違いというだけであれば,それは道徳的に決定的なものではない。もしかりに,ある医師が純粋に人道的な理由から患者を死ぬにまかせておくのであれば,その医師は,同じく純粋に人道的な理由で患者に致死量の注射するのと,道徳的に見て同

じ立場にある」(Rachels in Sass編 1989, 260頁，同様の趣旨は，Birnbacher 1995, 345頁; Siep; Quante 2000, 54頁のなかでも示されている)。

殺すことと死にゆくことを許すことの違い

すでに前提されているように，行為の違いというものは，それ自体では道徳的に重要な意味をもたない。むしろ〔行為を道徳的に評価する上で〕重要なのは，何がなされるのか，いかなる意図で，いかなる目的のために，いかなる手段でもって，あることがなされる，もしくはなされないのか，またそれらがいかなる状況において生じるのか，つまり作為や不作為がいかなる道徳的要求に応えようとしているのか，という観点である。これらの観点の違いは，たとえば，ある行為がなすべき援助に当たるのか，それともなすべきでない侵害行為に当たるのかを考える際には，重要な意味をもつようになる。一般にある行為が〈積極的な〉行為であるからといって，それが〈許されない〉行為であるとはかぎらず，また〈消極的な〉行為であるからといって，それが〈許される〉行為とはかぎらない。またそもそも作為と不作為との区別が，〈積極的－消極的〉という区別と一致しているわけでもない。およそある行為を道徳的に評価するに際しては，行為の個々の要素だけを取り出すのではなく，行為の全体的な構造が考慮に入れられなければならない。行為は不作為と対立しているのではなく，作為と不作為の両方を含んでいる。そして私たちは，これら両方に対して責任をもっている（援助をしないことも，責任のある行為である）。またあることをあえて行わないが，にもかかわらず，きわめて積極的であるということはありうる。死にゆくにまかせることは，作為によっても生じうるし（生命維持装置のスイッチを切ったり，点滴の挿入をやめる場合），不作為によっても生じうる（治療を差し控える場合）[93]。しかしだからといって，以上のよ

---

[93] 「（死を引き止めることのない）生理食塩水の点滴，（治療と延命に有効な）輸血，（死をもたらす）カリウム液の輸液という三つの選択肢のなかから，どれか一つを選択しようとする医師」を考えてみるとよい。「その医師がいずれの選択をするにせよ，彼の物理的な行為は同一である。しかし，それらの行為が患者の身体との関わりにおいて有している意味は，まったく異なっている」(Fuchs 1997a, 68頁)。

うな概念的な区別は，医療の実践において必ずしも役に立たないとか，限界事例においてはかえって疑わしいものになるといった主張をすることは，十分な反論にはならない。これらの概念的な区別は，議論全体を方向づける重要な役割を担っており，また諸々の要素が複雑に絡みあう事例に対しても，一定の境界を設定するものである。

殺すことと死にゆくにまかせることは，(1)死の原因，(2)行為者の意図，(3)根底にある態度の三つの観点において，次のような仕方で区別される[94]。

(1)一方の場合には，死の原因は，高齢によるものであれ，病気によるものであれ，ある有機体がそれ自身で不可逆的に解体していく自己解体のプロセスである。ある人を死にゆくにまかせることは，その生命の中心的な機能を維持することなく，この自己解体のプロセスを自然なかたちで進行させることを意味している。これに対して，相手を殺す場合には，患者はこれとは別の原因で死を迎える。つまり，患者の死は第三者によって故意に引き起こされる[95]。その場合，この第三者は誤った判断をしたり，行為を濫用する可能性がないとは言えない。

(2)死にゆくにまかせることには，治療の制限や中止といった行為が含まれる。ここで重要な意味をもつのは，これらの行為の目的である。治療の制限や中止，差し控えなどの行為は，作為によっても不作為によっても生じる。しかしこれらの行為は，ある特定の目的のためになされるという点で共通している。殺すことの唯一の目的は，患者の死である。だが治療を差し控えることの目的は，患者が死にゆくことができることである。患者が死にゆくことができるという場合，意図されているのは患者の死ではない。そこで意図されているのは，患者の苦痛を緩和すること，患者を不安や苦痛の状態から解き

---

[94] Fuchs 1997a, 66頁以下; Fuchs 1997b; Virt 1998a; Schockenhoff 2000b.
[95] 〈故意に〉というのは，別の仕方でも振る舞うことができること，引き起こされる結果を予見している，もしくは予見しうることを意味している。

放つこと，避けがたい死に直面した患者にとってもはや無意味となった生をこれ以上，引き延ばすことを避けることである（生命を引き延ばすことは，この場合，苦痛を引き延ばすことでしかないだろう）。したがって緩和治療的な措置を施すことは，たとえそれによって患者の死が早まることを認めざるをえない場合でも，患者を殺しているわけではない。しかし，ここで容認せざるをえないもの——早く訪れるかもしれない患者の死——は，手段なのではなく，あくまでも結果である。およそ死は苦痛を緩和するための手段ではありえない。なぜなら，苦痛を緩和することは，苦しんでいる人間の存在を前提しているからである。患者を殺すことは，患者の苦痛を緩和することではなく，苦しんでいる人の存在そのものを抹消することである。殺すことと死にゆくにまかせることの違いは，患者の死という同じ一つの手段が，一方では意図されており，他方ではたんに容認されているにすぎない，という点にあるのではない[96]。これらいずれの場合でも，患者の死は手段ではなく，行為の帰結だからである[97]。両者いずれの行為によっても，むしろあることが意図されていると言える。つまり両者の行為とも意図的になされている。両者の違いは，その際に何が意図されているのか，という点にある。

(3) 直接的・積極的安楽死を容認する立場は，暗黙のうちに，これとは反対の立場，つまりいかなる犠牲を払ってでも延命させようとする立場と同一の態度——制御することができるという態度——を共有している。ある人を死に

---

[96] 「というのも，いわゆる死の間接的な手助けと（狭義での）死の積極的な手助けとの区別は，（…中略…）死の積極的な手助けでは，死が苦痛を緩和するための手段として意図されているのに対して，死の間接的な手助けでは，（可能な）死が意図されておらず，それがたんに容認されている，という点にあるにすぎないからである」（Birnbacher 1995, 345頁以下，強調は原著者による）。

[97] ジープとクヴァンテにとって，死とは生命を終焉させるための手段ですらあるのだ！「やむをえず死を招く措置によって患者を手助けすることと，意図的に死をもたらす措置によって患者を手助けすることの間には，倫理学的な評価を決定的に左右するほどの原理的区別は存在しない。いずれの場合でも，患者の死は，それ自体が目的なのではなく，むしろそれは耐えがたい生を終焉させるという患者によって正当な仕方で望まれた目的を実現するための手段である。この点こそが，両者の倫理学的な評価にとって決定的な点である」（Siep; Quante 2000, 54頁）。しかし死とは決して手段ではなく，いかなる場合であれ，生命が終焉するという結果である。——この点こそが，倫理学的に見て，きわめて決定的な点なのである。

ゆくにまかせる者は，自己の医療行為の可能性に限界があることを認めており，それとともに，死をもまた，人間の意のままにならないものとしてありのままのかたちで受け止めている。それに対して殺すことは，これとは正反対の態度，つまり自分たちの意のままにならないものを意のままにしたいという態度を表明している。もし死が避けられないのであれば，その場合，その死は少なくとも技術的に先手を打つというかたちで実現されなければならないのである。

3 要請に基づいて殺すことに対する社会倫理的な次元での反対論

　要請に基づいて殺すことを制度化することの是非に関しては，個人倫理的な次元と並んで，社会倫理的な次元，つまり，そうした制度化が社会的な共同生活の基本財に対して与えると想定されるさまざまな影響が考慮されなければならない。もちろん，このような長期的なスパンでの否定的な帰結を指摘するやり方は，〈未来〉という不確実な要素を抱え込んでいる。そこで，もしある人が〈およそある計画の是非について最終的な決断を下そうとする場合には，まず一度，懸念される事態が生じるかどうか，様子を見なければならない〉というような議論をするならば，そうした議論は明らかに理論と実践を混同しており，人間を実験の対象であるかのように扱っている（その場合，彼らは非自発的安楽死の犠牲者となるだろう）。自然科学の実験では，試行錯誤をすることはごく正当な営みである。だが，生命という中心的な問題に関わる実践行為の場面では，試行錯誤をすることは危険性を伴う。もし懸念するに足る十分な理由が存在するならば，そのような試みは今すぐにでも中断することが望ましい。社会倫理的な観点からは，要請に基づいて殺すことに関して，次のような懸念が指摘される。

要請に基づいて殺すことは医師のエートスと相容れない

　要請に基づいて殺すことを制度化することは，この数世紀にわたって認められてきた医師のエートスとは相容れないものを医師に要求することである。医師の職務とは患者を治療することであり，それがうまくゆかない場合でも，人

生のあらゆる段階において患者の苦痛を緩和することである。だが患者を殺すことは，決して医師の職務ではない[98]。およそ患者を殺すことは，健康の回復や維持とは何の関わりもないことであり，苦痛を緩和することとも関係がない。たしかに医師たちは自分たちの専門知識に基づいて苦痛のない死をもたらすことができるが，だからといって，彼らに患者を殺す権限があるわけではない。さもなければ，医師はいかなる目的に対してでも，自分の能力を売り渡すようになるだろう。ここで立証責任を負っているのは，一般に認められている医師のエートスの方ではない。むしろここで立証責任を負うのは，そうした医師のエートスからきっぱりと縁を切り，患者を殺すことを「通常の職務活動の一部」（Fuchs 1997a，86頁）として掲げるように要求する立場の方である。

　これに対しては，次のような反論がなされるだろう。――もし医師たちが医療行為のあるべき目的に固執するのであれば，それは「医師の役割を新たに定義し直そうとする社会の要求に抵抗しようとする職業倫理上の保守主義」でしかない。「この新たな定義に従えば，医師の役割はたんに患者を治療したり，患者の生命を維持することにとどまらない。医師とは同時に患者を援助する存在であり，しかもそこでいう援助の内容は，医師の定めた基準によって測られるだけでなく，患者がそのつど立てた個人的な基準によっても測られるものである」（Birnbacher 1998b，134頁）。――だが以上のような反論は，私たちの考えによれば，次の二つの点を見落としている。(1)もし私たちが社会の命令に完全に従属するつもりでないのならば，社会の要求というものはそれ自体で拘束力をもつわけではない。むしろ社会の要求は，それ自身の方が，その拘束力について吟味を受けなければならない。過去の歴史が示しているように，倫理的に不当な社会的要求というものも存在しているのである。(2)先の反論は，医療行為を，〔ある状態を〕技術的に作り出すこと（Herstellung）として捉え

---

[98] ドイツ連邦医師会の諸原則の序文は，次の一文から始まっている。「医師の職務は，患者の自己決定権を配慮しつつ，患者の生命を維持すること，患者の健康を保護し回復させること，そして患者の苦痛を和らげ，終末期患者を死に至るまで援助することである」（Wiesing編 2000，203頁からの引用）。

直そうとしている。およそ技術の目的とは，それ自身のうちで立てられた自体的な目的である。たしかに〔ある状態を〕作り出すことによって，それなりの目的は実現されるだろう。だがそこでいう目的とは，この作り出すことがまさにその実現を目指してなされるところの特定の目的ではない。医療行為は，〔ある状態を〕作り出すという目的によって規定されているのではなく，〔ある状態を〕回復すること（Wiederherstellung）――ある人間の健康状態を回復することの可能性と不可能性――によって規定されている。もし医療行為がこのような目的によって規定されるならば，この目的を変更することは，医療の活動空間を拡大させるのみならず，医療行為そのものを内部から解体させることになるだろう。以上から分かるように，医師という職務は，自らの役割を新たに定義し直すことに抵抗を示すものであり，要請に基づいて殺すことや自殺幇助を自らのエートスの一部とすることを拒否するものである。

　もしかりにこれらの行為が合法化されるのであれば，国家はそれらの行為の正当性を保証する保証人の地位を得ることになろう。そして国家は，それらを実行する人員の確保に苦心しなければならないだろう。そのような事実はどこにも見出されず，問題はそのようなかたちでは立てられていないと主張するだけでは，何も主張したことにならない。事実を引き合いに出すだけでは，当為の問題に答えることはできないからである。

医師－患者関係における信頼性の基盤の崩壊

　患者は医師のうちに自分を援助してくれる人を見出すかわりに，場合によっては自分を殺す人を見出すかもしない，ということを恐れなければならない。もし一般に認められている医師のエートスが空洞化してしまうならば，患者と医療従事者との間に欠かすことのできない信頼関係の基盤は破壊されることだろう。もしこのような相互に対する不信感が相互の信頼にとって代わるならば，苦しみと手助けの状況を人道的な仕方で乗り越えることも不可能になる。〔要請に基づいて殺すことを〕制度化することは，医師や看護職員のエートスを変化させること，つまり援助をする者を殺す者に変えることをも意味している。

　以上のような相互不信の増大を指摘する議論に対しては，次のような反論が

なされる。——この議論は，積極的・直接的安楽死を認めることによって，かえって相互の信頼が増大するという側面を考慮に入れていない。すなわち，安楽死を望む人にとって，自己の要求がかなえられる見込みがあるということは歓迎すべきことであり，相互の信頼をよりいっそう強めるものである。それゆえ，いざとなれば要請に基づいて殺してもらえるという機会がきちんと保証されていることは，医師と患者の信頼関係を弱めるどころか，かえってそれを強めるものである[99]。ここで信頼の最大化（安楽死を望まない人々の医療に対する信頼はなくなるが，それと同時に安楽死を望む人々の信頼は増大するため，信頼は全体として最大化するという議論）を引き合いに出すことは，たんに形式的なものにすぎないように思われる。というのも，たとえ安楽死を信頼する人の数が増えたとしても，その分だけ，これまで安楽死を信頼していたが，今ではほとんど信頼できなくなったという人の数も増大するからである。信頼がなくなるということは，たんに信頼が低下するというだけでなく，むしろそれとは正反対の事柄が信じられるということである。つまり，信頼がなくなる場合，信頼の内容が変化するのである。もし医師の基本態度に対する信頼がなくなり，医師はそうした基本態度から逸脱することもあるとみなされたならば，彼らに対しては，これまでとは正反対の事柄が信じられるようになり，言い換えれば，彼らに対して不信感が抱かれるようになる。ここでは，信頼の増大と信頼の減少が対立しているのではなく，信頼することと不信感を抱くこととが対立しているのである。相互に不信を抱きあう雰囲気において，一体どのようにして医師と患者の信頼関係が強められるのか，についてはほとんど定かではない。

圧力の行使

さらにまた，周囲の環境や社会が患者に圧力を加える可能性も排除できない。この圧力は，それが暗に期待していることを，患者自らが実行するようにと仕

---

[99] Birnbacher 1998b, 130頁。この議論は，医師による自殺幇助の場合でも，大体の意味においてあてはまる。

向ける。もし患者を殺そうとする要求（たとえそれが患者の願望に即したものであれ）が認められるならば，それは個人と社会のなかに，ある種の期待感とそれに応じた圧力を生み出す。そうすると，安楽死の候補者となった本人は，このような圧力にさらされることになるだろう。相手に対する同情という議論を口実にして，社会的な有益性についての考量（たとえば経済的な考量）が，相互の連帯にとって代えられるかもしれない。

自発的安楽死と非自発的安楽死との区別の解消
　安楽死を原則的に承認するという立場に立った場合，少なくとも自発的安楽死と非自発的安楽死との区別は解消される。――この主張にはそれなりの根拠がある。安楽死の候補者の範囲は拡張されるようになる。というのも，もし非常に重度の病人を殺すことが彼の幸福につながるのであれば，その幸福を他の人々にも分け与えないでおく理由というものは，原理的に存在しないからである（オランダでの実践が示しているように，一度安楽死を原則的に受け入れると，それにどのような留保条件を付けても役に立たない。そこでは，命を救うという使命でさえ，誰にも押し付けられてはならないものになるだろう）。
　以上の理由からしても，〔安楽死を認めることで〕相互の信頼が強められるという先の議論は，十分な説得力をもたない。安楽死に前向きな医師が，本当に患者を殺すかどうかが問題なのではない。むしろ医師が基本的にそのような前向きな姿勢をもっているというだけで，相互の不信感を生み出すには十分なのである。もし安楽死を望む人々がそのような医師に出会うならば，彼らは自分たちの意思に反して，あるいは自分たちの意思なしに殺されることを恐れる必要はない。なぜなら，彼らはまさに殺されることを望んでいるからである。これに対して，安楽死を望まない人々は，もしかすると自分たちが非自発的な仕方で殺されるかもしれないということを非常に恐れなければならない。その場合，彼らはもはや医師を基本的に信頼できないため，医師に身をあずける前に，その医師が信頼に値する人物かどうかを確かめるように求められるだろう。
　もし患者の自己決定に，第三者に対するきわめて強い拘束力が認められるな

らば，終末期ではない，うつ病の患者や人生に希望を失った患者でさえ，彼らが死を要請した場合には，それを拒む理由はもはや存在しなくなる。以上のことから，次の議論が説得力をもつようになる。——〔積極的安楽死を許容するために〕どれほど厳格な例外規則を設けたとしても，ここでは有効な解決にはなりえない。むしろここでは，積極的安楽死を刑法上，原則的に禁止するという立場を認めることだけが有効な手立てになりうる。およそ法的に厳格に規定した例外規則を設けることは，社会倫理的な根拠からだけでなく，実際的な根拠からも支持されない。というのも，〔積極的安楽死を〕法的に厳格に規定した例外的な事例に限定して容認することは，以下の危険性を見落しているからである。すなわち，そうした一定の許容条件を設けることは，はるかに濫用にさらされやすく，またそれらの許容条件が守られているかどうかを監視することも，はるかに困難となる。一般に条件というものは，それが厳格なものになればなるほど，それを遵守するやり方は官僚的なものとなる。その結果，「かくして道徳は，単なる行政上の手続きに解消されることはないだろうか」（Virt 1998a, 29頁）という問いまでもが立てられるようになる。

　要請に基づいて殺すことを制度化しようとする努力は，およそ極限事例からは原理的にいかなる行動規則も得られない，という倫理学の基本的な洞察と対立するものである。だが例外規則を作ろうとする人は，まさにこのことをしようとしているのだ。およそいかなる規則であれ，限界的な事例までをも包摂しうる完全な規則というものは存在しない。例外的な事例というものは，どのような場面でも存在するだろう。だが，例外的な事例は規則の妥当性を否定するものではなく，むしろそれを確証するものである。場合によっては，〔医師と患者〕双方の過大な要求が深刻なかたちで衝突しあい，その結果，要請に基づいて殺すことが行われるような事例も存在するかもしれない。だが，このことからは必ずしもそうした行為を医師のエートスの一部にするべきであるとか，そうした行為を何らかの法的規則のもとに従属させることができるといった結論が生じるわけではない。また〔積極的安楽死のような行為を〕刑法上は禁止しつつ，その行為について事後的に（あるいは事前にという場合も考えられるだろう）処罰を免除するというかたちで，それを容認するというやり方も考え

られる。その場合には，先のような極限事例はもはや極限的という地位を失い，それは正常な事例の延長上にある擬似的に正常な事例という性格をもつようになるだろう。だがこのような擬似的に正常な事例を認めることについては，それに反対する社会倫理的に重要な根拠が存在している。これらの社会倫理的な根拠は，決して空疎な思考の構築によって生み出されたものではなく，それ自身，歴史的な経験の重みをもっている。要請に基づいて殺すことを，それ相応の処罰を伴ったかたちで刑法上禁止することは，援助をなす者と援助を必要とする者との信頼関係を確約し，それをさらに促進させることに役立つ。またそれは，私たちが擬似的に正常な事例へと滑り落ち，安楽死を安易に容認する雰囲気を作り出すことを阻止するという意味をもっている。最終的に，私たちは次のように述べることができるだろう。——これまで示してきた個人倫理的な根拠と社会倫理的な根拠は，それぞれを単独で取り上げた場合には，要請に基づいて殺すことの合法化に反対する論拠としては十分でないかもしれない。だがこれらの根拠は，それらが互いに補完しあった場合には，総じて積極的安楽死の合法化に反対する十分な論拠になる。これはちょうど一本の綱のようなものである。個々の糸はそれだけでは圧力に耐えることはできないが，撚りあわされた場合には，その圧力に十分にもちこたえることができる。

4　要請に基づいて殺すことの代案としての自殺幇助

　自殺幇助は，要請に基づいて殺すことの代案として議論される。この行為は，〈医師の補助による死〉，つまり医学的な補助を受けて死を迎えることと呼ばれている。だがこれらの表現は問題がないわけではない。というのも，これらの表現は多義的であるため，自殺幇助，要請に基づいて殺すこと，死にゆくにまかせることという三つの行為の違いを曖昧にしているからである。

　以下では，要請に基づいて殺すことの代案としての医師による自殺幇助だけを扱うことにする。一般に自殺や自殺防止に対する医療側の対応は，自殺しようとする人の理解力や責任能力に関する経験的—医学的な問いにどのように答えるかに応じて，異なったかたちで評価される。はたして，すべての自殺はある種の病気の兆候であり，それゆえ自殺をする人は自分自身の行為から守られ

るべきなのだろうか。これと対極的な事例としては，十分に考慮され，慎重に計画された自殺――たとえば終末期の病人が苦痛に満ちた死の局面から逃れるために行う自殺――が挙げられる（いわゆる〈計画的な自殺〉）。ボンドルフィは，精神障害と神経障害との古典的な分類から出発して，次のような慎重な判断を下している。――まず深刻な精神障害をもつ患者の場合，現実感覚の歪みとそこから生ずる道徳的責任の欠如を想定しなければならない。それゆえ彼らに対しては，自殺を回避するという意味での代理人による代理決定を行う道徳的な義務が存在している。ただしその場合，彼らに対する物理的な強制措置は，「一時的にのみ用いられるべきであり，精神病患者の生活を永続的に侵害するものであってはならない。（…中略…）患者に最低限の自由を可能にするためには，自殺の危険性もある程度は容認されるべきだろう」(Bondolfi 2000, 265頁)。これに対して神経症の患者，とりわけうつ病患者の場合には，たしかに彼らの意思には曖昧で不明瞭な点が残るものの，はじめから彼らが意思決定の能力を欠いているとみなされるべきではない（前掲書，266頁）。このグループの患者はさらに，精神科の施設に入院して治療を受けている患者と，そうした施設の外で個人生活を送っている患者とに分けることができる。うつ病患者は瀕死の病人であるわけではなく，彼らの死の願望は，終末期にある病人のそれと比べることができない。うつ病は「治療可能な回復しうる病気である。（…中略…）それゆえ，うつ病患者の場合に，死を〈合理的な選択肢〉とみなすことは困難である。これらの人々に対しては，自殺を防止するという名目で何らかの強制がなされてはならないが，かといって短絡的な患者の自律の了解という名目のもとで，彼らの自殺を放置するようなことがあってはならず，またそれを勧めてもならない」(Bondolfi 2000, 266頁)。

　要請に基づいて殺す場合とは異なり，自殺幇助の場合では (Fuchs 1997a; Holderegger編 2000; Boldolfi 2000)，殺すという行為は，援助する人ではなく，自殺を希望する本人によって実行される。その際，幇助する人は致死薬を処方するにすぎない。とはいえ，実際の行為の場面では，これらの境界が曖昧になることがある。たとえば，患者が運動能力を喪失していたり運動障害をもっているために，第三者が致死量の薬物を本人の口に運ばなければならない場合が

そうである。このような具体的な場面では、幇助を行う者は患者の自殺行為を受け入れており、患者が自殺する動機や理由を是認している。そのかぎりにおいて、幇助することの責任は、たんに薬剤を用意するという行為に及ぶだけではない。むしろその責任は、予見可能な帰結、つまり当人が自殺するという行為自体にまで及ぶのである。薬剤を処方する人は、自殺に対する連帯責任を負っていると言える。

しかしながら、誰がこの幇助を実行するか（医師か、それとも誰か他の人か）、またそれをどのような仕方で行うかという点に関しては、違いがある。たとえばそれは、患者が後で自殺できるだけの量の鎮痛剤を医師があえて規則通りに処方する、という仕方で行われるかもしれない。またそれは、医師が患者を患者自身で操作できる自殺装置につなぐというかたちで行われるかもしれない。「このような〈援助サービス〉が、より職業的に、より規格化された仕方でなされればなされるほど、その行為は、医師が自分の手で注射を使って行う積極的な殺人行為にますます近づいてゆく」(Fuchs 1997a、87頁)。

　　コンピューターで制御された〈死の配達システム（Death-Delivery-System)〉のおかげで、患者はボタンを押すだけで、致死薬の注入装置を作動させることができる。その際、患者はコンピューターから、機械の動作に同意するかどうかをそのつど尋ねられる。「あなたが『はい』のボタンを押せば、致死薬の注入が30秒以内に始まります。続けますか」(Fuchs 1997a、87頁からの引用)。

このような技術的な補助装置について、フックスは次のように述べている。これは「カモフラージュされた、いわば仮の姿を装った殺人行為に他ならない。——医師は自分で〈自分の手を汚さない〉ために、人間に模した特徴をもつ装置に自分の代わりを務めさせているのだ。だとすれば、これとは反対に、積極的な安楽死の方がよほど誠実な振舞いを示しているとは言えないだろうか、とある人が自問したとしても不思議ではない。後者の場合、医師は自分の殺人行為によって、少なくとも自らの責任に直接向きあっているからである」(Fuchs 1997a、87頁)。

それでは，自殺幇助は医師のエートスの一部となるべきだろうか。予想される通り，ここでもまた，答えは人によってさまざまである。なかでも先に要請に基づいて殺すことの制度化に反対した社会倫理的な根拠が，ここでも重要な意味を帯びてくる。医師による自殺幇助の制度化は，それを患者に要求する圧力を生みだすかもしれず，さらにそれは狂信的な援助至上主義，「自殺を推奨する隠れた温情主義(パターナリズム)」（Schöne-Seifert 2000, 118頁）へと行き着くかもしれない。これとは対照的に，医師による自殺幇助を認めることに賛成する意見としては，〔自殺のような〕社会的に容認されている行為を援助することは禁じることができない，という意見がある[100]。むろん，こうした論理の一貫性に訴える議論の説得力は，はじめの前提の如何にかかっている。およそあることを容認することは，それを承認することと同じではない。そうでなければ，そもそもあることを容認すべきかどうかという問題すら生じないだろう。自分が承認している事柄を，わざわざ容認する必要はないからである。以上の議論とは別に，さらに検討しなければならないのは，幇助をする準備があることを相手に示唆することが，どの程度まで相手の自殺を誘発しうるか（それどころか，自殺の教唆になるのか）という点である。

　たしかに医師による自殺幇助を制度的に認めたとしても，自殺は基本的に法的規制の範囲外にあるという事実については，何ら変わるところはないだろう。しかしそれは，社会の態度に対して望ましくない影響を及ぼすかもしれない。実際，自殺幇助を制度化することによって，自殺に寛容な雰囲気が形成されるだけでなく，さらにその結果として，安楽死に寛容な雰囲気までもが作り出される可能性は排除しきれない。一度，自殺に対して寛容な雰囲気が作り出されると，要請に基づいて殺すことはそれよりも効率的な処置であるからには，その方がいっそう目的にかなった選択肢のように思われるに違いない。こうして

---

[100] 「社会は，この1世紀続いてきた自由主義の基盤に基づいて，市民の自律的になされる自殺をすでに他の状況においては容認している。このような社会において，それ（＝医師による自殺幇助）を許容することは，ごく筋道にかなった社会の一歩であると言えよう」（Schöne-Seifert 2000, 116頁）。この社会の考え方に従えば，医師による幇助は「患者が本当に自律的な死の願望をもっている場合にのみ」，可能とされるべきである（前掲書，117頁）。

医師による自殺幇助の制度化は，自発的安楽死の制度化の前段階となる。以上のような〈理論的な〉考察を社会的な実験のテストにかけなければならない責任というものがはたしてあるのだろうか[101]。職業倫理の基本指針は，自殺幇助を医師のエートスの一部とすることに反対の立場を示すことだろう[102]。

だが医師の職業倫理の文脈から離れるならば，この問題はおそらく別の仕方で立てられるだろう。そこでは，自殺行為を手助けすることは，「互いに信頼しあう二人の間でなされる究極の慈愛行為なのかもしれない。(…中略…)むろんその場合，二人の間に無条件の親愛の情が存在していることは，その行為がそうした性格をもつための前提である。今日私たちは，しばしばあまりにも性急に〈グレーゾーン〉と呼ばれるものを公衆の明るみのもとに曝け出し，法的な規制のなかに押し込めようとする。だがグレーゾーンの闇とは，まさに〈二人の間にきらめく明るみ〉でもあるのだ。隠れたものは，その責任を，それが本来あるべきところに，つまり個人の良心的な決定のうちに委ねようとする」(Fuchs 1997a, 90)。

---

[101] シェーネ＝ザイフェルトにとって，「医師による自殺幇助を，きわめて制限的かつ公共的な透明性をもつ規制のもとに置くことは，支持できるのみならず，必要なことですらある」。だが，そのような規制の実行可能性については，十分に検証されなければならない。——「〔自殺幇助に関する〕基本方針や制御メカニズムは，患者が本当に自律的な死の願望をもつ場合にのみ許容するという方向で整備されねばならないだろう。ただしそれは，この〈実験〉を社会心理学的な立場からそのつど評価し，結果が思わしくない場合には再度それを中断する，といった想像力や慎重さ，心構えが社会の側にあるという条件においてである」(Schöne-Seifert 2000, 117頁)。
[102] 「医師が自殺に関与することは，医師のエートスに反しており，処罰されることもある」。("Grundsätze der〈deutschen〉Bundesärztekammer zur ärztlichen Sterbebegleitung" [Wiesing 2000, 203頁からの引用] 44. Generalversammlung des Weltärztebundes. Hilfe zum Freitod: Unethisch, in: *Deutsches Ärzteblatt* 89, 2367‐2368頁)

第13章　医療制度における資源の配分

1　資源不足の原因

　医療制度における資源の不足は，医療サービスにおける需要と供給の不均衡によってもたらされている。医療制度における不足した資源の配分についての倫理学的な問題は，医学的になしうる事柄と財政的にまかなえる事柄との不一致から生じるものであり，そこでは，とりわけ配分の基準をどのようにするかが問題とされる。資源の配分が公平になされるためには，どのような観点を考慮に入れるべきなのだろうか。医療サービスの配分を導くべき正義〔＝公平性〕*の概念とはどのようなものなのだろうか。はたして健康とは，いまや先進諸国ではごく当たり前のものとなった，市場経済的な見方のなかで扱われるべき一つの商品にすぎないのだろうか。
　医学的に可能な事柄と財政的に可能な事柄との不一致が生じる原因として，次のようなことが挙げられる。

---

*　「正義」という語は，ドイツ語のGerechtigkeitの訳語である。ここでいう「正義」は「公平性」という概念とほぼ同様の意味で使用されているが，本章ではアリストテレスの正義概念を引き合いに出しながら議論がなされているため，「正義」という訳語で統一することとした。巻末「用語解説」の「正義（公平性）」の項目を参照のこと。

(1) 医療技術の進歩（既存の診断法・治療法に付け加わる高額の診断法や治療法，いわゆる「付加技術」），不釣合いに高騰する医薬品のコスト。
(2) 高齢者の割合の増加（平均寿命の伸び）。
(3) それによってもたらされる慢性・変形性疾患の増加。
(4) 社会が共同で出資する医療制度へのますます高まってゆく要求，ならびに医療サービスに対する需要の増加。この医療サービスに対する需要は，提供できる医療サービスが増加するにつれて，さらに喚起される（「供給によって喚起された需要」）。

議論の対象となるのは，次のような問題である。すなわち，これらの原因がどの程度まで医療制度におけるコストの上昇を引き起こすのか，このコストの上昇によって割り当て＊をすることが必要となるのか，割り当ては医療制度の合理化によって避けることができるのか，健康保険の財政負担の軽減や改善はどのようにしてなされるのか，といった問題である（公的な医療制度において財源が不足しているのは，財政支出が増大した結果であるが，それと同時に，そのつどの労働市場の状況によってもたらされる歳入の減少の結果でもある。こうした事態に対しては，保険料の値上げや医療保険給付の縮小というかたちで対処することができる）。

クレーマーによれば，医学は進歩の落とし穴にはまっている。医療サービスに対する需要が爆発的に高まり，その割り当てをすることが避けられなくなっている（Wiesing 2000, 250頁以下）。ところが，ブラウン，キューン，ライナースによると，需要とコストの爆発的な高まりについて一般的に言われていることは，特定の利益団体によって捏造された作り話である。医学の進歩によっても，発達した人口統計学においても，割り当てが必要であるという結論に至ることはない（Wiesing編 2000, 253頁以下）。

───────────────

＊「割り当て（Rationierung）」とは，次頁において定義されているように，医療資源（医療サービスや医療財）が不足しているという状況で，それらの提供を特定の患者に差し控えたり，内容を制限したり，質を低下させるといった仕方で，医療サービスや医療物資を制限的に配分することをいう。

シェーネ＝ザイフェルトによれば，割り当ての必要性について論争が生じるのは，「将来の見通しを可能にする経験的なデータが明らかに不足していることと関連している。そのような経験的データは，割り当てと合理化とを総じて区別するためにも必要なものである。もし割り当てと合理化との区別ができなければ，純粋に効率を高めるための措置とみなされることが，実際にはすでにヘルスケアの質を制限し，その意味で割り当てをすることになっているとしても，それを確認することができない」（Schöne-Seifert 1992, 35頁）。

2 解決策としての合理化と割り当て

1 合理化 vs. 割り当て

需要と財政的にまかなうことのできる供給との溝は，財源を拡大するか，あるいは医療サービスを合理化，もしくは割り当てることによって埋めることができる。合理化は，現存するさまざまな可能性をよりうまく利用すること（たとえば，組織を改善したり，サービスを向上すること）によって，効率を高めることを目指す。それは，より少ない手段で同等の効果を達成するか，同等の手段でよりよい効果を達成するかのいずれかの方法でなされる。これとは違い，割り当てとは，たいていの場合，経費上の理由から医療措置を差し控えることとして理解されている[103]。「割り当て」という概念は多義的である。

　割り当てという概念の解明のためには，マックの著作（Mack 2001）を参照のこと。彼女が提案する定義とは，次のようなものである。「医療制度における割り当てとは，需要が供給を上回るという条件下において，不足し制限された医療財や看護・医療サービスを割り振ること，もしくは配分することである」（Mack 2001, 21頁）。この定義では，その配分が，それらの提供を差し控えたり制限するという仕方でなされるのかどう

---

[103] これについては，アメリカのオレゴン州のモデルがよく知られるようになった。そこでは，功利主義的な効用の最大化という戦略に従ってヘルスケアサービスの割り当てが行われ，数百を数える予防措置，治療措置，リハビリテーションの措置が唯一の序列をもったリストにまとめられている。

か，ということまでは，決められていない。

　割り当ては，医学的に必要な措置（「絶対的な適応のある措置」）に対しても，医学的に有効な措置（「相対的な適応のある措置」）に対しても適用されることがある。また割り当ては，〔医療サービスを差し控えるだけでなく〕医療サービスの質を低下させたり，提供できるサービスの範囲を限定するという仕方でも行われることがある（たとえば，ある特定のサービスを提供しないか，もしくは二番目によいとされる治療法を採用するという仕方でなされる）[104]。

　医学とその周辺分野における倫理原則を守るためのドイツ中央委員会（いわゆる「中央倫理委員会」）は，〈医学的に必要なサービス〉として，次のようなサービスを念頭においている。すなわち，それは「深刻な健康障害をもつ患者には欠くことのできないサービスであり，病気を根本的に治療するという目的を達成する機会を与えてくれる唯一のサービス」である。他方，医学的に有効なサービスとは，「重要と認められる治療目的に実際に到達するための十分な機会を与えてくれるサービス」であるとされる（*Deutsches Ärzteblatt* 97, Heft 15）。倫理学的に見るならば，割り当てをしなければならない場合でも，まずは有効性のあまりないサービスから着手しなければならないであろうし，医学的に必要なサービスの主要部分については，できるかぎり続けなければならないだろう。

2　割り当てのさまざまな形態

　医療サービスの割り当てをすることが避けられない，という前提のもとでは，提供すべきサービスの優先順位を決める必要性が生じてくる（ただし優先順位を決めることは，ただちに割り当てを実行することを意味するわけではない）。

　「ヘルスケアの優先順位に関する社会的な議論は，これまで十分にはなされてこな

---

[104] これに関連して想起されるべきは，医学的な必要性という概念には，経験的－中立的なデータだけではなく，つねに一定の価値の観念も入り込んでいるということである。というのも，健康や病気の概念は，たんなる経験的－記述的な概念ではなく，規範的－実践的な概念だからである。

かったし，患者を選択するための明確な判断基準は，我々の手元にはない。そのため，医療サービスを差し控える行為は，しばしば不透明な，患者ごとに異なる判断基準によってなされている。このような不透明な判断基準によって患者を選別することは，結果として，ただでさえ弱い立場に置かれている社会の構成員に対して，倫理的に憂慮すべき不利益を与えることになるかもしれない」(Marckmann in Wiesing 2000, 246頁)。

提供すべき医療サービスの優先順位は，状況に応じて変わりうるものであり，それは医学的適応，患者の集団，処置法（Verfahren）に関わっている。

ドイツ中央倫理委員会は，「処置法」という概念を，「予防措置・予防プログラムから死にゆく患者の緩和治療に至るまでのさまざまな医療サービスのもつ，純粋に技術的な側面に」関連づけて理解している。この概念は，決して「患者と病院スタッフとの交流や関わりという側面には」関連づけられることはない（*Deutsches Ärzteblatt* 97, Heft 15)。

この優先順位についての議論は，一般の人々にも目に見える透明な仕方でなされるべきであろうし，すべての関係者を議論に参加させ，どのような割り当ての形態が考えられるかということを明らかにしなければならないだろう。この割り当ての形態として，通常は次のような形態が区別されている（Güntert 1998, 161頁以下)。

(1) 明示的な割り当て（開かれた議論のなかで定められ，一般の人々にも知らされた基準に従ってなされる割り当て）と，非明示的な割り当て（当事者たちに知られていない基準に従ってなされる割り当て）。
(2) それと類似の区別である，開かれた割り当て（透明な手続きによってなされる割り当て）と，隠された割り当て（不透明な手続きによってなされる割り当て）。
(3) 直接的な割り当てと間接的な割り当て。
(4) 厳格な割り当てと穏やかな割り当て。

直接的な割り当ての場合，特定の患者（もしくは患者グループ）が医療サービスから除外される（たとえば，年齢に応じた割り当て）。他方で，間接的な割り当ての場合には，医療サービスを一定の範囲以上は行わなかったり，制限したりすることがなされる。厳格な割り当ての場合には，資源の全体量がはっきりと限定されており，医療関係者たちが個々のケースでそれをどのように配分するかを決めるため，患者が特定のサービスの追加を希望することはできない。それに対して，穏やかな割り当ての場合には，不足したケア・サービスへのアクセスがまったく禁じられるわけではなく，ただ困難であるにすぎない。したがって，患者はそのサービスの追加を希望することができる。

合理化と割り当てとの関係は，現実的には二者択一のものとして見られるべきではない。割り当てを避けるために，なるべく合理化をすることは，私たちにとって一つの倫理的な義務であり続けるが，たとえその義務を果たしたとしても，いざ割り当てが必要になったときには，その割り当ての基準を明らかにするという同じく倫理的に重要な課題を避けることはできない。

3　配分のさまざまなレベル──医療制度における正義

資源配分の種類は，純粋に図式的には，中央計画型の資源配分，すなわち明確に定められた規則に従って進められる資源配分と，非中央計画的な資源配分，すなわち市場経済的な観点に従って進められる資源配分とに分けられる。医療制度における資源配分の問題は，複雑に多くの層が入り組んでいるため，責任の所在に応じた，いくつかの異なるレベルに分けて論じなければならない。エンゲルハートによれば，互いに交差し，相互に作用しあう配分の四つのレベルが区別される（Engelhardt 1988）。それは，上位のマクロレベルと下位のマクロレベル，上位のミクロレベルと下位のミクロレベルである。

上位のマクロレベルでは，国家の国民総生産のなかで，保健衛生予算の占める割合が決められる。下位のマクロレベルでは，その予算がメディカル・ケアの各領域（たとえば，予防医療，治療，救急医療，入院患者のケアと外来患者のケア[105]，医学研究などの領域）にどのようにふり分けられるかが決められ

る。このふり分けの問題は，すでにミクロレベルへの移行段階とみなすことができる。上位のミクロレベルでは，医療サービスがそれぞれの患者グループにどのようにふり分けられるかが決められる。ここで重要になるのが，医療サービスを配分するための基準であり，その基準には，医学的必要性，年齢，余命，生命の質，リスクのある生活様式が健康にもたらす影響，社会的状況などがある。下位のミクロレベルでは，医師と患者が関わる場面で，具体的な個々の患者に対して，財源をどのように支出するかが問題とされる。たとえば，一定の費用を診断，治療，予防，リハビリテーションなどにどのようにふり分けるか，といった問題が扱われる。

医学研究の国際化という現代の趨勢においては，上に挙げた配分に関する四つのレベルに並んで，研究に関する配分を第五の独自のレベルとして導入することも，あながち根拠がないわけではない（Virt 2001）。

不足した医療サービスの配分をめぐる議論は，まずは経済的な諸問題に関わるものであるが，だからといって，それはたんに純粋な費用と効果についての議論に終始するわけではない。というのも，およそ配分というものが公平になされるべきものである以上，ここでは，資源配分の問題における社会倫理的な次元や法倫理的な次元も考慮に入れなければならないからである。たしかに費用対効果の計算は，不足した財源を公平に配分するための必要な条件であるため，欠かすことのできないものではあるが，しかしそれはたんに財源に関わる問題を扱うにすぎない。だが，そのような計算によっては，そもそもなぜ財源が公平に配分されなければならないのか，そしてそれはどのようにして実現できるのか，といった問いに答えることはできないのである。目的達成のためにただ合理的に振る舞うような理性は，倫理的には欠陥のあるものである。それゆえ，倫理学的に見れば，財源を最大限効率的に活用することは，ヘルスケ

---

[105] 入院施設と外来施設とを連携させることによって，合理化の可能性がもたらされる（リハビリテーションの領域における赤字問題を考えてみるべきだろう。リハビリテーションを受けて社会復帰した患者は，入院して看護を受けている患者よりも安い経費で済むのである）。

ア・サービスにおける配分の基準にはなりえないのである。さらにまた，正義〔＝公平性〕の意味は，それぞれの行為の領域に応じて，それぞれ別のかたちで定義されなければならない。それでは，医療制度においては，どのような種類の正義が基準となるのだろうか。優先されるのは，〈交換の正義〉の原理だろうか，それとも〈配分の正義〉の原理だろうか。この問いに対する答えは，私たちが健康をどのような特色をもつものと考えるか，そして健康には全体としてどのような価値が付与されるのか，といった問題と密接に結びついている。

　健康は，私たちに望ましい人生を可能にしてくれる基本的な財産であるが，しかしそれ自体が最高の財産であるというわけではない。望ましい人生というものは，健康そのものと単純に一致するわけではないのだ。さもなければ，病気の人が病気であるにもかかわらず有意義な人生を送るということはありえないことになるが，私たちの経験が教えてくれるように，実際には，多くの病人が有意義な人生を送っている。

　「たしかに健康がすべてではないが，やはり健康がなければ，すべては意味がない」といった言い方の背後には，身体の健康についてのある道具主義的な理解の仕方が隠されている。自分の健康に責任をもって気を配らなければならないという私たちの責務は，健康を必要以上に過大視することとは区別されなければならない。

　健康は生産することのできるものではなく，せいぜい，そこへと回復することができるものにすぎない。――このような考えが，社会が共同出資してヘルスケア・システムを作り上げる際の根本にある考え方である。この医療制度は，個人の所得に応じた保険料の支払いに支えられており，また現金給付ではなく，現物給付とリスクによって生じる結果の相互分配という考え方に支えられている。こうした社会的連帯という考え方に根ざした公的健康保険制度にとって，基準となるのは，まずもって配分の正義であり，交換の正義ではない。

　正義の形式的な規定は，「各人にその取り分を与えよ」ということである。そこで問題となるのは，私たちが一人の人間に対して負っている責務はどこに

あるのかということ，また，正義とは具体的に何を意味するかのということである。交換の正義は，正義を〈算術的に等価であること〉と規定する。交換される財は，同じ価値をもたなければならない。このような仕方で，自由市場における交換関係が可能になる。それに対して，ある共同体内部の人間関係において，まず第一に重要なのは，算術的な平等ではなく，〔各々の事情に〕相応した平等である。すなわち，ここで「等しいもの」とは，自然的な条件や社会文化的に条件によってもたらされた不平等にそのつど相応したかたちで決められるものであり，また，そうした不平等の結果として生じた人々の窮乏状態——それに対して，私たちは何らかの責務を負っている——に相応したかたちで決められるものである。共同体のメンバー間にあるこのような不平等をなくそうとする試みは，交換の正義によってなされるのではなく，配分の正義によってなされる。だが，医療制度についての経済的な議論のなかでは，この資源の配分問題が，健康に対する市場経済的なアプローチによって解決できるのではないか，という問いかけが浮上してきた。医療制度において，配分の正義から交換の正義へのパラダイムシフトが推し進められるのはなぜだろうか。

　これに関するヘッフェの理由づけは，次のようなものである（Höffe 1998）。

(1) 資金や財源の配分は，そのお金が労働によってまかなわれているということを前提としている。そしてその労働が分担して行われている場合には，労働の交換が行われている。それゆえ，はじめにあるのは，配分ではなく交換である。
(2) 自由権，とりわけ自己の身体と生命の不可侵性に対する権利は，交換，すなわち，暴力の放棄の相互交換に由来するものである。
(3) 交換は，等しい者どうしの等しい関係という民主主義的な人間関係にふさわしいものである。それに対して，配分は一定の序列関係を前提している[106]。

---

[106]「こうした自明の事柄のゆえに，正義の理論はパラダイムを転換させることが望ましい。つまり配分から始めるのではなく，交換から始めなければならない」（Höffe 1998）。

個人の自立した生活を送る権利と義務からは，たしかに各人が何らかの保険に加入する義務が生じるが，しかし〔保険そのものが義務とされるような〕強制保険に入る必要性が生じるわけではない。そして，この保険に加入する義務は，自由の原理に従って制度化されなければならない。その際，自由は平等に優先する。この自由の原理に立脚した医療制度においては，各人は自分の健康の価値を自分で決めることになる。ある人の提案に従えば，そのような医療制度は，次の三つの段階から構成されるだろう。(1)基本ケアを管轄する基礎段階（これは，場合によっては公的な保険制度によって支えられるだろう），(2)その範囲を越える多額の出費に対応する第二段階，(3)追加サービスの要望に応じる第三段階。この医療制度の三段階モデル（ちなみにヘッフェ（Höffe 2000）は四段階モデルを提示している）は，ある見方をすれば，拡大された自律の概念に基づいていると言える。この拡大された自律概念に従えば，「健康保険についての意思決定は，自由な民主主義の市民たち自身に委ねられる」(Höffe 2000, 100頁)。

　このような医療資源の市場経済的な配分に対してなされる主要な批判は，とりわけ次の点を強調している。すなわち，そもそも健康というものは一つの財産であり，技術的に生産され，自由に交換できるような商品ではない。また健康というものは，費用対効果の計算を適用しうるものでもない。したがって医療制度においては，自由市場経済の機能を担いうるような諸条件は，始めから与えられていないのである。

(1) 人間の意思決定能力は，そのつどの教育状態にも依存している。多くの患者たちは，どの種類の健康保険を選ぶか，といった重大な帰結をもたらしうる意思決定を下すに足るだけの専門的な知識も資金的な余裕もない。彼らは，医療サービスにおける費用対効果の関係を評価することができないし，提供されたサービスの質を評価することもできない。さらに通常は，診断や治療の手段を選択するのは，患者ではなく，医師である。資源配分の市場経済的な見方は，健康を商品として扱い，患者をその経済的な支払能力の観点から見ようとする。「市場の諸条件のもとでは，医療サービスは，患者の支払能

力に応じて配分されることになる。それによって，所得分配における現在の不平等が，今よりもいっそう顕著な仕方で，ヘルスケア・サービスの分配に反映されるという結果がもたらされるだろう」(Marckmann in Wiesing 2000, 246頁)。

　ドイツ中央倫理委員会は「医療ケアの二分化，さらには医師の二分化」という事態を懸念している。というのも，医師たちは，基本ケアの領域では「厳密な合理性と経済性」に気を配らなければならなくなり，第二段階の領域では，「これまで商品市場やサービス市場の場面でのみ認められていた『提供者と顧客との関係』」に直面させられることになるからである (*Deutsches Ärzteblatt* 97, 2000, Heft 15)。

(2)このような不平等を緩和するためには，交換の正義に，修正した正義を付け加えるだけでは十分ではない。むしろここでは，共同体に対して，不利な立場に置かれた社会のメンバーを保護するという本来の責務が課されてしかるべきである。だが，こうした不利な人々を保護するという責務は，まさに配分の正義に関わる事柄であり，社会連帯の思想に支えられたものである。

　「交換，自己責任，自由という理念だけに立脚し，分配，共有，連帯といった理念をもう一つの選択肢としてではなく，もともと補完的な理念としかみなさない人たちは，次のような事実に目をつぶっている。すなわち，多くの者は，自己責任をもって意思決定できるだけの専門的な知識も資力ももちあわせておらず，だからこそ，国家がそのような市民たちのために，そして社会平和を実現するために介入して援助しなければならないという事実を隠蔽しているのである」(Dabrock 1999, 15頁)。

　いかなる自由市場経済も，国家によって保証された序列的な枠組みなしでやっていくことはできない[107]。そのように考えるならば，医療制度においては，配分の正義という基本思想にとどまり続けることを支持しうる十分な根拠があると言える。

4 ミクロレベルでの倫理学的問題

1 下位のミクロレベル

下位のミクロレベルにおいて問題とされるのは，医療資源を個々の患者へどのように配分するか，ということである。その場合，おもに配分の責任をもつのは医師である。というのも，医師が診断や治療の内容を決定すると，それに見合ったコストが発生し，それは多くの中間段階を経由して，医療予算にも影響を及ぼすことになるからである。ある側面での支出が増えると，他の面での財政的な活動の余地が狭まることになる。こうした影響を考慮するならば，保健衛生予算の削減に寄与するために，医療における意思決定に経済的な観点を導入することも，医師の責任に含まれると言えるのだろうか。

この問いに対する答えは，多様なものになるはずである。というのも，そもそも人間の行為には全面的な責任というものは存在せず，いつもただ，ある特定の範囲に限定された責任が存在するだけだからである。全面的な責任というものは，行動の指針を失わせるものである。およそ価値あるものを比較考量する際には，医療行為が本来目指している目標に即してなされなければならない。医療行為の第一の目標は，自分を信頼している患者の幸福である。この目標には，患者にとって最善の医療処置を施し，患者に決して危害を与えないということも含まれている（患者にとって最善のこととは，必ずしも「それ自体で」医学的に可能な措置である必要はない）。こうした目標は，いかなる経済的な費用対効果の計算に対しても優位をもっている。この優位は，人間の尊厳という思想——それは私たちに身体と生命の保護を命じる——を引き合いに出すことによっても，また，無危害原理を引き合いに出すことによっても根拠づけることができる[108]。人間の尊厳は，「あらゆる価格を超越しており，それゆえ，いかなる等価なものも許さない」（『人倫の形而上学の基礎づけ』アカデミー版

---

[107] 無政府的ではないすべての国家形態は，「何らかの序列制度を用いている。たとえこの制度が，代表民主制においては期限つきの代議員たちに占められており，法的な制限を受けているとしても，やはりそうなのである」（Dabrock 1999, 11頁）。

全集 第4巻 434頁），つまりそれは等価値のものと差引勘定することができない。——人間の尊厳は比較考量の対象となるものではなく，逆に，それ自身が，価値あるものを比較考量する際の原理をなしている。——だからこそ，医学的に必要な処置を市場経済的な理由によって拒絶し，それによって患者に危害をもたらすことは，倫理学的に正当化できないのである。医師の責任が向けられるのは，援助を必要としている患者なのであり，医療予算ではないのである。社会はこうした医師の責任の領域を守らなければならない。社会は医師に対して，その責任能力に関して過大な要求をしてはならないし，医師を板ばさみの状況にさらしてはならない。板ばさみの状況とは，採算を考慮して，患者か予算枠かどちらかを選ぶように医師に強いるような状況のことである。

しかしこのことは，ミクロのレベルにおいては費用の考慮が何の役割も果たさないということを意味しているわけではない（Luf 1997, 100頁）。医学的に必要なものが経済的な有用性に対して優位をもつということは，医師にも患者にも経済的な事柄を考慮する責任がまったくないということを意味してはいない。むしろ逆に，社会の連帯性という理由からしても，医師も患者も，医療サービスを選択する際には，経済的な観点を考慮する義務がある。つまり両者とも，節約が命じられているという意味で，医療費の支出に対して共同の責任を担っているのである。むろん，医師の決定は経済的な観点を第一としてなされてはならないが，しかしそれでも，それらを考慮しなければならない。それゆえ，たとえばいくつかの治療法が医学的に見て等価値のものであれば，費用の安い治療法を選ぶべきだろう（ただし等価値であるかどうかは，医学的に判断されるべき事柄である）。またこの場合には，過度の診断も避けるべきであるし[109]，手術の回数が多すぎないか，ということも問われるべきであろう。

---

[108] 1948年12月10日に採択された国際連合の世界人権宣言第25条では，すべての人間が基本ケアを受ける権利をもつことが，はっきりと示されている。

[109] その際，見過ごされてはならないのは，過度の診断が，たんに熟慮を欠いた医師たちのルーチンワークや設備投資を償却しようとする関心，医療スタッフ間での連携の欠如などによってのみ引き起こされるわけではない，ということである。むしろそれは，医療がますます法制化されてきたことの帰結として，医師の側が自己防衛をしようとしていることの現われでもあるのだ。

さらに薬が効率的に供与されているか，ということにも留意すべきだろう。またここでは，さまざまな指針も提供されることだろう。それらの指針は，医師が意思決定をするための補助となるものであり，実践的で，かつ科学的な根拠をもつ（"evidence-based"）ものである。こうした補助となる指針は，専門家たちが医療行為の透明な手続きとして徐々に作り上げてきたものであるが，しかるべき理由がある場合には，そこから逸脱することも許される。

　医師と患者とが具体的に対面する場面は，割り当ての措置をとるか否かを決定するのにふさわしい場面ではない。さらにまた，期待された成果をもたらすために高額の医療処置をとることが許されるかどうか，といった問題は医学的な判断基準によっては答えることができない。割り当てを行うかどうかの決定は，ミクロのレベルを離れてマクロのレベルで下されなければならない。医師は患者と具体的に関わるなかで，個人倫理的な多くの葛藤に直面することがあるが，割り当てはこうした葛藤を解消するのに役立つどころか，むしろそれを強めるに違いないということはおのずから明らかである。

2　上位のミクロレベル

　上位のミクロレベルにおける倫理学的な問題は，医療サービスを特定の患者グループに配分する際の基準に関わるものである[110]。ここでは，余命，生命の質，生活様式，年齢，社会的状況といった観点に焦点が当てられる。はたしてこれらの観点は，患者どうしの間にある不平等にかかわりなく，個々の患者が医療システムのサービスに平等にアクセスできる（法的に保証された）権利に，どのように関係するのだろうか。

費用対効果の比較考量と，価値あるものの倫理的な比較考量

　資源配分に関する基本的問題のなかには，費用対効果の比較考量を，価値あるものについての倫理的な比較考量の場面にまで拡大して適用することができ

---

[110] この配分問題は，部分的にはすでに，臓器移植の章で言及したものである。本書237頁以下を参照のこと。

るかどうか，という問題が含まれている。(むろんこの問題は，資源配分について問う際にはじめて登場してくる問題ではない。むしろそれは，功利主義とその快楽主義的な原理がはらんでいる根本的な問題の一つなのである。この功利主義の立場に従えば，幸福とは人間の欲求や関心を満たすことにあり，最大多数の最大幸福を達成することが重要であるとされる)。

このような拡大適用が可能であるという考え方の前提には，およそ倫理的に重要な価値をもつものは定量化されるものであり，それらは互いに相殺させることができる，という見方がある。「そのような適用を可能にするためには，『生命』『生命の質』『健康』などといった現象を，効用の比較に適した，それゆえ貨幣に変換することができる定量的な次元に置き換える必要がある」(Luf 1997, 102頁)。たとえば，ある医療サービスにかかるコストを，それによって患者が手に入れる良好な余命年数という利益と対比する，という考え方の背後には，こうした拡大適用の発想がある。このような費用対効果の比較考量を価値あるものについての倫理的な比較考量の場面へと拡大適用することへの批判は，その背後にある前提に向けられるとともに，両者の考察様式の基礎にある視点の違いに向けられる。——およそ私たちが価値あるものについての倫理的な比較考量をする際には，その基礎には「人間の基本的権利という根本的な規範原理」があり，言い換えれば，人間の尊厳がある (Luf 1997, 102頁)。人間の尊厳は，私たちが価値あるものについて倫理的な比較考量を行う際に，比較考量の対象となるものではなく，むしろそうした比較考量の基盤をなすものである。この人間の尊厳からは，個人の身体と生命が保護される基本的権利が生じる。このことを踏まえるならば，もしかりにある者が個人の身体と生命を保護することに不平等な差をつけ，「保護されるべき資格(年齢，社会的正義，社会的な地位など)といった観点から，保護される権利を相対化しようとする」(Luf 1997, 102頁) ならば，その場合，その者は人間の尊厳の平等を傷つけていることになる。たとえば個々の具体的なケースにおいて，高額の医療サービスをあえて投入する責任があるのかどうか，といった問題を考えざるをえないことがあるが，そうした場合でも，上で述べられたことは留意されるべきだろう。およそあるサービスが患者にとって有利か不利かを決める際に，決定的な

要素をなしているのは，それが医学的な適応があるかどうかという観点であって，社会全体の効用を功利主義的に計算することではない。だがこのことは，もちろん医学的必要性という概念が十分慎重に理解されていることが前提である。もしこの概念が十分慎重に理解された場合には，それは，自らのもつ規範的な意味や，配分政策において有している意味をも明らかにするであろうし，もはや記述的な所見という口実のもとに，これらの意味を覆い隠すことはないだろう。以上，これまで述べてきたことによって，私はときには必要である費用対効果の計算に反対しているわけではない。ただ，そうした計算を〔配分の場面において〕決定的な基準の地位に高めることに反対しているにすぎない。

リスクのある生活様式

これ以外の倫理学的な問題としては，いわゆるリスクのある生活様式（たとえば，過度の運動をする選手，喫煙者，アルコール中毒者，麻薬中毒者）に関する問題がある。これらの人々は自分の生活様式のために深刻な健康上のリスクを冒しており，それによってもたらされる医療コストは，連帯保障制度（最終的には保険の加入者や納税者）が補償することになる。はたしてこうしたことは社会的に正当であり，要求されうるものだろうか。それとも，ここでは社会的連帯の限界が踏み越えられているのだろうか。人間は自身の生活様式によって引き起こされた健康に関する結果については，それがいかなる形態であれ，費用を自分でまかなうべきなのだろうか。

健康に関しては，各人が強い自己責任をもつべきである，という立場を支持する理由として，次の二つの理由を引き合いに出すことができる。

(1) 私たちが費用を出資する義務をもつのは，自律的な生活を真面目に送っている人々に対してである。自分の健康をあえて危険にさらす人は，しかるべき結果を自分自身で引き受ける覚悟をもたなければならないし，それは当然，費用面での結果も含んでいる。
(2) 本人に費用を出資させることは，〔リスクをもつ〕生活の送り方を変えさせるための健康教育上の誘因の役割を果たす。

他方，リスクのあるライフスタイルをもつ人々を連帯保障制度から除外することに反対する人々は，以下の点を指摘する。

(1) リスクのあるものとないものを区別するための基準や，ライフスタイルのさまざまな様式を定義するための実用的な基準をどのように獲得すればよいのか，という問題がある。
(2) 生活様式の判定基準を実際に適用することについても問題がある。たとえある判断基準を見出したとしても，それを適用することはほとんど不可能だろう。第一に，長期間をかけて健康を促進させる行動と長期間をかけて健康を損なう行動との間に境界線を引くことは困難である。第二に，そうした基準を適用することは個人の生活様式に対する社会の側からの規制につながるだろう。もし社会が個人に特定の生活様式を指定し，それを守るかどうかを社会的連帯性から除外するかどうかを決める基準に据えるならば，健康な生活とはもはや望ましい人生を支える基盤の一つとはみなされずに，暗黙のうちに望ましい人生そのものと同一視されることになるだろう。他方で，そうした特定の生活様式を指定することは，あくまで部分的なものでしかないエートスの形態を普遍化することに等しいだろう。そのようなやり方は多元的なエートスを具えた社会のあり方とは相容れないものであり，流行りの言い方をすれば，原理主義的と呼ばれるにふさわしいやり方である。

シェーネ＝ザイフェルトとともに指摘するならば，さらに次のような事態が懸念される。

(3) 病気の原因を明確に同定することの難しさ。
(4) 自発的な意志によるものと自然な病気との境界線をどのように引くか，という問題。
(5) それに付随して，社会的な紛争の可能性が生じること。

「第一に，周知の通り，病気は多くの要因によって引き起こされるのであるから，原

因となる実際の要因を，そのつど明確に同定することはできない。第二に，すでに日常の事柄においても，私たちの行動様式が自発的なものであるかどうかを確定することには，大きな困難が伴う。麻薬中毒などの場合には，それはいっそう困難になる。そして最後に，そのようにして個々人に罪を着せることでもたらされる社会的なコストは，きわめて高いものとなろう。継続する不安感とおびえた状態，差別，監視といったことすべてを，どうか考えていただきたい」(Schöne-Seifert 1992, 43頁)。

(6) 最後に問題となるのは，こうした財政的な措置を講ずることが個人の道徳的態度の変更をどの程度もたらすのか，ということである。それとともに，次のような問いが出てくるだろう。すなわち，個人倫理に関わる措置をあれこれと講じることによって社会倫理に関わる問題にどの程度の見通しがつけられるのか，という問いである。医療制度に即して言うならば，この問いは次のようなかたちをとる。――はたして問題を個人の領域に閉じ込めることは，社会的に公平なヘルスケアを実現することに寄与するのか。あるいは次のように問うこともできる。「今日では，問題の解決策として個人の責任が引き合いに出されることがますます多くなっているが，そうした状況にあって，ヘルスケア・サービスへの平等なアクセスという社会的な側面が，どうして十分に考慮されることありえようか」(Luf 1997, 104頁)。

配分の基準としての年齢

医療費が全体のなかで格段に高いパーセンテージを占めているのは，高齢者が原因である。高齢者が全体に占める割合は，平均寿命の伸びのためにさらに高くなるだろう。したがって，資源配分に関する論議では，配分の基準としての年齢が大きな役割を果たすことになる。

　高齢者が原因となっている膨大な医療費に関して，ヴィルトは次のような提案をした (Virt 2000, 539頁)。すなわち，現在多くの国々では，早期に退職した年金受給者たちが労働力のストックとして蓄えられていることに鑑みて，彼らが高齢患者の世話役としてどの程度まで有意義に役立てられるのかについて検討する。そして，こうした試みが

合理化に対してどの程度まで顕著な効果をもっているのかについて検討するという提案である。もちろん，このようなことができるためには，人生がたんに仕事の時間と自由時間とに分類されるだけではなく，社会へと貢献する時間にもふり分けられるということを，早期のうちに学んでいることが必要である。

　はたして高齢者は費用がかさむことを理由として一定の医療サービスから除外されるべきなのだろうか。たとえばいくつかの論考の一つが提案しているように，さまざまな社会変革を行い，余分に余ったお金を予防措置に充てたり，高齢者や重病人よりも長生きする見込みの高い若者たちの治療に充てたりすることが，社会全体としては賢明なことなのではないだろうか。これに関連したダニエルズとキャラハンの提案は，ドイツ語圏における議論に対して，いくばくかの影響を及ぼした（Fleischhauer 1999 を参照）。
　まず，割り当てをすることは避けられないという仮定から出発して，ダニエルズは配分のための公正な基準を問うている。もし配分の基準が公正な手続きによって見出され，すべての当事者たちの合意によって支持されるならば，それらの基準は公正である。この手続きの公正さがもたらされるのは，すべての当事者がいかなる特定の立場にも与することなく，平等な機会のもとでその手続きを実行している場合である。つまり配分の公正な基準とは，それを探究する公正な手続きを通して得られた当事者たちの合意に基づく結果である。ダニエルズはここでロールズの社会契約論的なアプローチを取り上げ（Rawls 1982），理性的な人間たち（「賢明な計画者たち」）が等しい初期条件のもとで，保健衛生予算を保険契約のためにどのように使うだろうかと問うている。これらの人々が平等であるのは，一方では，彼ら全員が自らの将来については無知な状況に置かれているが，他方では，彼ら全員がしかるべき医療の専門知識をもちあわせているからである。彼らはいわゆる「無知のヴェール」のもとで自分たちの計画を実行に移そうとする。ここで「無知のヴェール」というのは，誰しも自分がどのような病気にかかるかを知らないからであるが，しかし年齢が増すごとに医学的介入によって得られる効果が減少していく，ということは皆が知っている。ダニエルズによれば，これらの人々は次のような保険契約に

賛成するだろう。その保険契約とは，すべての人が人生のそれぞれの段階にふさわしい生活を送ることを可能にしてくれるような契約である。しかし同時にそれは，加齢とともに資源配分を減らしていこうとする契約でもある。このような契約のあり方を導き出す際の理性的な考察とは，以下のようなものである。すなわち，およそ費用のかさむ出費というものは，なるほど若い時期においては値打ちがあるが，高齢期においてはもはや甲斐のないものであり，また，若い人々の人生の見通しを確保することの方が，人生の終わりに近づいている人々の見通しを確保することよりも重要である，という考察である。高齢者へのメディカル・ケアを削減しようとする医療システムは，決して高齢者に対する差別にはあたらない。年老いていくことは，ある集団だけに具わっている特徴ではなく，すべての人間に生じる現象だからである。もちろんダニエルズにとって，こうした年齢に応じた割り当ては，それがどうしても必要になったときの最後の手段（ultima ratio）であり，別の方法では解消することのできない財源不足が存在しているという条件のもとでのみ考えられるものである。彼の考察の中心にあるのは，人間がそれぞれの年齢に見合った生活を送るための能力を支えるようなヘルスケアという発想である。

　キャラハンは健康を過度に重んじるような態度や，そこから生じる健康回復のためにはどんな出費も惜しまないという人々の態度を批判している。健康はそれ自体が目的なのではなく，さまざまな人生設計を実現するという目的のための手段である。だが，これらの人生設計は通常は一定の自然な生存期間（たとえば80年くらい）が過ぎていくなかで実現されていく。高齢者に対する社会的な義務とは，彼らがそのような生存期間を無事に過ごしていく手助けをすることだけである。ここから生じるのは，年齢との関わりで医療資源を割り当てるという考え方である。高齢者のケアに関して言えば，それが意味することは，資金をもはや延命のために投入するのではなく，生命の質を向上させるためにのみ投入するということである。標準的に定められた自然な生存期間の経過に応じて，延命措置は差し控えられるべきであり，苦痛を緩和する処置だけがなされるべきである。つまり若者たちに有利になるように，高齢者にはなるべく医療資源の投入を差し控えるべきなのである。

以上のようなダニエルズとキャラハンの主張は，反論なしでは済まされなかった。彼らの議論は，一方では，意識理論に基づく人格概念を暗黙のうちに含んでいる。この人格概念によれば，人間と人格とは区別され，人格を具えた者とは，合理的思考能力のような道徳的に重要な属性を具えた者とみなされる。他方で，彼らの主張は，身体の健康を道具主義的な仕方で捉えようとしている。つまり彼らの主張に従えば，身体の健康とは，それが合理的な人生設計を実現するための手段であるからこそ価値があるようなものである。彼らは年齢を割り当ての基準とみなして，人生の初期や中期の段階にある人々を，人生の後期にある人々よりも優遇させることが正しいと考えているが，彼らに対する反論は，この正しさを彼らが説得しようとする際のいくつかの別の議論にも向けられる（たとえばその議論とは，人生の初期や中期の段階にある人々に医療資源を投入することは，彼らがよりよい人生設計をより長期間にわたってもつことを可能する，といった議論である）。

(1) 人間の尊厳に依拠した反論は，次のようなものである。——およそ年齢を理由として割り当てをすることは，人間の尊厳を軽視することである。というのも，人間の尊厳は特定の生存期間に限定されることはなく，すべての人間は仕事の能力や人生のどの段階にいるかということに関わりなく，自分の健康を配慮してしかるべきだからである（Eibach 2001, 71頁）。こうした各人の健康に対する配慮を保証することこそが，社会福祉的な法治国家の課題である。医学的な決定を下す際に，個々のケースでは年齢が一定の役割を果たすかもしれないということと，年齢を資源配分から除外するための基準として一般的に確定することとは，まったく違うことである。

　死に瀕した患者に対して，いかなる犠牲を払ってでも延命させようとする無思慮な態度から，医学的に見込みのない治療にお金をつぎ込んでいくといった事態は，どこまで行けばなくなるのか，という問題提起がなされてしかるべきだろう。そうしたお金は，緩和ケアに投入することもできるだろうし，その方が倫理的な意味においても，経済的な意味においても，はるかに有意義なお金の使い道だろう。だが，このような

方針転換は，純粋に経済学的な費用対効果の計算から導き出されるのではなく，患者にとって最善のことにつねに眼差しを向け続ける，という配慮の原理から導き出されるものである。

(2) 〈高齢者〉とは誰を意味するか，ということについての合意は，実際には形成されない。それゆえ，高齢者に医療サービスを差し控えることを正しいとする根拠は存在しない。
(3) 生存期間を規範的な仕方で定めることは，平均的に男性よりも長い寿命をもつ女性たちを差別することになる。
(4) 〈人生設計の実現〉といったことについて，およそ何らかの一般的な言明をすることは不可能である。
(5) 社会契約論が想定している〈無知のヴェールのもとでの決定〉は，必ずしも中立的，かつ記述的な知識に基づいてなされるわけではない。というのも，各人が病気についてもっている知識は，リスク回避のための行動に影響を及ぼすものであり，その意味で，そうした決定も実際には一定の規範的な基準に従っているからである。

　病気がどのように進行するか，ということについての蓋然的な知識は，リスク回避のための行動に影響を与える。「一体，どのような基準を設定することが，道徳的に正しいのだろうか。非常に稀な病気の犠牲者は，まさにこの稀であるということによって，より劣悪なケアを受けなければならないのだろうか」（Schöne-Seifert 1992, 43頁）。

(6) 自分の健康を損なうような行動をする人の余命を正確に予測することは不可能である（Schöne-Seifert 1992, 43頁）。
(7) 高齢者医療におけるコストの削減は，公平さからはかけ離れている。というのも，その削減は，現在すでにさまざまな仕方で冷遇されている人々の犠牲のもとで行われるからである。
(8) このような契約論的な基準設定に対して，一般的に反論としてもち出され

るのは，次のようなことである。──こうした基準設定は抽象的なものである。それは「人間がもつ健康と病気に関する知識は，その人の伝記的な成長過程の一部をなしており，そうした個人の成長過程を，契約論のような抽象的なやり方で先取りすることはできない，という事実にはっきりと矛盾している。社会契約説は，人間の自由の次元をより重視しようとする賞賛に値する努力をしているが，そうした努力にもかかわらず，結局のところ，この理論は，幸福量の功利主義的計算というきわめて疑わしい考え方に奉仕しているのである」(Luf 1997，105頁)。

5　マクロレベルにおける倫理学的問題

　マクロレベルでは，おもに次の二つの事柄が問題とされる。すなわち一方では，保健衛生予算の国家予算全体のなかで占める割合や，ヘルスケア分野に関わる政策決定のあり方が問題とされ，他方では，そうして割り当てられた保健衛生予算がメディカル・ケアの各領域にどのようにふり分けられるのかが問題とされる。ここでいう各領域とは，予防医療，治療，救急医療，入院患者のケア，外来患者のケア，医学研究，先端医学，基礎的ケアといった領域のことである。ここではまた，個々の入院患者への負担をどのように公平に分配するのか，看護学とその実践はどのような役割を果たしているのか，はたしてメディカル・ケアは単層的なものか，それとも多層的なものか，といった問題も扱われる。

　きわめて複雑な問題状況を明らかにするために，意思決定のレベル・意思決定の基準・意思決定の方式の三つを区別することが望ましいだろう (Luf 1997，106頁)。もし割り当てが必要になるとすれば，それは上位のマクロレベルに関わる事柄であろう。割り当ては社会全体の問題であり，社会全体で取り組み，社会全体が責任を取られなければならないものである。割り当てとヘルスケアを受ける平等な権利とを，どのようにして公正な仕方で結びつけるか，という問題は，おそらくほとんど解決することのできない問題である。だがしかし，決定の基準をできるかぎり公正なものにするという問題に関しては，少なくと

も受け入れがたいと思われる基準を除外していくことによって，ある程度，公正な基準を絞っていくことが可能である。むろんここでは，価値に関する社会的な基本合意をどのように形成するか，という問題が現れてくる。というのも，ヘルスケアの問題は，そもそも望ましい人生とはいかなるものかといった問題に触れることなしには解明することができないからである。結果として医療制度のなかに二つの階層に二分化されたシステムを導入することになるような配分措置は，公正なものと言えるだろうか。資源を配分する際には，社会全体の効用を最大化するような仕方で決定がなされるべきなのだろうか。民主主義的な法治国家では，意思決定の方式は，討議によって繰り返しやり直すことのできる，透明な合意形成を目指すような手続きだけが認められるだろう。そのような手続きの場には，できるかぎりすべての関係者たちの要求が提出され，自分では自分の考えを適切に表明することのできない人々の要求もまた，彼らの代弁者によって提出される。このことに関連した政治的な対話文化の問題は，それ自身が倫理学の未解決な課題である。

研究に関する配分

現在，世界規模での相互交流が医学研究の領域でも進んでいるが，それに伴って生じる独自の問題をなしているのが，研究の優先順位のもつ倫理的な意味である。研究の倫理に関する問題は，たんに個人の倫理という観点から考察されるだけではない。たしかに，倫理的に問題を含むやり方で研究をする人々は，つねに見出されるだろう。また，研究に対する熱意や知識を得ようとする個人的な衝動があまりにも強すぎる人々もいるだろうし，社会に還元されるはずの資金のうち，あまりにも多額の資金が研究につぎ込まれることもあるだろう。しかし，ここでたんに研究に対する個人や集団の衝動だけを研究の動機として指摘し，現代の研究の根底にある方法論的な還元主義——この還元主義は，それ自体，一つの存在論的な先行決定を行っている——の問題を忘れ去るならば，それはあまりにも短絡的な考えだろう。近代の自然科学的な意味での研究は，自然が意味のない事実へと還元された後にはじめて可能になったものである。このような還元的な操作こそが，科学研究に無限の進歩を約束している。

私たちにとって有意味なものの次元は、もはや科学のうちにはなく、それは私たちの生活世界的な経験のうちで保持されている。したがって倫理的に問題を含む研究は、それが社会によって適切な仕方で受容される場合にのみ行われることになるだろう。だが社会の受容というのは自然に生まれてくるものではない。環境保護運動を考えていただきたい。30年前かそれ以前に、環境思想がここまで世界的規模で広まることを、いったい誰が考えたであろうか。さらにまた、そもそも社会が倫理的に問題がある研究を受容するといったことが本当にあるのか、実際に問題とされているのは、社会的な利害という隠れ蓑をまとった別の利害ではないのか、といった点についても、さらに詳しく吟味しなければならない。

　研究の倫理に関する問題は、マクロレベルでの社会倫理的な展望のもとで扱われなければならない。研究というものは自然法則の支配下にあるのではなく、たとえ「事実による強制」が働いているにせよ、それ自身は自由に目標を設定することのできるものである（極端な例を挙げれば、客観的に見て急を要する研究であるといった弁明を行うロビー活動も、自然の現象ではない）。はたして医学研究は、いかなる優先順位に従ってなされるべきだろうか。どのような企画に対してお金がつぎ込まれるべきなのだろうか。緊急性というのは、何によって測られるのだろうか。病気が出現する頻度によるのだろうか。研究してもあまりお金にならない、貧困な国々で頻繁に起こる病気についてはどうなのか。稀にしか生じない病気についてはどうか。このような諸々の問題を公けの場で透明な仕方で検討することなしには、合理化や割り当てについての議論は、おそらく進展しないだろう。ある共同体において割り当てが必要であるかどうか、まだ合理化の可能性があるのか、そしてそれらの可能性をどのように具体的に実現していくことができるのか、といった問題は、たしかにまずは経験的な問題である。だがしかし、医療資源の不足は、（原料の産出による資源不足のように）自然にもたらされる現象ではなく、あくまでも社会文化的な現象である。結局のところ、ある社会が医療保障の分野に他の分野（たとえば、教育、交通、治安）よりもどれだけの多くの支出をする準備があるのかということは、その社会自身の姿勢にかかっている。そしてこの社会の姿勢は、それがまた、

その社会が人間の健康や病気・障害に対してどのような態度をとるのか，有意義な人生を送ることのできる可能性や，人生の始まりと終わりといったものに対して，つまり人間の人生全体に対して社会全体がどのような態度をとるのか，ということにかかっている。医療制度の目的が利益にではなく健康にあり，しかも住民の健康状態が必ずしも保健衛生制度のあり方だけによって決まるわけではないとすれば，医療資源の不足の問題は，財政政策における資金節約のための議論としてだけでなく，ヘルスケア政策に関する創造的な議論として，とりわけ社会倫理的な仕方で進められるべきだろう。

文献一覧

Ach, J. S.; Gaidt A.(Hg.) (1993), *Herausforderung der Bioethik*, Fromann-Holzboog, Stuttgart-Bad Cannstatt.

Ach, J. S.; Quante, M.(1994), ‚...having good times...'. Anmerkungen zum Konzept ‚Lebensqualität' in der biomedizinischen Ethik, in: *Zeitschrift für medizinische Ethik 40*, 307-319.

Ach, J. S.; Quante, M.(Hg.) (1999), *Hirntod und Organverpflanzung. Ethische, medizinische, psychologische und rechtliche Aspekte der Transplantationsmedizin*, 2. Aufl., Fromann-Holzboog, Stuttgart-Bad Cannstatt.

Albert, F. W.; Land, W.; Zwierlein, E.(Hg.) (1995), *Transplantationsmedizin und Ethik—Auf dem Weg zu einem gesellschaftlichen Konsens*, Pabst Science Publishers, Lengerich.

Anzenbacher, A.(1992), *Einführung in die Ethik*, Patmos, Düsseldorf.

Arnold, M.(1998), Probleme der Einlösung des Wirtschaftlichkeitsgebotes, in: *Jahrbuch für Wissenschaft und Ethik 3*, 159-172.

Bayertz, K.; Schmidtke, J.; Schreiber, H. L.(Hg.) (1995), *Somatische Gentherapie—Medizinische, ethische und juristische Aspekte des Gentransfers in menschliche Körperzellen*, Fischer, Stuttgart u.a.

Beauchamp, T. L.; Childress, J. F.(1994), *Principles of Biomedical Ethics*, 4. Aufl., Oxford University Press, New York-Oxford; トム・ビーチャム、ジェイムズ・チルドレス『生命医学倫理』(永安幸正, 立木教夫訳, 成文堂, 1997)

Beck, M.(2001), ‚*Hippokrates am Scheideweg'. Medizin zwischen Naturwissenschaft, Materialismus und ethischer Verantwortung* Schöningh, Paderborn.

Beckmann, J. P.(Hg.) (1996), *Fragen und Probleme einer medizinischen Ethik*, de Gruyter, Berlin-New York.

Beckmann, J. P.(1998a), Xenotransplantation und Ethik. Über die Notwendigkeit einer Vergleichzeitigung wissenschaftlicher Entwicklungen und ethischer Analyse, in: *Jahrbuch für Wissenschaft und Ethik 3*, 97-111.

Beckmann, J. P.(1998b), Patientenverfügungen: Autonomie und Selbstbestimmung vor dem Hintergrund eines im Wandel begriffenen Arzt-Patienten-Verhältnisses, in: *Zeitschrift für medizinische Ethik 44*, 143-156.

Beckmann, J. P.(1998 c), Suizidassistenz in philosophisch-ethischer Sicht, in: Ritzel, G.(Hg.)*Beihilfe zum Suizid—Ein Weg im Streit um Sterbehilfe?*, Roderer, Regensburg, 16-29.

Beier, H. M.(1999), Definition und Grenze der Totipotenz: Aspekte für die Präimplantationsdiagnostik, in: *Ethik in der Medizin 11, Supplement 1*, 23-37.

Bernat, E.(Hg.) (1993), *Ethik und Recht an der Grenze zwischen Leben und Tod*, Leykam, Graz.

Birnbacher, D.(1989), Genomanalyse und Gentherapie, in: Sass, H. M.(Hg.), *Medizin und Ethik*, Reclam, Stuttgart, 212-231.

Birnbacher, D.(1993), Welche Ethik ist als Bioethik tauglich?, in: Ach, J. S.; Gaidt, A.(Hg.), *Herausforderung der Bioethik*, Fromann-Holzboog, Stuttgart-Bad Cannstatt, 45-67.

Birnbacher, D.(1995), *Tun und Unterlassen*, Reclam, Stuttgart.

Birnbacher, D.(1996), Ethische Probleme der Embryonenforschung, in: Beckmann, J. P.(Hg.), *Fragen und

Probleme einer medizinischen Ethik, de Gruyter, Berlin-New York, 228-253.

Birnbacher, D. (1998a), Hirngewebstransplantation und neurobionische Eingriffe—anthropologische und ethische Fragen, in: *Jahrbuch für Wissenschaft und Ethik 3*, 78-95.

Birnbacher, D. (1998b), Recht auf Sterbehilfe—Pflicht zur Sterbehilfe?, in: Illhardt, F. J.; Heiss, H. W.; Dornberg, M. (Hg.), *Sterbehilfe—Handeln oder Unterlassen?*, Schattauer, Stuttgart u.a., 125-136.

Bischofskonferenz (1997), Wieviel Wissen tut uns gut? Chancen und Risiken der voraussagenden Medizin. Gemeinsames Wort der Deutschen Bischofskonferenz und des Rates der Evangelischen Kirche in Deutschland zur Woche für das Leben.

Böckle, F. (1989), Ethische Probleme der Organtransplantation, in: *Arzt und Christ 35*, 150-157.

Böckle, F. (1994), Menschenwürdig sterben, in: Honnefelder, L; Rager, G. (Hg.), *Ärztliches Urteilen und Handeln*, Insel, Frankfurt-Leipzig, 284-318.

Bondolfi, A. (2000), Beihilfe zum Suizid: grundsätzliche Überlegungen, rechtliche Regulierung und Detailprobleme, in: *Ethik in der Medizin 12*, 262-268.

Boss, M. (1975), *Grundriß der Medizin und der Psychologie*, 2. Aufl., Huber, Bern u.a.

Brody, B. A. (Hg.) (1988), *Moral Theory and Moral Judgement in Medical Ethics*, Kluwer Academic Publishers, Dordrecht.

Callahan, D. (1987), *Setting Limits. Medical Goals in an Aging Society*, Georgetown University Press, Washington D. C.; ダニエル・キャラハン『老いの医療——延命主義医療に代わるもの——』(山崎淳訳, 早川書房, 1990)

Brudermüller, G. K. (Hg.) (1999), *Angewandte Ethik und Medizin*, Königshausen & Neumann, Würzburg.

Condrau, G. (1975), *Medizinische Psychologie*, Kindler, München.

Condrau, G. (1980), Sterben, in: *Christlicher Glaube in moderner Gesellschaft 10*, Herder, Freiburg, 87-93.

Dabrock, P. (1999), Tauschgerechtigkeit im Gesundheitssystem?, in: *Zeitschrift für Evangelische Ethik 43*, 2-22.

Daniels, N. (1985), *Just Health Care*, Cambridge. [Teile in deutscher Übersetzung finden sich in Wiesing, U. (Hg.) (2000), *Ethik in der Medizin. Ein Reader*, Reclam, Stuttgart, 263-266.]

Daniels, N. (1988), *Am I my parents' keeper? An essay on justice between the young and the old*, Oxford University Press, NewYork-Oxford.

Deuschl, G. (1998), Transplantation von Gehirngewebe, in: *Zeitschrift für Evangelische Ethik 43*, 248-257.

Dichgans, J. (1994), Der Arzt und die Wahrheit am Krankenbett. Zur Aufklärung von Kranken und Sterbenden, in: Honnefelder, L.; Rager, G. (Hg), *Ärztliches Urteilen und Handeln*, Insel, Frankfurt-Leipzig, 193-213.

Düwell, M.; Mieth, D. (Hg.), (2000), *Ethik in der Humangenetik— Die neueren Entwicklungen der genetischen Frühdiagnostik aus ethischer Perspektive*, Francke, Tübingen-Basel.

Dworkin, R. (1994), *Die Grenzen des Lebens. Abtreibung, Euthanasie und persönliche Freiheit*, Rowohlt, Reinbek; ロナルド・ドゥオーキン『ライフズ・ドミニオン——中絶と尊厳死そして個人の自由』(水谷英夫, 小島妙子訳, 信山社出版, 1998)

Eibach, U. (1997), Vom Paternalismus zur Autonomie des Patienten? Medizinische Ethik im Spannungsfeld zwischen einer Ethik der Fürsorge und einer Ethik der Autonomie, in: *Zeitschrift für medizinische Ethik 43*, 215-231.

Eibach, U. (1998), *Sterbehilfe—Tötung aus Mitleid? Euthanasie und ‚lebensunwertes' Leben*, 2. Aufl., Brockhaus, Wuppertal.

Eibach, U. (1999), Organspende von Lebenden: Auch unter Fremden ein Akt der ‚Nächstenliebe'?, in:

Zeitschrift für medizinische Ethik 45, 217-231.

Eibach, U. (2000), Zeugung auf Probe?, in: *Zeitschrift für medizinische Ethik 46*, 107-121.

Eibach, U. (2001), Grenzen der Finanzierbarkeit des Gesundheitswesens und die Sorge für chronisch kranke Menschen—Sozialethische, christliche Aspekte der Verteilung der Mittel im Gesundheitswesen und die Diskussion über den ‚Lebenswert' chronisch kranker und schwerstpflegebedürftiger Menschen, in: *Ethik in der Medizin 13*, 61-75.

Eigler, F. W. (1996), Organtransplantation und ‚Hirntod', in: *Jahrbuch für Wissenschaft und Ethik 1*, 129-134.

Elstner, M. (Hg.) (1997), *Gentechnik, Ethik und Gesellschaft*, Springer, Berlin.

Engelhardt, D. (1997), *Ethik im Alltag der Medizin*, 2. Aufl., Birkhäuser, Basel.

Engelhardt, H. T. (1996), *The Foundations of Bioethics*, 2. Aufl., Oxford University Press, New York; H.T.エンゲルハート, H.ヨナスほか『バイオエシックスの基礎——欧米の「生命倫理」論』(加藤尚武, 飯田亘之編, 東海大学出版会, 1988)但し邦訳書は第1版の翻訳である。

Engelhardt, H. T. (1988), Zielkonflikte in nationalen Gesundheitssystemen, in: Sass, H. M. (Hg.), *Ethik und öffentliches Gesundheitswesen*, Springer, Berlin u.a.

Engels, E. M. (Hg.) (1999), *Biologie und Ethik*, Reclam, Stuttgart.

Engels, E. M.; Badura-Lotter, G., Schicktantz, S. (Hg.) (2000), *Neue Perspektiven der Transplantationsmedizin im interdisziplinären Dialog*, Nomos-Verlag-Ges., Baden-Baden.

Eser, A.; v. Lutterotti, M.; Sporken, P. (Hg.) (1989), *Lexikon Medizin Ethik Recht*, Herder, Freiburg u.a. (本文中では『医学・倫理学・法学事典』と表記し、その後に参照された箇所の段数を付記した)。

Faden, R. R.; Beauchamp, T. L. (1986), *A History and Theory of Informed Consent*, Oxford University Press, NewYork-Oxford; ルース・フェイドン、トム・ビーチャム『インフォームド・コンセント——患者の選択』(酒井忠昭, 秦洋一訳, みすず書房, 2007)

Feuerstein, G.; Kuhlmann, E. (Hg.) (1998), *Rationierung im Gesundheitswesen*, Ullstein Medical, Wiesbaden.

Fleischhauer, K. (1997), Probleme der Kostenbegrenzung im Gesundheitswesen durch Kostenbegrenzung—ein Blick über die Grenzen, in: *Jahrbuch für Wissenschaft und Ethik 2*, 137-156.

Fleischhauer, K. (1999), Altersdiskriminierung bei der Allokation medizinischer Leistungen. Kritischer Bericht zu einer Diskussion, in: *Jahrbuch für Wissenschaft und Ethik 4*, 195-252.

Fuchs, Ch. (1993), Allokationsprobleme bei knappen Ressourcen, in: Nagel, E.; Fuchs, Ch. (Hg.), *Soziale Gerechtigkeit im Gesundheitswesen. Ökonomische, ethische, rechtliche Fragen am Beispiel der Transplantationsmedizin*, Springer, Berlin u.a., 6-15.

Fuchs, Ch. (1999), Ethische Aspekte der Mittelknappheit im Gesundheitswesen: Die Bedeutung von Leitlinien, in: *Jahrbuch für Wissenschaft und Ethik 4*, 175-186.

Fuchs, Th. (1997a), Euthanasie und Suizidbeihilfe. Das Beispiel der Niedellande und die Ethik des Sterbens, in: Spaemann, R.; Fuchs, Th., *Töten oder sterben lassen?*, Herder, Freiburg, 31-107.

Fuchs, Th. (1997b), Was heißt, ‚töten'? Die Sinnstruktur ärztlichen Handelns bei passiver und aktiver Euthanasie, in: *Ethik in der Medizin 9*, 78-90.

Gäfgen, G. (1998), Das Dilemma zwischen humanem Anspruch und ökonomischer Knappheit im Gesundheitswesen, in: *Jahrbuch für Wissenschaft und Ethik 3*, 149-158.

Gierth, M. (Hg.) (2001), *Wer bist du, Mensch? Der Streit um das therapeutische Klonen*, Olzog, München.

Gordijn, B. (1998), Die Debatte über die ethischen Aspekte gentechnischer Interventionen an der menschlichen Keimbahn, in: *Zeitschrift für medizinische Ethik 44*, 293-315.

Gründel, J. (1987), Sittliche Bewertung des ärztlichen Handelns bei Anfang und Ende des menschlichen Lebens, in: Marquard, O.; Staudinger, H. (Hg.), *Anfang und Ende des menschlichen Lebens. Medizinethische Probleme*, Fink, München u.a., 78-100.

Güntert, B. (1998), Zwischen Rationalisierung und Rationierung-ökonomische oder politische Strategien zur rationalen Allokation von Gesundheitsgütern, in: Feuerstein, G.; Kuhlmann, E. (Hg.), *Rationierung im Gesundheitswesen*, Ullstein, Wiesbaden, 157-191.

Haker, H. (1998), Genetische Beratung und moralische Entscheidungsfindung, in: Düwell, M.; Mieth, D. (Hg.), *Ethik in der Humangenetik*, Francke, Tübingen, 238-268.

Hegselmann, R.; Merkel, R. (Hg.) (1991), *Zur Debatte über Euthanasie*, Suhrkamp, Frankfurt.

Heinemann, Th. (2000a), Klonierung menschlicher embryonaler Stammzellen: Zu den Statusargumenten aus naturwissenschaftlicher und moralphilosophischer Sicht, in: *Jahrbuch für Wissenschaft und Ethik 5*, 259-276.

Heinemann, Th. (2000b), Zum Begriff des ‚therapeutischen Klonens' in: *Zeitschrift für medizinische Ethik 46*, 316-321.

Helmchen, H.; Kanowski, S.; Koch, H. G. (1989), Forschung mit dementen Kranken. Forschungsbedarf und Einwilligungsproblematik, in: *Ethik in der Medizin 1*, 83-98.

Hengstschläger, M. (2001), *Das ungeborene menschliche Leben und die moderne Biomedizin. Was kann man, was darf man?*, Maudrich, Wien u.a.

Hepp, H. (1994), Ethische Probleme am Anfang des Lebens, in: Honnefelder, L.; Rager, G. (Hg.), *Ärztliches Urteilen und Handeln*, Insel, Frankfurt-Leipzig, 237-283.

Hoff, J.; Schmitten, J. in der (Hg.) (1994), *Wann ist der Mensch tot?*, Rowohlt, Hamburg.

Hoerster, N. (1989a), Forum: Ein Lebensrecht für die menschliche Leibesfrucht?, in: *Juristische Schulung, Heft 3*, 172-178

Hoerster, N. (1989b), Tötungsverbot und Sterbehilfe, in: Sass, H. M. (Hg.), *Medizin und Ethik*, Reclam, Stuttgart, 297-295.

Hoerster, N. (1991), *Abtreibung im säkularen Staat*, Suhrkamp, Frankfurt.

Hoerster, N. (1993), Zur rechtsethischen Begründung des Lebensrechts, in: Bernat, E. (Hg.), *Ethik und Recht an der Grenze zwischen Leben und Tod*, Leykam, Graz, 6-70.

Hoerster, N. (1995), *Neugeborene und das Recht auf Leben*, Suhrkamp, Frankfurt.

Höffe, O. (1998), Aus philosophischer Sicht: Medizin in Zeiten knapper Ressourcen, in: *Deutsches Ärzteblatt 95, Heft 5*, A202-205.

Höffe, O. (2000), Besonnenheit, Gerechtigkeit und Zivilcourage. Über Ressourcenknappheit im Gesundheitswesen. Eine Replik, in: *Zeitschrift für evangelische Ethik 44*, 89-102.

Holderegger, A. (2000) (Hg.), *Das medizinisch assistierte Sterben. Zur Sterbehilfe aus medizinischer, ethischer, juristischer und theologischer Sicht*, 2. Aufl., Universitätsverlag, Freiburg i. Ue. (Schweiz).

Holderegger, A.; Wils, J. P. (Hg.) (2001), *Interdisziplinäre Ethik. Grundlagen, Methoden, Bereiche*, Universitätsverlag, Freiburg i. Ue.

Honnefelder L. (1990), Medizin und Ethik. Herausforderungen und Neuansätze der biomedizinischen Ethik der Gegenwart, in: *Arzt und Christ 36*, 67-77.

Honnefelder, L. (1994a), Das Verhältnis des Menschen zu Leben, Leiblichkeit, Krankheit und Tod. Elemente einer philosophischen Anthropologie, in: Honnefelder, L.; Rager, G. (Hg.), *Ärztliches Urteilen und Handeln*, Insel, Frankfurt-Leipzig, 104-134.

Honnefelder, L. (1994b), Die ethische Entscheidung im ärztlichen Handeln. Einführung in die Grundlagen der medizinischen Ethik, in: Honnefelder, L.; Rager, G.(Hg.), *Ärztliches Urteilen und Handeln*, Insel, Frankfurt-Leipzig, 135-190.

Honnefelder, L.(1994 c), Humangenetik und Menschenwürde, in: Honnefelder, L.; Rager, G.(Hg.), *Ärztliches Urteilen und Handeln*, Insel, Frankfurt-Leipzig, 214-236.

Honnefelder, L.(1997a), Medizinische Ethik und ärztliche Teleologie. Zu den ethischen Aspekten der Behandlung irreversibel bewußtloser Patienten, in: *Jahrbuch für Wissenschaft und Ethik 2*, 169-180.

Honnefelder, L.(1997b), Das Menschenrechtsübereinkommen zur Biomedizin des Europarats. Zur zweiten und endgültigen Fassung des Dokuments, in: *Jahrbuch für Wissenschaft und Ethik 2*, 305-318.

Honnefelder, L.(1999), Anwendung in der Ethik und angewandte Ethik, in: *Jahrbuch für Wissenschaft und Ethik 4*, 273-282.

Honnefelder L.; Rager, G.(Hg.) (1994), *Ärztliches Urteilen und Handeln*, Insel, Frankfurt-Leipzig.

Hucklenbroich, P.(1998), Die Struktur medizinischen Wissens. Zur Grundlegung und zum Verhlältnis von Medizintheorie und medizinischer Ethik, in: *Zeitschrift für medizinische Ethik 44*, 107-125.

Illhardt, F. J.(1985), *Medizinische Ethik. Ein Arbeitsbuch. Unter Mitarbeit von H. G. Koch*, Springer, Berlin u.a.

Illhardt, F. J.; Heiss, H. W.; Dornberg, M.(Hg.) (1998), *Sterbehilfe—Handeln oder Unterlassen?*, Schattauer, Stuttgart u.a.

Irrgang, B.(1991), Sittliche Bewertungskriterien der Human-Genetik, in: *Stimmen der Zeit 209*, 239-253.

Irrgang, B.(1995), *Grundriß der medizinischen Ethik*, UTB, München-Basel; ベルンハルト・イルガンク『医の倫理』（河村克俊，飛田就一訳，昭和堂，2003）

Irrgang, B.(1996), Genethik, in: Nida-Rümelin, J.(Hg.), *Angewandte Ethik*, Kröner, Stuttgart, 510-551.

Jähnichen, T.(1999), Die soziale Konstruktion von ‚Knappheit', in: *Zeitschrift für Evangelische Ethik 43*, 22-25.

Jonas, H.(1987), *Technik, Medizin und Ethik. Praxis des Prinzips Verantwortung*, Suhrkamp, Frankfurt.

Kahlke, W.; Reiter-Theil, S.(Hg.) (1995), *Ethik in der Medizin*, Enke, Stuttgart.

Kaminsky, C.(1998), *Embryonen, Ethik und Verantwortung*, Mohr Siebeck, Tübingen.

Kersting, W.(Hg.) (1997), *Gerechtigkeit als Tausch? Auseinandersetzungen mit der politischen Philosophie Otfried Höffes*, Suhrkamp, Frankfurt (stw 1297).

Kersting, W.(1999), Über Gerechtigkeit im Gesundheitswesen, in: *Jahrbuch für Wissenschaft und Ethik 4*, 143-173.

Kettner, M.(Hg.) (2000), *Angewandte Ethik als Politikum*, Suhrkamp, Frankfurt.

Kirch, W.; Kliemt, H.(Hg.) (1997), *Rationierung im Gesundheitswesen*, Roderer, Regensburg.

Kleinert, S.(Hg.) (1997), *Der medizinische Blick auf Behinderung*, Königshausen & Neumann, Würzburg.

Kliegel, M.(1999), Das Verhältnis von Abtreibung und Transplantation fetalen Hirngewebes: Eine Mittel-Zweck-Beziehung?, in: *Ethik in der Medizin 11*, 162-168.

Kliemt, H.(1993), ‚Gerechtigkeitskriterien' in der Transplantationsmedizin—Eine ordoliberale Perspektive, in: Nagel, E.; Fuchs, Ch.(Hg.), *Soziale Gerechtigkeit im Gesundheitswesen. Ökonomische, ethische, rechtliche Fragen am Beispiel der Transplantationsmedizin*, Springer, Berlin u.a., 262-283.

Kluxen, W.(1997), *Moral—Vernunft—Natur. Beiträge zur Ethik*, Schöningh, Paderborn u.a.

Kollek, R.(2000), *Präimplantationsdiagnostik. Embryonenselektion, weibliche Autonomie und Recht*, Francke, Tübingen-Basel.

Korff, W.; Beck, L.; Mikat, P.(Hg.) (1998), *Lexikon der Bioethik*, Gütersloher Verlagshaus, Gütersloh（本文中では『生命倫理学事典』と表し，その後に巻数と頁数を付記した）。

Körtner, U.(1999), Gesundheit um jeden Preis?, in: *Zeitschrift für medizinische Ethik 45*, 303-317.

Körtner, U.; Virt, G.(1999), Die Lebenden und die Toten. Ethische Gesichtspunkte des Umgangs mit dem Leichnam, in: *Zeitschrift für medizinische Ethik 45*, 33-43.

Körtner, U.(2001), *Unverfügbarkeit des Lebens?*, Neukirchener, Neukirchen-Vluyn.

Krämer, W.(1997), Hippokrates und Sisyphus—die moderne Medizin als Opfer ihres eigenen Erfolges, in: Kirch, W.; Kliemt, H.(Hg.), *Rationierung im Gesundheitswesen*, Roderer, Regensburg, 7-19.

Kreß, H.(1999), Personwürde am Lebensbeginn, in: *Zeitschrift für Evangelische Ethik 43*, 36-53.

Kuhse, H.(1991), Warum Fragen der aktiven und passiven Euthanasie auch in Deutschland unvermeidlich sind, in: Hegselmann, R. ; Merkel, R.(Hg.), *Zur Debatte über Euthanasie*, Suhrkamp, Frankfurt, 51-70.

Kuhse, H.(1993), *Muß dieses Kind am Leben bleiben?*, Fischer, Erlangen.

Kummer, Ch.(1999), Was man aus Embryonen machen kann. Über Wert und Verwertungmenschlicher Stammzellen, in: *Stimmen der Zeit 124*, 172-182.

Lachmann, R.; Meuter N.(1997), *Medizinische Gerechtigkeit. Patientenauswahl in der Transplantationsmedizin*, Fink, München.

Lanzerath, D.(1998), Prädiktive genetische Tests im Spannungsfeld von ärztlicher Indikation und informationeller Selbstbestimmung, in: *Jahrbuch für Wissenschaft und Ethik 3*, 193-203.

Lanzerath, D.(2000), *Krankheit und ärztliches Handeln. Zur Funktion des Krankheitsbegriffs in der medizinischen Ethik*, Alber, Freiburg-München.

Lanzerath, D.; Honnefelder, L.(2000), Krankheitsbegriff und ärztliche Anwendung der Humangenetik, in: Düwell, M.; Mieth, D.(Hg.), *Ethik in der Humangenetik—Die neueren Entwicklungen der genetischen Frühdiagnostik aus ethischer Perspektive*, Francke, Tübingen-Basel, 51-77.

Lauterbach, K. W.(1999), Effizienz und Gerechtigkeit im Gesundheitswesen, in: *Jahrbuch für Wissenschaft und Ethik 4*, 187-194.

Leist, A.(1990a), *Eine Frage des Lebens. Ethik der Abtreibung und künstlichen Befruchtung*, Campus, Frankfurt.

Leist, A.(Hg.) (1990b), *Um Leben und Tod*, Suhrkamp, Frankfurt 1990.

Lockwood, M.(1990), Der Warnock-Bericht: eine philosophische Kritik, in: Leist, A.(Hg.), *Um Leben und Tod. Moralische Probleme bei Abtreibung, künstlicher Befruchtung, Euthanasie und Selbstmord*, Suhrkamp, Frankfurt, 235-265.

Löw, R.(1985), *Leben aus dem Labor*, Bertelsmann, München.

Löw, R.(Hg.) (1990), *Bioethik. Philosophisch-theologische Beiträge zu einem brisanten Thema*, Communio, Köln.

Löw, R.(1992), Philosophisch-anthropologische Aspekte der Behindertenproblematik, in: *Zeitschrift für medizinische Ethik 38*, 291-300.

Luf, G.(1997), Verteilungsgerechtigkeit im Bereich der modernen Medizin. Rechtsethische Überlegungen, in: *Recht der Medizin 4*, 99-106.

Luf, G.(2001), Zur Ethik der Ethikkommissionen. Tätigkeit und Rechtsgrundlagen der Ethikkommissionen in Österreich, in: Bernat, E.; Böhler, E.; Weilinger, A.(Hg.), *Festschrift Heinz Krejci*, Verlag Österreich, Wien, 1969-1981.

Mack, E.(1998), Ethik des Gesundheitswesens, in: *Jahrbuch für Wissenschaft und Ethik 3*, 173-189.

Mack, E.(2001), Rationierung im Gesundheitswesen—ein wirtschafts- und sozialethisches Problem, in: *Ethik in der Medizin 13*, 17-32.

Marckmann, G.(2000), Mittelverteilung im Gesundheitswesen. Einführung, in: Wiesing, U.(Hg.), *Ethik in der Medizin. Ein Reader*, Reclam, Stuttgart, 240-250.

Memmer, M. (2000), Patiententestament und Stellvertreter in Gesundheitsangelegenheiten, in: Kopetzki, Chr. (Hg.), *Antizipierte Patientenverfügungen. „Patiententestament' und Stellvertretung in Gesundheitsangelegenheiten*, Manz, Wien, 1-37.

Mieth, D. (1998), Probleme der Ethik in der Biomedizin am Beispiel der Klonierungsdebatte, in: Kleer, M.; Sölling, C. (Hg.), *Herausforderung Klonen*, Bonifatius Verlag, Paderborn, 43-56.

Mieth, D. (1999a), Präimplantationsdiagnostik im gesellschaftlichen Kontext—eine sozialethische Perspektive, in: *Ethik in der Medizin 11, Suppl. 1*, 77-86.

Mieth, D. (1999b), Präimplantationsdiagnostik—Eckpunkte einer zukünftigen Diskussion, in: *Ethik in der Medizin 11, Suppl. 1*, 136-141.

Mieth, D. (2001), *Die Diktatur der Gene*, Herder, Freiburg u.a.

Müller, A. W. (1997), *Tötung auf Verlangen—Wohltat oder Untat?*, Kohlhammer, Stuttgart.

Nagel, E.; Fuchs, Ch. (Hg.) (1993), *Soziale Gerechtigkeit im Gesundheitswesen. Ökonomische, ethische, rechtliche Fragen am Beispiel der Transplantationsmedizin*, Springer, Berlin u.a.

Nagel, E.; Fuchs, Ch. (Hg.) (1998), *Rationalisierung und Rationierung im deutschen Gesundheitswesen*, Thieme, Stuttgart.

Nida-Rümelin, J. (1996a), Theoretische und angewandte Ethik: Paradigmen, Begründungen, Bereiche, in: ders. (Hg.), *Angewandte Ethik*, Kröner, Stuttgart, 2-85.

Nida-Rümelin, J. (Hg.) (1996b), *Angewandte Ethik*, Kröner, Stuttgart.

Noichl, F. (2001), Heil durch Medizin?, in: *Zeitschrift für medizinische Ethik 47*, 71-81.

Oberender, P. (Hg.) (1996), *Rationalisierung und Rationierung im Gesundheitswesen*, SM Verlagsgesellschaft, Gräfelfing.

Oduncu, F. S. (2001), Klonierung von Menschen—biologisch-technische Grundlagen, ethisch-rechtliche Bewertung, in: *Ethik in der Medizin 13*, 111-126.

Pauer-Studer, H. (1997), Öffentliche Vernunft und Medizinethik, in: Rippe, K. P. (Hg.) (1999), *Angewandte Ethik in der pluralistischen Gesellschaft*, Universitätsverlag, Freiburg (Schweiz), 371-384.

Patzig, G. ; Schöne-Seifert, B. (1995), Theoretische Grundlagen und Systematik der Ethik in der Medizin, in: Kahlke, W. ; Reiter-Theil, S. (Hg.), *Ethik in der Medizin*, Enke, Stuttgart, 1-9.

Pöltner, G. (1992), Achtung der Würde und Schutz von Interessen, in: Bonelli, J. (Hg.), *Medizin und Ethik: Der Mensch als Mitte und Maßstab der Medizin*, Springer, Wien, 3-32.

Pöltner, G. (1993), Die konsequenzialistische Begründung des Lebensschutzes, in: *Zeitschrift für philosophische Forschung 47*, 184-203.

Pöltner, G. (1994a), Ethische Perspektiven moderner Technologien am Beispiel der Gentechnologie, in: Pfusterschmid-Hardtenstein, H. (Hg.), *Was ist der Mensch? Menschenbilder im Wandel. Europäisches Forum Alpbach 1993*, Ibera, Wien, 279-284.

Pöltner, G. (1994b), Die anthropologischen Grundlagen ärztlichen Handelns, in: Wessel, K. F. (Hg.), *Herkunft, Krise und Wandlung der modernen Medizin*, Kleine, Bielefeld, 52-69.

Pöltner, G. (1995), Die theoretische Grundlage der Hirntodthese, in: Schwarz, M.; Bonelli, J. (Hg.), *Der Status des Hirnoten. Eine interdisziplinäre Analyse der Grenzen des Lebens*, Springer, Wien-New York, 125-146.

Pöltner, G. (1996a), Das Phänomen des Anfangs des menschlichen Daseins. Ontologische Implikationen der Rede vom Lebensschutz, in: Schramm, A. (Hg.), *Philosophie in Österreich*, Hölder-Pichler-Tempsky, Wien, 278-282.

Pöltner, G.(1996b), Was ist das, ein guter Arzt? Von der Unverzichtbarkeit der Philosophie für die Medizin, in: *Selbstorganisation 7*, 119-130.

Pöltner, G.(1998), Ethische Probleme ärztlicher Aufklärung, in: Mayer-Maly, T.; Prat, E. H.(Hg.), *Ärztliche Aufklärungspflicht und Haftung*, Springer, Wien u.a., 1-7.

Pöltner, G.(1999), Menschen—Personen. Ontologische Implikationen der Debatte um den Personbegriff, in: *Sonderheft zu Bd. 15 der Daseinsanalyse*, 224-233.

Pöltner, G.(2000), Unantastbarkeit des Lebens—Grenzen der Selbstbestimmung, in: Bonelli, J.; Prat, E. H. (Hg.), *Leben—Sterben—Euthanasie*, Springer, Wien-New York, 39-50.

Propping, P.(1996), Humangenetik in der Pränataldiagnostik. Die normative Funktion des Krankheits- und Behindertenbegriffs: Medizinischhumangenetische Aspekte, in: *Jahrbuch für Wissenschaft und Ethik 1*, 105-110.

Quante, M.; Vieth, A.(2000), Angewandte Ethik oder Ethik in Anwendung? Überlegungen zur Weiterentwicklung des principlism, in: *Jahrbuch für Wissenschaft und Ethik 5*, 5-34.

Rachels, J.(1989), Aktive und passive Sterbehilfe, in: Sass, H. M.(Hg.), *Medizin und Ethik*, Reclam, Stuttgart, 254-264; ジェイムズ・レイチェルス「積極的安楽死と消極的安楽死」(H.T. エンゲルハート, H.ヨナスほか『バイオエシックスの基礎――欧米の「生命倫理」論』(加藤尚武, 飯田亘之編, 東海大学出版会, 1988)に所収)

Rager, G.(1994a), Medizin als Wissenschaft und ärztliches Handeln, in: Honnefelder, L.; Rager, G.(Hg.), *Ärztliches Urteilen und Handeln*, Insel, Frankfurt-Leipzig, 15-52.

Rager G.(1994b), Menschsein zwischen Lebensanfang und Lebensende. Grundzüge einer medizinischen Anthropologie, in: Honnefelder, L.; Rager, G.(Hg.), *Ärztliches Urteilen und Handeln*, Insel, Frankfurt-Leipzig, 53-103.

Rager, G.(1996), Embryo— Mensch—Person: Zur Frage nach dem Beginn des personalen Lebens, in: Beckmann, J. P.(Hg.), *Fragen und Probleme einer medizinischen Ethik*, de Gruyter, Berlin-New York, 254-278.

Rager, G.(Hg.) (1997), *Beginn, Personalität und Würde des Menschen*, Alber, Freiburg u.a.

Rager, G.(2000), Präimplantationsdiagnostik und der Status des Embryos, in: *Zeitschrift für medizinische Ethik 46*, 81-89.

Ratz, E.(Hg.) (1995), *Zwischen Neutralität und Weisung. Zur Theorie und Praxis von Beratung in der Humangenetik*, Claudius, München.

Rawls, J.(1982), *Eine Theorie der Gerechtigkeit*, Suhrkamp, Frankfurt; ジョン・ロールズ『正義論』(川本隆史, 福間聡, 神島裕子訳, 紀伊国屋書店, 2010)

Rehmann-Sutter, Ch.; Müller, H.(Hg.) (1995), *Ethik und Gentherapie. Zum praktischen Diskurs um die molekulare Medizin*, Francke, Tübingen.

Reich, W. T.(Hg.) (1995), *Encyclopedia of Bioethics*, 2. Aufl., Macmillan, New York.

Reiter, J.(1990), Prädiktive Medizin—Genomanalyse—Gentherapie, in: Löw, R.(Hg.), *Bioethik. Philosophisch-theologische Beiträge zu einem brisanten Thema*, Communio, Köln, 59-82.

Reiter-Theil, S.(1998), Ethische Fragen in der genetischen Beratung. Was leisten Konzepte wie ‚Nichtdirektivität' und ‚ethische Neutralität' für die Problemlösung?, in: *Concilium 34*, 138-148.

Ricken, F.(1998), *Allgemeine Ethik*, 3. Aufl., Kohlhammer, Stuttgart.

Riha, O.(1998), *Ethik in der Medizin. Eine Einführung*, Shaker, Aachen.

Rippe, K. P.(Hg.) (1999), *Angewandte Ethik in der pluralistischen Gesellschaft*, Universitätsverlag, Freiburg (Schweiz).

Ruppel, K.; Mieth, D.(2000), Ethische Probleme der Präimplantationsdiagnostik, in: Düwell, M.; Mieth, D. (Hg.) (2000), *Ethik in der Humangenetik—Die neueren Entwicklungen der genetischen Frühdiagnostik aus ethischer Perspektive*, Francke, Tübingen-Basel, 358-379.
Sass, H. M.(Hg.) (1989a), *Bioethik in den USA*, Springer, Berlin u.a.
Sass, H. M.(Hg.) (1989b), *Medizin und Ethik*, Reclam, Stuttgart.
Sass, H. M.(1990), Behandlungsqualität oder Lebensqualität? Ethische Implikationen von ‚Lebensqualität' als Bewertungskriterium in der Medizin, in: Schölmerich, P.; Thews, G.(Hg.), *‚Lebensqualität' als Bewertungskriterium in der Medizin*, Fischer, Stuttgart, 225-246.
Sass, H. M. (Hg.) (1991), *Genomanalyse und Gentherapie. Ethische Herausforderungen in der Humanmedizin*, Springer, Berlin u.a.
Schockenhoff, E.(1991), *Sterbehilfe und Menschenwürde. Begleitung zu einem ‚eigenen Tod'*, Pustet, Regensburg.
Schockenhoff, E.(1992), Der gläserne Mensch. Ethische Überlegungen zur Analyse des menschlichen Genoms, in: *Arzt und Christ 38*, 87-102.
Schockenhoff, E.(1998),Wie das Schaf so der Mensch? Theologisch-ethische Überlegungen zur Nutzung der Gentechnik, in: *Theologische Perspektiven 5*, 196-202.
Schockenhoff, E.(2000a), Ein gesundes Kind um jeden Preis? Ethische Erwägungen zur Präimplantationsdiagnostik, in: *Zeitschrift für medizinische Ethik 46*, 91-105.
Schockenhoff, E.(2000b), Töten oder Sterbenlassen, in: Gordijn, B.; ten Have, H.(Hg.), *Medizin-Ethik und Kultur*, Fromann-Holzboog, Stuttgart u.a., 459-476.
Schockenhoff, E.(2000 c), *Ethik des Lebens*, 3. Aufl., Grünewald, Mainz.
Schockenhoff, E.(2001), Die Ethik des Heilens und die Menschenwürde, in: *Zeitschrift für medizinische Ethik 47*, 235-257.
Schölmerich, P.; Thews, G.(Hg.) (1990), *‚Lebensqualität' als Bewertungskriterium in der Medizin*, Fischer, Stuttgart.
Schöne-Seifert, B.(1992), Was sind ‚gerechte' Verteilungskriterien?, in: Mohr, J.; Schubert, Ch.(Hg.), *Ethik der Gesundheitsökonomie*, Springer, Berlin u.a., 34-44.
Schöne-Seifert, B.(1995), Theoretische Grundlagen und Systematik der Ethik in der Medizin, in: Kahlke, W.; Reiter-Theil, S.(Hg.), *Ethik in der Medizin*, Enke, Stuttgart.
Schöne-Seifert, B.(1996), Medizin-Ethik, in: Nida-Rümelin, J.(Hg.), *Angewandte Ethik*, Kröner, Stuttgart, 552-648.
Schöne-Seifert, B.(1997), Die Grenzen zwischen Töten und Sterben lassen, in: *Jahrbuch für Wissenschaft und Ethik 2*, 205-226.
Schöne-Seifert, B.(2000), Ist Assistanz zum Sterben unärztlich?, in: Holderegger, A.(Hg.), *Das medizinisch assistierte Sterben. Zur Sterbehilfe aus medizinischer, ethischer, juristischer und theologischer Sicht*, 2. Aufl., Universitätsverlag Freiburg i. Ue, 98-118.
Schöne-Seifert, B.; Krüger, L.(Hg.) (1993), *Humangenetik—Ethische Probleme der Beratung, Diagnostik und Forschung*, Fischer, Stuttgart u.a.
Schwemmer, O.(1996), Ethische Probleme der Transplantationsmedizin, in: Beckmann, J. P.(Hg.), *Fragen und Probleme einer medizinischen Ethik*, de Gruyter, Berlin-New York, 355-396.
Siep, L.(1996), Zur Ethik der Organtransplantation, in: *Jahrbuch für Wissenschaft und Ethik 1*, 235-242.
Siep, L.(1999), Ethische Aspekte der Forschung mit nicht-einwilligungsfähigen Personen, in: *Jahrbuch für Wissenschaft und Ethik 4*, 115-125.

Siep, L.; Quante, M.(2000), Ist die aktive Herbeiführung des Todes im Bereich des medizinischen Handelns philosophisch zu rechtfertigen?, in: Holderegger, A.(Hg.), *Das medizinisch assistierte Sterben. Zur Sterbehilfe aus medizinischer, ethischer, juristischer und theologischer Sicht*, 2. Aufl., Universitätsverlag, Freiburg i. Ue., 37-55.; ルートヴィヒ・ジープ, ミヒャエル・クヴァンテ「安楽死を哲学的に考える」(L.ジープ, K. バイエルツ, M. クヴァンテ『ドイツ応用倫理学の現在』(ナカニシヤ出版, 2002) に所収)

Singer, P.(1984), *Praktische Ethik*, Reclam, Stuttgart; ピーター・シンガー『実践の倫理』(山内友三郎, 塚崎智訳, 昭和堂, 1999)

Spaemann, R.; Fuchs, Th.(1997), *Töten oder sterben lassen?*, Herder, Freiburg (Herder Spektrum 4571).

Splett, J.(1994), Der Mensch als Kranker—Der Kranke als Mensch, in: Wessel, K. F.(Hg.), *Herkunft, Krise und Wandlung der modernen Medizin*, Kleine, Bielefeld, 198-205.

Splett, J.(1997), Philosophische Gedanken zum Fallbericht(Von einer Schwangerschafts-Begleitung nach Hirnversagen), in: *Zeitschrift für medizinische Ethik 43*, 69-75.

Stoecker, R.(1999), *Der Hirntod. Ein medizinethisches Problem und seine moralphilosophische Transformation*, Alber, Freiburg-München.

Tauplitz, J.(2001), Die neue Deklaration von Helsinki, in: *Dt. Ärztebl.* 2001; 98: A 2413-2420 (Heft 38).

Tellenbach, H.(1980), Zur Phänomenologie des Gesundseins und deren Konsequenzen für den Arzt, in: *Zeitschrift für klinische Psychologie und Psychotherapie 28*; 57-67.

Toellner, R.(Hg.) (1990), *Die Ethikkommission in der Medizin*, Fischer, Stuttgart u.a.

Toellner, R.; Dopplfeld, E.(Hg.) (1991), *Organtransplantation. Beiträge zu ethischen und juristischen Fragen*, Urban & Fischer, Stuttgart-New York.

Uexküll, v. Th. ; Wesiack, W.(1988), *Theorie der Humanmedizin. Grundlagen aerztlichen Denkens und Handelns*, Urban & Schwarzenberg, München.

Virt, G.(1991), Moraltheologische Erwägungen zur Therapiebegrenzung in der modernen Medizin, in: *Horizonte sittlichen Handelns (Grazer theologische Studien 14)*, Graz, 353-360.

Virt, G.(1998a), *Leben bis zum Ende*, Tyrolia, Innsbruck.

Virt, G.(1998b), Non-heart-beating donors aus ethischer Perspektive, in: *Imago hominis 5*, 41-44.

Virt, G.(2000), Moraltheologische Überlegungen zu Patientenverfügungen, in: Kopetzki, Chr.(Hg.), *Antizipierte Patientenverfügungen. ‚Patiententestament' und Stellvertretung in Gesundheitsangelegenheiten*, Manz, Wien, 131-142.

Virt G.(2001), Medizinische Ethik im Horizont ökonomischer Probleme, in: *Soziale Sicherheit*, 533-541.

Vollmann, J.(1999), Aufklärung und Einwilligung von Patienten in der Medizin: Klinische Praxis—Medizin-Ethik—Gesundheitsökonomie, in: *Zeitschrift für medizinische Ethik 45*, 109-117.

Vollmann, J.(2000), ‚Therapeutische' versus ‚nicht-therapeutische' Forschung—eine medizin-ethisch plausible Differenzierung?, in: *Ethik in der Medizin 12*, 65-74.

Wagner, W.(2000), Zu Matthias Kliegel: Das Verhältnis von Abtreibung und Transplantation fetalen Hirngewebes: Eine Mittel-Zweck-Beziehung?, in: *Ethik in der Medizin 11* (1999), 162-168, in: *Ethik in der Medizin 12*, 119.

Wieland, W.(1986), *Strukturwandel der Medizin und ärztliche Ethik. Philosophische Überlegungen zu Grundfragen einer praktischen Wissenschaft*, Winter, Berlin u.a.

Wiesing, U.(1998), Kann die Medizin als praktische Wissenschaft auf eine allgemeine Definition von Krankheit verzichten?, in: *Zeitschrift für medizinische Ethik 44*, 83-97.

Wiesing, U.(Hg.) (2000), *Ethik in der Medizin. Ein Reader*, Reclam, Stuttgart.

Wildfeuer, A. G. (1997), Chancen und Risiken der Anwendung humangenetischer Methoden in der pränatalen Diagnostik: ein Überblick über die öffentliche Diskussion in Deutschland, in: *Zeitschrift für medizinische Ethik 43*, 131-145.

Wils, J. P.; Mieth, D. (Hg.) (1991), *Ethik ohne Chance? Erkundungen im technologischen Zeitalter*, Francke, Tübingen.

Winnacker, E. L. (1997), Gentechnik—Ethische Bewertung von Eingriffen am Menschen, in: *Jahrbuch für Wissenschaft und Ethik 2*, 89-103.

Wolbert, W. (1989), Wann ist der Mensch ein Mensch? Zur Frage nach dem Beginn und Ende personalen Lebens, in: *Moraltheologisches Jahrbuch 1*, 15-33.

Wolbert, W. (1996), Zur neueren Diskussion um den Gehirntod, in: *Ethik in der Medizin 8*, 6-18.

Wolf, J. Cl. (2000), Sterben, Tod und Tötung, in: Wiesing, U. (Hg.), *Ethik in der Medizin. Ein Reader*, Reclam, Stuttgart, 220-225.

Wolff, G. (1997), Ethische Aspekte genetischer Diagnostik und Beratung, in: Elstner, M. (Hg.), *Gentechnik, Ethik und Gesellschaft*, Springer, Berlin, 57-80.

Wolff, G.; Jung, Ch. (1994), Nichtdirektivität und Genetische Beratung, in: *Medizinische Genetik 6*.

Wolff, H. P. (1989), Arzt und Patient, in: Sass, H. M. (Hg.), *Medizin und Ethik*, Reclam, Stuttgart, 184-211.

Woopen, Ch. (1999a), Ethische Aspekte der Forschung an nicht oder teilweise Einwilligungsfähigen, in: *Zeitschrift für medizinische Ethik 45*, 51-69.

Wucherer-Huldenfeld, K. A. (1994), *Ursprüngliche Erfahrung und personales Sein. Ausgewählte philosophische Studien I*, Böhlau, Wien.

Wuermeling, H. B. (2001), Triage, in: *Zeitschrift für medizinische Ethik 47*, 133-137.

Zerres, K. (1992), Humangenetische Beratung, in: *Arzt und Christ 38*, 75-85.

倫理綱領・指針・声明文など

Deklaration von Helsinki des Weltärztebundes (Version Edinburgh 2000), World Medical Association (http://www.wma.net). Deutsche Übersetzung durch die Deutsche Bundesärztekammer (www.bundesaerztekammer.de) abgedruckt in: Tauplitz, J. (2001), Die neue Deklaration von Helsinki, in: *Dt. Ärztebl.* 2001; 98: A 2413-2420 (Heft 38); 世界医師会の「ヘルシンキ宣言」(日本語訳は日本医師会のサイト (http://www.med.or.jp) で閲覧することができる。なお上記では2000年のエジンバラ総会で採択された改訂版が参照されているが、その後、2002年、2004年、2008年に改訂され、現段階で最新の改訂版は、2008年にソウル総会で採択された改訂版である。)

Entschließung zum Klonen von Menschen, Sitzungsprotokoll des Europäischen Parlaments vom 15. Jänner 1998 (「人間のクローンに関する決議案」ヨーロッパ評議会の会議報告書 (1998年, 1月15日))、abgedruckt in: *Jahrbuch für Wissenschaft und Ethik 3* (1998) 339 f.

Konvention zum Schutz der Menschenrechte und der Menschenwürde im Hinblick auf die Anwendung von Biologie und Medizin: Menschenrechtsübereinkommen zur Biomedizin (kurz: Menschenrechtsübereinkommen zur Biomedizin, MRB), (「生物学および医学の応用に関する、人権および人間の尊厳の保護のための協約——生物医学に関する人権協約」、略称「生物医学に関する人権協約」), abgedruckt in: *Jahrbuch für Wissenschaft und Ethik 2* (1997), 285-303.

Positionspapier der Gesellschaft für Humangenetik e.V.(1996), in: *Zeitschrift für medizinische Forschung 42*, 326-338.

Stellungnahme der ‚Zentralen Ethikkommission' bei der Bundesärztekammer ‚Zum Schutz nichteinwilligungsfähiger Personen in der medizinischen Forschung' (「連邦医師会の〈中央倫理委員会〉による態度表明——〈医学研究における同意能力のない人の保護について〉」), abgedruckt in: *Jahrbuch für Wissenschaft und Ethik 2*(1997), 349-354.

Zusatzprotokoll zum Übereinkommen zum Schutz der Menschenrechte und der Menschenwürde im Hinblick auf die Anwendung von Biologie und Medizin über das Verbot des Klonens von menschlichen Lebewesen vom 12. Jänner 1998(「生物学および医学の応用に関する，人権および人間の尊厳の保護のための協約」のクローン人間の禁止に関する追加議定書(1998年1月12日)), abgedruckt in: *Jahrbuch für Wissenschaft und Ethik 3*(1998), 331-338.

用 語 解 説*

あ行

安全採用主義（Tutiorismus）
　ある行為の是非について疑わしさを払拭できない場合，より確実な行為を選ぶべきだとする倫理学上の規則。（〈Pである〉かどうか分からないということからは，〈Pでない〉という確実な知識は導かれない）。

安楽死（Euthanasie）（語源は〈良き死〉）
　元来は，強制によらない良き死，すなわち苦しむことなく，安らかに死を迎えることを意味している。ところが20世紀初頭以来，今日においてもなお一般的に用いられている意味では，ある人の苦痛や重度の障害を終わらせるために，その人に死をもたらすことを意味している。自発的安楽死とは，本人の要請に基づいて殺すこととして理解されており，非自発的安楽死とは，本人に死の願望を表明する能力が事実上欠けている場合に行われる安楽死を指している。反自発的安楽死とは，本人の意思に反して，もしくは本人の意思表示なしに行われる安楽死である。これとは別の区分として，（死を引き起こす原因に関する）積極的－消極的，（意図に関する）直接的－間接的という対概念が用いられることもある。もしある患者の死が第三者によって意図的に引き起こされるならば，それは直接的・積極的安楽死と呼ばれる。それに対して，ある終末期患者の延命措置を中止したり差し控えることは，消極的安楽死である。また患者の苦痛を緩和する処置をとり，その副次的な帰結として患者の死がより早まるような場合は，間接的安楽死と呼ばれる。ただし実際には，この語の意味する範囲は曖昧であり，区分も流動的である。

異種移植（Xenotransplantation）
　→移植

移　植（Transplantation）
　ある個体の細胞や組織・臓器を別の個体，もしくは別の身体部位へと移すこと。同種移植とは，同じ種に属しているが，遺伝子が異なる個体間で行われる移植である。これに対して異種移植とは，異なる種に属する個体間で行われる移植である。

一元論（Monismus）
　人間学的には，人間を唯一の原理から規定しようとする立場を意味する。唯心論的一元論は，人間を精神面から規定し，人間の身体を精神という唯一の現実性の外的な現れであると考える。これに対して，唯物論的・物理学主義的な一元論は，現在支配的な一元論の形

---

* この用語解説は，原著者によるものである。

態である。この立場は，いわゆる心身問題を心と脳の問題として説明しようとする（同一説，機能主義）。同一説によれば，心的・精神的な現象とは，脳内の出来事以外の何ものでもない（強い意味での同一説）か，もしくは脳内の出来事へと因果的に還元しうるものである（穏健な同一説）かのいずれかである。機能主義は，人間の思考を情報処理過程や問題解決の行動として捉えようとする。人間が自由に思考できるという能力は，コンピュータのプログラムにたとえられる（身体的なものと心的・精神的なものとの関係は，ハードウェアとソフトウェアの関係に等しい）。

遺伝子（Gen）
ある個人の遺伝形質。遺伝情報の特定の部分のこと。

遺伝子決定論（Genetischer Determinismus）
人間の行動はその人の遺伝的な構造によって，あらかじめ必然的に決定されているとする説。この考え方に従えば，自由というものは実際には幻想にすぎないことになる。

遺伝子治療（Gentherapie）
遺伝的に引き起こされた病気を，その病気に対応するゲノム部位に変更を加えることによって因果的な仕方で治療すること。体細胞遺伝子治療では，導入された遺伝物質が特定の体細胞だけに送り込まれるが，生殖細胞遺伝子治療では，導入された遺伝物質は生殖細胞（卵子，精子）にまで送り込まれる。

エートス，道徳（Ethos, Moral）
道徳的生活の具体的な形態。客観的には，ある社会や社会集団において拘束力があると認められている行為規則や基本的態度，価値基準，意味表象などの総体を指す。主観的には，個々人の道徳的性格や基本的態度，信念を指す。

か行

蓋然論（Probabilismus）
蓋然論に従えば，ある行為の是非について疑わしさがある場合には，たとえ対立する見解の方がより正当だと認められるべきものであるとしても，確実であるとは言い難い（たんなる蓋然的な）見解の方に従ってかまわない。たとえば，ある義務を遂行するためのより確からしい根拠が存在しているとしても，そこに疑わしさが存在することが十分に確証されるのであれば，それに従う義務はない。（疑わしき法は拘束しない lex dubia non obligat）

幹細胞（Stammzelle）（前駆細胞 Vorläuferzelle）
人間の分裂能力や増殖能力をもつすべての細胞。これらの細胞は分化が進むにつれて，分化能力や増殖能力が減少していく。器官特有の幹細胞は，特定の種類の臓器細胞になる前駆体である。→全能性，多能性

緩和医療（Palliativmedizin）
緩和医療が取り組もうとするのは，パリアティヴ治療，すなわち患者の苦痛を緩和するた

めの治療である。それが目指すのは、もはやこれ以上治癒できない状態に置かれた患者に対する包括的なケアである。「(緩和ケアとは) 治癒を目的とした治療にもはや反応しなくなった患者に対する、積極的で全人的なケアであり、痛みや他の症状のコントロール、心理的・社会的・スピリチュアルな問題のケアがきわめて重要になる。緩和ケアの目的は、患者とその家族の生命の質を最大限向上させることである」(WHO)。ここでは患者の死のプロセスは、積極的に早められることも人為的に引き延ばされることもない。

クローニング（Klonieren）
　生物を無性生殖によって作り出すこと（クローンとは、ある生物、ないしある生体物質と同一の遺伝子をもつ複製物を指す）。クローニングは、その目的に応じて〈生殖的〉クローニングと〈治療的〉クローニングとに区別される。〈生殖的〉クローニングの目的は、遺伝的に同一の個体を作成することである。これに対して、〈治療的〉クローニングは、治療の目的でクローンを作成する。ただし〈治療的クローニング〉という表現では、誰がもしくは何が複製されるのか、という点が明らかではない。もし治療的クローニングにおいて胚が破壊されるならば、それは消費的胚研究（→胚研究）の一形態になる。

ゲノム（Genom）
　DNAというかたちをとった、ある個体、またはある種の遺伝情報の全体を指す。

ゲノム解析（Genomanalyse）
　ゲノムのDNA塩基配列を調べること。遺伝情報のごく一部や単一の遺伝子の解析を指すこともある。

個体／個人（Individuum）（語源的には〈不可分なもの〉を意味する）
　普遍的なものとの対比において、唯一性をもつ自立的で単独なもの。古典的な存在論では、個体の統一性は次の二つの契機を含むとされる。すなわち、〈自己内の不可分性〉(indivisum in se)（内的統一性）と、〈他のすべてのものからの差異性〉(ab aliis divisum) である。ただし内的統一性は、部分の所有を必ずしも排除するわけではない。生物は自己の統一性を自己自身で作りだし、それを保持し続けるという点で、身の回りの日用品とは異なっている。人間が個体であるという場合、それは種の一事例であるという意味だけではない。むしろ人間の統一性は、単独性の形式、つまり世界との関係を歴史的に一回かぎりの仕方で形成していくという形式にまで到達しているのである。

さ行

失外套症候群（Apallisches Syndrom, 持続的植物状態、覚醒昏睡とも呼ばれる）
　大脳皮質の機能不全を伴う症状。脳幹の機能はなお維持されている。

死の手助け（Sterbehilfe）
　死の手助けには、死に際しての手助けと死への手助けという二つの意味がある。前者が意味するのは、死に際しての援助（ある人の終末期において援助をすること）であるが、後

者は安楽死と同じ意味で使用されている（→安楽死）．ただし，この二つの用語は十分に区別されていないことが多い．

種差別主義（Speziesismus）
自分と同じ種に属する成員を，それ以外の種に属する成員よりも優遇することに対する非難を表す言葉．こうした優遇は，道徳的に重要でない生物学的なデータに基づくので，根拠のないものであるとされる．

出生前診断（Pränataldiagnostik）
出生前の子供の状態を調べること．

障　害（Behinderung）
知覚能力，思考能力，言語能力，学習能力，行動能力などが制限された状態を表わす語．WHOは障害を，機能障害，能力障害，ハンディキャップの三種に分類している．

自　律（Autonomie）（語源的には自己立法を意味する）
自己決定，道徳的な自己拘束．カントによれば，自律とは自己を実践理性の道徳法則に従わせ，無条件の当為によって自己自身を規定する人間の意志の能力を指す．これの反意語は，他律（自己以外のものによって規定されること）である．他律的な意志は，道徳法則によってではなく，感性的で利己的な動機によって規定される．

人　格（Person）
自由と理性をもった存在者としての人間を指す呼び方．

人体実験・非治療的研究（Humanexperiment；nicht therapeutische Forschung）
健常者，もしくは病人に対して行われる科学的実験であり，被験者自身のためではなく，被験者以外の人々の利益のために行われる．医療の実践の場面では，治療的研究と非治療的研究をどのように線引きするのか，という問題が存在する．

スクリーニング（Screening）
特定の集団に発症する病気を把握するための，検出を目的としたテスト．

正義（公平性）（Gerechtigkeit）
(1)形式的には，各人が受けとるべきものを各人に（個人，および共同体に）与える原理．だが，この〈各人が受けとるべきもの〉がいかなる点に存するか，を明確に規定することは困難である．(2)人間のもつべき基本的態度としての正義．この正義の原理に基づいて，人間は自己の行為を決定する．古代より，正義の概念は次の三つに区分されるのが通例である．(a)交換的正義（iustitia commutativa）：個人どうしの相互関係における取引の正義，矯正の正義，(b)一般的ないし法的な正義（iustitia generalis, iustitia legalis）：公共の福祉の実現という観点から，個人の社会全体に対する関わり方を規制する原理，(c)配分的正義（iustitia distributiva）：無条件の平等（たとえば人権）や比例的平等（自然的要因や社会文化的要因に起因する不平等の調整）という観点から，社会全体の個人に対する関わり方を調整するための原理．

生殖細胞治療（Keimbahntherapie）
　→遺伝子治療

生命の価値／生きるに値すること（Lebenswert）
　生の局面の好ましい面と好ましくない面の収支を計算して，その生の全体を（他人ないし自己が）経済学的に評価する，という方法で算出された結果のこと。倫理学的－人間学的な意味での生命の質としばしば同一視されるが，それは誤りである。

生命の質（Lebensqualität）
　(a)倫理学的－人間学的な意味では，自己自身を受容し，人生に与えられた課題を自己自身で乗り越えることによって生じる，本人にとっての生きる意義。これは客観的に数量化されたり，他者によって評価されるものではない。(b)医療経済学的な意味では，〈質に換算された生存年〉（＝予想される効用×効用の持続期間）というかたちで，生命の質を数量化する試み。医療措置の優先順位は，措置にかかる費用を〈質に換算された生存年〉で割った指数から導き出される。

選好功利主義（Präferenzutilitarismus）
　この考え方に基づけば，ある行為が道徳的であるかどうかは，誰の利益になるかに関わりなく，その行為に関わる当事者全員の利益が均等に考慮されているかどうかにかかっている。ある行為が当事者の選好〔＝好み〕に合致している場合には，その行為は道徳的である。それとは逆に，ある行為がある人の選好に反しており，しかもそれが，それと対立する選好によって相殺されることがない場合，その行為は道徳的に正しくない。

潜在性（Potentialität）
　可能性，資質，能力。これはさらに論理的（形式的）可能性と実在的可能性（存在可能性）とに大別される。論理的な可能性とは，思考可能であること，つまり異なる徴表どうしが互いに矛盾することなく両立しあうことである。他方，実在的な可能性とは，現実に存在しているものがもつ可能性のことである。この可能性はさらに二つの種類に分けられる。一つは，あるものが存在することによって，すでに与えられている可能性（原理的可能性）である（適切な条件に置かれた場合，自ずと形成される性質や遂行能力を指す）。もう一つは，あるものが成長する過程で能動的に獲得される可能性（事実的能力）である。

全能性（Totipotentialität）
　一つの細胞が一つの完全な個体にまで発達することのできる能力。人間の場合，8細胞期までの胚はこの能力を有している。

組織摘出（Explantation）
　組織培養のために組織や臓器を取り出すこと。

存在論（Ontologie）（語義的には，存在者についての理論）
　現実性の根本的な構造とその具体的な内容に関する哲学的な問い。伝統的な理解に従えば，存在論は存在者をある特定の観点からではなく，存在という普遍的で根本的な観点から問いかける。

た行

体外受精(In-vitro-Fertilisation, IVF)
 体外の試験管のなかで(in vitro)卵子を受精させること。夫の精子で受精させる配偶者間体外受精と,第三者であるドナーの精子で受精させる非配偶者間体外受精とがある。

胎　児(Fetus)
 受精後9週目から出生までのヒトの発達段階を指す。→胚

多胎減数(Fetozid)
 多胎妊娠において,残りの胎児や妊婦のリスクを軽減するために,ある胎児を中絶すること。

多能性(Pluripotenz)
 一つの細胞がさまざまな異なる種類の細胞へと発達する能力。ただし一個体にまで成長することはない。

他　律(Heteronomie)
 →自律

着床前診断(Präimplantationsdiagnostik)
 体外で受精させた胚を母胎内に移植する前に,その胚に遺伝的な問題がないかどうかを診断すること。胚から一つか二つの細胞を採取し,遺伝子検査を行う。その検査の結果によって,〈余剰胚〉は母胎に移植されるか,もしくは廃棄される。

治療的実験(Heilversuch)(治療的研究)
 被験者本人の治療を第一の目的として行われる試験。病気の診断・治療・予防を目指す。
 →人体実験

DNA,デオキシリボ核酸(英deoxyribonucleic acid,独Desoxyribonukleinsäure)
 遺伝情報を担う物質。

凍結保存(Krykonservierung)
 生体物質や胚を非常に低い温度で冷凍して保存すること。

同種移植(Allotransplantation)
 →移植

道　徳(Moral)
 →エートス

道徳性(Sittlichkeit)
 →倫理学,エートス

な行

二元論(Dualismus)
　現実が二つの対立する存在領域から成り立つとする説（たとえば感性的なものと超感性的なもの，精神と物質，自由と自然必然性，善と悪など）。デカルト的な二元論では，人間は精神的実体と身体的実体（思惟するもの res cogitans と拡がりをもつもの res extensa）から成るとされる。カントによれば，人間は二つの世界の住人である。すなわち，人間は自然な存在者としては現象するさまざまな客観的事物の世界に属しており，自由な存在者としては物自体の世界に属している。これに対して，アリストテレス・トマス的な人間学は二元論ではない。この立場は，人間を互いに独立した二つの実体の混合体として捉えるのではなく，互いに非独立的な二つの存在原理（物質的な基体と精神・魂）が実体的に統一されたものとして捉える。

人間学(Anthropologie)
　一般的には，人間についての理論。人間は理論的にも実践的にも現実の総体に関わる存在者であり，その意味で，人間はつねに現実のさまざまな解釈を行っている。それゆえ，あらゆる哲学的問いは，明示的にも暗示的にも一つの人間学を含んでいる。こうした意味での人間学は，哲学の特殊部門ではなく，人間を基点とした存在論の具体的な展開である。
　→存在論

脳　死(Hirntod)
　脳全体の機能が不可逆的に停止した状態。人工呼吸器などによって呼吸・循環機能が維持されている場合もある。

は行

胚(Embryo)
　受精後8週目までのヒトの発達段階を指す。→胎児

胚移植(Embryotransfer, ET)
　体外受精で得られた胚を子宮，もしくは卵管に移植すること。遺伝上の母と生みの母が同じであるときは自家移植と呼ばれ，両者が異なるときは非自家移植と呼ばれる。

胚研究(Embryonenforschung)
　胚についての研究，または胚を用いた研究。〈診断的な〉胚研究は，治療実験という意味をもっており，それゆえ移植されるべき胚の生存条件を改善することを目ざしている。これに対して〈消費的な〉胚研究では，胚は研究の過程において破壊されてしまう。これら二つの研究の中間に位置する研究形態として，次のような研究形態がある。すなわち，基本的には治療実験という意味をもっており，胚の死を意図しているわけではないが，しか

し場合によってはそれをやむをえず容認するような研究である。

胚性幹細胞（ES 細胞）（Embryonale Stammzellen）
→幹細胞

配分問題（Allokationsproblem）
医療資源をいかにして最善の方法で配分するか，ということに関する問題。

ブラインド・テスト（Blindversuch）
無意識に，あるいは意図せずに試験の結果を歪めてしまうことを避けるため，試薬と偽薬のいずれを投与するかを患者や被験者に知らせることなく行う試験方法。ダブル・ブラインド・テスト（二重盲検法）では，実験の研究者にも，どの薬剤がどの参加者に配分されるかについて知らされることがない。試験の参加者を試験群と対照群に割りつける際には，偶然性の原理（無作為抽出）が用いられる。

ま・や・ら行

無脳症（Anenzephalie）
頭蓋部の欠損，および脳の主要部分の欠損ないし変形が見られる症状。

優生学（Eugenik）
ヒト遺伝子についての知識を，一般の人々に実践的に応用すること。消極的優生学が健康状態の悪化をあらかじめ予防することを目的とするのに対して，積極的優生学は遺伝形質の改良を目指している。

予測医学（Prädiktive Medizin）
〈予測的な〉医学。広義では，患者の健康と余命を予測することを意味しており，狭義では，患者が後に発症しそうな病気の遺伝的素因をもっているかどうかを調べることを意味している。

良　心（Gewissen）
広義では，最上の道徳原理を洞察することを意味する（善いとみなされることをなすべきであり，非難すべきことはなすべきではない。これに従うのが根源的良心である）。狭義の本来の意味では，行為に関わるすべての観点を考慮しつつ，今ここで自分が何をなすべきかを知らせる実践理性の判断を指す（conscientia 状況的良心）。

倫理学（Ethik）
人間の行為に関して，道徳性という観点から，方法的・批判的な反省を加える学問。行為を評価する基準の違いに応じて，倫理学にはいくつかの異なるアプローチが存在する。義務論的倫理学は，ある行為の道徳性を，もっぱら根底にある意志のあり方によって判定しようとし，行為の帰結をいっさい考慮しない。それに対して目的論的（功利主義的）倫理学は，ある行為の道徳性を，その行為の帰結によって，ないしはその行為が関係者全員の幸福の増大にどれだけ寄与しているかによって判定する。討議倫理学では，ある行為が道

徳的であるのは，いかなる誘導もない自由な議論において有識者が一定の規則に合意しあい，その規則に従って行為がなされる場合である。また実践的判断の真理要求とその基礎づけ可能性という観点では，認知主義的な理論と非認知主義的な理論とが区別される。認知主義は道徳的なものを認識することが原理的に可能であると主張するが，非認知主義はこのことを否定する。

索　引

あ行

安全採用主義　176, 246
安楽死　244
　　自発的——　245, 273
　　反自発的——　245
　　非自発的——　245, 273
医学
　　応用的な自然科学としての——　13
　　実践的学問としての——　12
異議規定　219
生き続けることの利益　189
生きる権利　194
生きるに値しないこと　80, 140, 262, 264
生きるに値すること→生命の価値
医師－患者関係　32, 83ff.
　　協力モデル　83
　　契約モデル　83
　　ヒポクラテス的なモデル　83, 84
医師の行為の目的　130, 138
異種移植　232ff.
医術　27
遺体　218
一次原則　33
遺伝子治療　152ff.
　　体細胞——　152ff.
医療　69
医療資源の市場経済的な配分　289
医療倫理学　1ff., 11ff.
　　——と人間学　20ff.
　　——の学際的地位　16
　　現代の——のディレンマ　17, 19
エートス　7, 10
　　医師の——　269
　　客観的な——　8
　　個人的な——　52
　　社会的な——　7, 52
　　主観的な——　8
　　職業階層の——　8
　　特殊な集団の——　7
　　配慮の——　83, 85, 251

か行

蓋然論　212
快楽の数量化　33
カウンセリング　129f.
核移植　177
格率　29
価値
　　生命の外在的な——　262
　　生命の内在的な——　262
価値あるものの比較考量　169
　　——経済的な——　45
　　——倫理的な——　45, 293ff.
価値多様性
　　社会の——　3ff.
葛藤状況　147
可能性
　　形式的な——　209
　　原理的な——　198
　　事実的な——　198
　　実在的な——　209
幹細胞　181ff.
　　胚性——　181
患者に対する説明　92ff.
　　全体へと指向すること　102
患者による事前指示　252ff.
患者の自律　48, 86f.
観照的な行動　26
危害の回避　33
記号概念　64

技術的－実践的な行動（制作すること）　26f.
基底づけの基準　50
機能として捉えること　32
強制保険　289
苦痛を感じる能力　31
クラブモデル　240
クローニング　176ff.
　　生殖的――　176
　　治療的――　176, 181ff.
敬意　218
傾聴しうること　99f.
結果原理　30
ゲノム解析　133ff.
研究
　　――の自由　121
　　治療的――　108
　　他人の利益を目的とした――　117f.
　　非治療的――　108
研究に関する配分　286, 303ff.
健康　57, 68ff.
　　――の主体　72
　　社会学的な置き換え　74
　　心理学的な置き換え　75
　　WHOの定義　68
健康概念
　　――の機能的な――　71, 74
　　規範的－実践的な――　74
健康であること　76, 77
原則主義　33
行為　24ff.
　　医療――　1, 6
合意　53
行為の全体構造　36
交換の正義　288
効用原理　31
合理化　282f., 304
功利主義　30
個体性　174f., 178
殺すこと　256, 266ff.

さ行

殺人の禁止　189, 192
時間への関わり　58ff.
自己決定　33, 47, 258
　　情報に関する――　130, 133
自己自身を受容すること　243
自己の死に対する権利　260
自殺幇助　271, 275ff.
指針　293
自然主義的誤謬の推理　70
自然発生的な出自　162
自然本性
　　人間の――　48
死体からの提供　218ff.
失外套症候群　251
実験　2
実践的命題　9f.
実践哲学　9
実践理性　8, 49
死にゆくこと
　　医学的な補助を受けて――　275
死にゆくことができること　249, 267
死にゆくにまかせること　256, 265ff.
死に寄り添うこと　244, 247
死の願望　257
死の基準　221
死の定義　221
死の手助け　244
死の判定　221
死の看取り　244, 246, 247ff., 265
自発性　90
社会原理　31
社会的な基準　51
集団検診　134, 135
修復医学　14, 70
種概念　196
熟慮の均衡
　　反省的な――　34
種差別　189ff., 195ff.
種差別であるとの批判　195

受精　167, 173
主体
　　——の追放　14
　　生命の——　199ff.
　　発生の——　204f.
種の尊厳　158, 171
守秘義務　100, 131, 135
種への帰属性　190
障害　78ff.
情態性　62, 76
承認　40
職業上のエートス　8
知らないでいる権利　130, 133
自律　29, 87, 258
知る権利　130
人格　31, 198
　　潜在的な——　194, 196
人格概念
　　意識論的な——　191
　　存在論的な——　42, 191
人生の段階　41
身体　63, 225
　　一元論的な理論　66
　　記号論的な解釈　64
　　——の統一性　224ff.
　　二元論的な理論　66
　　本質媒体としての——　66
人体実験　108, 111, 154
診断
　　出生前——　136ff., 145, 147
　　着床前——　144ff.
　　発症前——　127
心停止状態のドナー　229f.
進歩の落とし穴　281
信頼性の基盤　98
スクリーニング　134
生活様式　295ff.
正義　32f., 287f.
正常さ　72
生殖医療　164
生殖細胞治療　145, 152

生殖細胞への介入　155ff.
精神科学　9, 15
精神病患者　116f.
生体からの提供　216ff.
生物医学に関する人権協約（欧州評議会の
　　——）　110, 113, 115, 118f., 136, 179,
　　180, 184, 217f.
生命
　　生きるに値する——　254
　　人格的としての——　262
　　人格的な人間の——　172f., 191, 201f.
　　生物学的な——　262
　　生物学的な人間の——　172f., 191, 201,
　　203
　　——の主体　199ff.
　　——の有限性　243
　　人間の——　202, 203, 205
　　発生しつつある人間の——　199
　　生命の価値（生きるに値すること）
　　80, 134, 242, 262f.
生命の質　78ff., 239, 242f., 294
生命の保護　31, 187ff.
世界　61
　　対象化することができないという性格
　　62
世界観上の中立性　33
説明
　　安全性に関する——　95
　　患者に即した——　97
　　自己決定のための——　93
　　真実に即した——　97
　　——の形態　93
　　——の限界　96
　　治療に関する——　95
　　予防に関する——　95
　　リスクに関する——　95
選好功利主義　31
潜在性　193, 198
全脳死　224ff.
全能性　144, 181
前胚　165, 175

選別　129, 148
臓器　215, 224
臓器移植　154f., 214ff.
臓器の多様性　224ff.
尊厳　158, 171, 263, 294
　個人の——　158
　死にゆく者の——　264
　種の——　158, 171
　——の絶対性　43
　——の平等性　40
　——の不可侵性　162
　——の普遍性　40

た行

体外受精　149
対話　102ff.
多胎減数　150
多胎妊娠　171, 209
多能性　181
段階主義　170
中立性　32
治療的実験　108, 111, 154
治療の差し控え　249ff.
治療の制限　249ff.
治療の中止　230, 265
治療の変更　249ff.
通知規定　220
定言命法　29
データの保護　135
適応
　子供の——　142
摘出　220
当為　30
同意規定　220
同一性
　時間的な——　205
　人格的な（人格の）——　159, 206
同意能力のない人　91, 115f., 117
討議倫理学　30
道具化　178

人間の——　180
同情から殺すこと　259
道徳　7
道徳原理　44
道徳性
　——という視点　11
　——の基礎づけ　28
道徳的－実践的な行動（行為すること）
　26f.
道徳的－実践的な知　1
トリアージ　241

な行

二元論
　人間学的——　65
人間　200, 205
　関係的な存在者　55ff.
　関係的な存在様式　209
　人格的な存在者　55ff.
人間学　20, 188
　専門科学的な——　21f.
　哲学的——　21f.
人間と人格　31
人間と動物　233ff.
人間の死　224
人間の尊厳　39, 148, 178, 180
妊娠中絶　137, 139, 141ff., 145f., 147, 231
認知主義　10
脳死　172
脳生　172

は行

胚　146, 164f., 206
　余剰——　185f.
胚研究　164ff.
　消費的——　150f., 158f., 164ff.
　消費的——の社会倫理学的問題　213
胚の保護　148
胚分割　177

配分の正義　287
配分のレベル　285ff.
配慮の義務　43
配慮の原理　92
始まり　211
パターナリズム（温情主義）　86
発生　207
　　――の主体　204f.
判断力　14
非指示性　131f.
非認知主義　10
病気　57, 68
　　社会学的な置き替え　74
　　心理学的な置き替え　75
　　――の主体　72
病気概念
　　――の機能的な――　69f., 74
　　規範的－実践的な――　74ff.
病気であること　76, 78
費用対効果の比較考量　293ff.
費用の考慮　292
不作為　28, 266
部分脳死　222, 227
普遍化可能性　29
ブラインド・テスト　107
ヘルシンキ宣言　109, 112, 121, 125, 126
防衛医学　6
法と倫理　5f., 140
保険に加入する義務　289
補充治療　149, 153
ホスピス運動　264

　　　　ま行

マクロレベル　285, 302ff.

ミクロレベル　285, 291ff.
無脳症児　228
メタ倫理学　9
目的合理性　5, 38

　　　　や行

優生学　129, 150, 153, 156, 157, 160f.
要請に基づいて殺すこと　216, 229, 254

　　　　ら行

利益に対する配慮　31
利益の保護　31
理性　10
良心　46, 122
良心の判断　46
倫理委員会　120ff.
　　――の課題　123ff.
倫理学　1, 7ff., 10, 15
　　義務論的――　29
　　目的論的――　30
ロングフル・ライフ　81

　　　　わ行

割り当て　281f., 293, 298, 302, 304
　　穏やかな――　284
　　隠された――　284
　　間接的な――　284
　　厳格な――　284
　　直接的な――　284
　　非明示的な――　284
　　開かれた――　284
　　明示的な――　284

監訳者あとがき

　著者のギュンター・ペルトナー教授とは，1993年に教授が日本を来訪された際，埼玉大学の渋谷治美教授から紹介されて，ご夫妻を姫路城にご案内したときにお会いする機会を与えられた。教授は，優れた学識をもたれているというだけでなく，そのお人柄は非常に温厚で，さまざまな立場の人にも配慮を怠らない方であるという印象を強くもった。このことは，翌年の1994年に私自身がオーストリア政府の奨学金を得て，ウィーン大学に8ヵ月間滞在する機会に恵まれた際，あらためて強く印象付けられることとなった。そしてその後も，教授からは公私にわたって大きなご厚誼をいただいている。

　本書翻訳出版のきっかけとなったのは，私がウィーン大学に滞在している際，たまたまペルトナー教授の医療倫理学の講義を拝聴する機会を得て，その講義に大きな感動を覚えたからである。そして，この講義をまとめて2002年にFalultasから**Grundkurs Medizin-Ethik**として出版された際にその贈呈を受け，当時私が日本医学哲学倫理学会会長をしていたこともあって，本書をぜひとも日本の読者に紹介したいと考えた。教授に翻訳出版の許可をお願いしたところ，ご快諾をいただき翻訳に着手した（原書は2006年に第2版が出版された）。

　翻訳に関しては，主として当時，京都大学の大学院生やオーバードクターであった若い研究者たちにお願いして出発したものの，私自身の個人的な理由もあって，なかなか進行しなかった。そうこうしているうちに，翻訳を頼んだ若い人たちも，何人かは大学での定職に就き，生命倫理学や医療倫理学を担当する人たちも出てきた。このような状況で，本書の翻訳もいつまでも待てないこととなり，松本さんを軸にして，若い研究者のなかでも特に，宇多さんと内田さんに頼んで翻訳の具体的な進行をお願いした。彼らには，訳語や表記の統一，その過程のなかで訳文の推敲や索引の作成までしてもらうことになった。実際，彼らの献身的な協力がなかったら，この翻訳書は日の目を見ることはなかったといっても過言ではない。監訳者として，心から感謝の意を表したい。

　本書は，著者の現象学的人間学という哲学的立場から，医療倫理学上の基本テーマを非常に明晰な論旨で展開しており，その考察の範囲は，法的な問題をも視野に

入れた，現在の医療倫理学のテキストとして非常に相応しいものである。

本書に対してなされた海外での書評を一つだけ紹介する。

本書は「傑出している。非常に明晰で，正確で，しかも容易に理解される言葉で執筆されている。諸概念は念入りに定義され，論議は明快かつ納得できるように展開されている。諸問題は綿密に分析され，論証的に解明されている。現行の問題への解答は透徹しており，論議すべき問題を切り詰めるということをしていない。本書はこのような利点をもっており，さまざまな医療の領域で倫理的な問題に日々従事しているものに非常に役立ちうる一書となっている。この『医療倫理学の基礎』は見事な作品であり，幅広く利用されるよう推奨できる」（Prof. Dr. G. Rager, Zeitschrift für medizinische Ethik, 49, 2003）。

ドイツ語は非常に明晰であるとはいえ，それが日本語訳にとって容易であるということではない。むしろ，翻訳するには非常に難解であった。分かりやすい翻訳になっていたとしたら，これはひとえに各訳者のおかげであり，先に挙げた3人の研究者の貢献のおかげであるということを断っておきたい。

ペルトナー教授には，特別に「日本語版のための序」の執筆をお願いし，ヨーロッパ大陸系の医療倫理学と英米系の生命倫理学との違いを，著者の立場からご指摘いただくことをお願いした。この序では，著者の人間学的存在論に基づく，功利主義の批判の論点が簡明かつ明晰に論じられており，本書の内容を理解するのに大きな指針となるであろう。

ペルトナー教授の専門は倫理学と人間学であり，現象学や美学の研究もある。現在はウィーン大学教授で，ウィーン大学「医学における倫理と法」研究所の主任をされている。また，役職としては，オーストリア「音楽と哲学」協会会長，オーストリア現象学会副会長，オーストリア現存在分析学会副会長，オーストリア医師会倫理委員会会員などを務めておられる。日本には1993年と2000年に招聘教授として来日している。日本に紹介されている著作としては，『美と合目的性——カント「判断力批判」の批判的蘇生』（渋谷治美訳，晃洋書房，哲学叢書，1996。1993年に来日した際の講演原稿を集めて一冊の書物にしたもの）があり，論文では「社会倫理の基礎　生命の不可侵性——自己決定の限界」（山田秀訳，『社会と倫理』第17号，南山大学社会倫理研究所，2004）などがある。また，渋谷治美氏との共編で，『ニヒリズムとの対話——東京・ウィーン往復シンポジウム』（晃洋書房，2005）がある。

さらに, 渋谷治美氏他の翻訳で,『哲学的美学』が晃洋書房から出版される予定である。

2011年3月10日
　　　　　　　　　アメリカ合衆国スポケーン市
　　　　　　　　　　武庫川女子大学アメリカ分校
　　　　　　　　　　武庫川フォート・ライト・インスティチュートにて
　　　　　　　　　　　　　　　　　　　　　　桝形公也

翻訳分担

第 1 章───桝形　公也

第 2 章───嶋本　慶太

第 3 章───倉本　香

第 4 章───橋本智津子

第 5 章───宇多　浩

第 6 章───倉本　香

第 7 章───内田　浩明

第 8 章───新田　智弘

第 9 章───鷲原　知宏

第10章───野村　文宏

第11章───藤枝　真

第12章───桝矢　桂一

第13章───松本啓二朗

訳者略歴

桝形公也（ますがた・きんや）
1947年生まれ
1973年　京都大学文学部哲学科卒業
1979年　京都大学大学院博士課程倫理学専攻単位取得
1984年　大阪教育大学助教授
1994年　大阪教育大学教授
現　在　武庫川女子大学教授，武庫川女子大学アメリカ分校武庫川フォート・ライト・インスティチュート副学長，大阪教育大学名誉教授
著書　The History of the Japanese Reception of *The Concept of Anxiety*. in N.J.Cappelørn, H.Deuser and J.Stewart, eds. *Kierkegaard Studies, Yearbook* 2001, Walter de Gruyter, 2001. pp.378-395. Otani: a Kierkegaardian Fellow of the Dead. in J. Giles, ed. *Kierkegaard and Japanese Thought*, Palgrave Macmillan, 2008. pp.219-230.

宇多　浩（うた・ひろし）
1968年生まれ
京都大学大学院人間・環境学研究科博士課程修了
2006年　帝京大学医学部講師
現　在　帝京大学総合教育センター准教授
主要論文　「身体と病いの経験—病いの体験の現象学的考察」（帝京大学総合教育センター編『帝京大学総合教育センター論集』Vol.1, 2010)，「病いの苦悩と癒し—病いについての哲学的－人間学的な考察」（同上, Vol.2, 2011)

内田浩明（うちだ・ひろあき）
1970年生まれ
1995年　立命館大学文学部卒業
1997年　京都大学人間・環境学研究科修士課程修了
2002年　京都大学人間・環境学研究科博士課程修了
2002年　日本学術振興会特別研究員（哲学）
2006年　大阪工業大学講師
現　在　大阪工業大学准教授
著書　『カントの自我論—理論理性と実践理性の連関』（京都大学学術出版会，2005)

倉本　香（くらもと・かおり）
1964年生まれ
1987年　同志社大学神学部卒業
1998年　同志社大学大学院文学研究科哲学および哲学史博士課程後期課程単位取得満期退学
1999年　大阪教育大学教育学部講師
現　在　大阪教育大学准教授
著書　『道徳性の逆説—カントにおける最高善の可能性』（晃洋書房，2004)

嶋本慶太（しまもと・けいた）
1974年生まれ
1998年　京都大学総合人間学部卒業
2002年　京都大学大学院人間・環境学研究科修士課程修了

新田智弘（にった・ともひろ）
1968年生まれ
1991年　京都大学文学部卒業
2000年　京都大学大学院人間・環境学研究科博士課程修了
1997年　大津赤十字看護専門学校非常勤講師
2000年　相愛大学非常勤講師，京都府医師会看護専門学校非常勤講師
主要論文　「真なる言葉を語る—ハイデッガーの思索から」（関西倫理学会編『倫理学研究』第26号），「他者の感覚をあらわす語の意味—後期ヴィトゲンシュタインを手がかりに」（『人間存在論』第8号）

野村文宏（のむら・ふみひろ）
1965年生まれ
1989年　中央大学法学部法律学科卒業
2003年　京都大学大学院人間・環境学研究科修了
2003年　別府大学講師
現　在　別府大学准教授
著訳書　ゲルノート・ベーメ『雰囲気の美学』（共編訳・晃洋書房），「法と共同性—現象学の視点から」（共著・『雰囲気と集合心性』京都大学学術出版会）

橋本智津子（はしもと・ちづこ）
1968年生まれ
1997年　ウィーン大学哲学科修了（哲学修士）
2003年　京都大学大学院人間・環境学研究科博士
　　　　課程修了．京都大学博士（人間・環境学）
著書　『ニヒリズムと無——ショーペンハウアー／ニーチェとインド思想の間文化的解明』（京都大学学術出版会）

藤枝　真（ふじえだ・しん）
1972年生まれ
1996年　早稲田大学第一文学部哲学科哲学専
　　　　修卒業
2001年　大谷大学大学院文学研究科哲学専攻
　　　　博士後期課程満期退学
2005年　大谷大学文学部専任講師
現　在　大谷大学文学部准教授
著書　「宗教と脳死・臓器移植——社会的合意形成と精神的ケア」（共著・『現代文化テクスチュア』晃洋書房），「現代日本の終末期医療における宗教と医療の関係」（共著・『揺れ動く死と生——宗教と合理性のはざまで』晃洋書房）

桝矢桂一（ますや・けいいち）
1970年生まれ
1993年　筑波大学第一学群人文学類卒業
1998年　京都大学大学院人間・環境学研究科
　　　　博士後期課程修了．京都大学博士（人間・環境学）
現　在　大阪薬科大学・叡山学院非常勤講師
著書　『カントにおける現象とフェノメナ』（こびあん書房）

松本啓二朗（まつもと・けいじろう）
1968年生まれ
1991年　京都大学文学部退学
1994年　京都大学大学院人間・環境学研究科
　　　　博士課程退学
1994年　京都大学大学院人間・環境学研究科
　　　　助手
1999年　大阪教育大学講師
現　在　大阪教育大学准教授
著書　『哲学は何を問うべきか』（共著・晃洋書房）

鷲原知宏（わしはら・ともひろ）
1970年生まれ
1994年　関西大学文学部卒業
2004年　関西大学大学院文学研究科博士課程
　　　　後期課程修了
現　在　関西大学非常勤講師
主要論文　「ハイデガーにおける自由の問題について」（関西哲学会年報『アルケー』No.11），「中期ハイデガーの思索と自由の問題」（『現象学年報』第21巻）

医療倫理学の基礎
いりょうりんりがくきそ

2011年6月1日　第1刷発行

著　　者　G. ペルトナー
監 訳 者　桝形公也
発 行 者　藤田美砂子
発 行 所　時空出版 株式会社

〒112-0002　東京都文京区小石川4-18-3
　　　　電話　03(3812)5313
　　http://www.jikushuppan.co.jp
印刷・製本　三報社印刷株式会社

© 2011 Printed in Japan
ISBN978-4-88267-050-6